临床实用急危重症系列丛书

消化内科急危重症

主　编　梁名吉

副主编　李春艳　李小彬　高东娜

编　者（按姓氏笔画排序）：

于　涛　王红微　付那仁图雅　刘艳君　齐丽娜

孙石春　孙丽娜　李　东　　　何　影　张　彤

张　楠　张家翮　张黎黎　　　董　慧

中国协和医科大学出版社

图书在版编目（CIP）数据

消化内科急危重症 / 梁名吉主编 . —北京：中国协和医科大学出版社，2018.1

（临床实用急危重症系列丛书）

ISBN 978 - 7 - 5679 - 0795 - 9

Ⅰ. ①消…　Ⅱ. ①梁…　Ⅲ. ①消化系统疾病 - 急性病 - 诊疗 ②消化系统疾病 - 险症 - 诊疗　Ⅳ. ①R570. 597

中国版本图书馆 CIP 数据核字（2017）第 241087 号

临床实用急危重症系列丛书

消化内科急危重症

主　　编：梁名吉
策划编辑：吴桂梅
责任编辑：林　娜

出版发行：**中国协和医科大学出版社**
　　　　　（北京东单三条九号　邮编 100730　电话 65260431）
网　　址：www. pumcp. com
经　　销：新华书店总店北京发行所
印　　刷：北京玺诚印务有限公司

开　　本：710×1000　1/16 开
印　　张：29.75
字　　数：470 千字
版　　次：2018 年 1 月第 1 版
印　　次：2018 年 1 月第 1 次印刷
定　　价：78.00 元

ISBN 978 - 7 - 5679 - 0795 - 9

前　言

　　目前，随着我国经济水平的提高，交通工具逐渐增多，环境污染日益严重，患者绝对人数增多，突发疾病和大范围传染病发生率增加。临床急诊工作要求医师能在紧急情况下对患者实施及时、准确的身心整体救治。急症救治水平的提高，对提高抢救成功率和降低死亡率、致残率起着重要作用。为了提高医务人员对急危重症的救治水平，我们组织编写了本套丛书。

　　消化系统疾病是常见病和多发病，其本身的急症具有急、危、重、难的特点，加上其他系统疾病在消化系统的急症表现复杂而多见，与消化系统有关的急症的诊断和处理就变得非常复杂和棘手，甚至误诊、误治，其处理模式也由通道式向病房式转变，是临床医生在日常临床实践中不可回避的难题，这就要求临床医生具备在第一时间识别和应急处理重患的能力，为危重症患者提供及时、系统、规范的医学监护和生命支持等救治技术，从而改善患者的生存质量，提高救治成功率。本书编写的目的是为临床实践架设一座桥梁，使门急诊医师、住院医师能在最短的时间内掌握诊断、抢救、治疗等技能，能及时、合理地处理急危重症。

　　本书涉及40多种消化内科急危重症疾病，具体包括疾病的病因、临床表现、检查、诊断、鉴别诊断及详细的治疗方法以及消化内镜在消化急危重症中的应用等。本书注重临床实际应用，重点讲述急危重症治疗的关键诊治内容，使读者能够对疾病有一个系统和全面的了解和认识。本书条理清楚、一目了然，抓住了疾病治疗的关键环节。内容精炼，指导对象明确，实用性强。

　　本书可作为临床相关医务人员急诊急救的重要参考书，也可供基层医务人

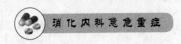

员和医学生阅读参考。

由于编写时间仓促，编者实践经验有限，不足之处在所难免，恳请广大读者、同行批评指正。

编　者

2017 年 8 月

目　录

第一章　消化系统急症

第一节　急性腹痛

急性腹痛是指发生于1周内，由各种原因引起腹腔内外脏器病变而导致的腹部疼痛，是消化科最常见的急症。急性腹痛的特点是起病急骤、病因复杂、病情严重程度不一，若诊断处理不当，常可造成严重的后果。根据病因不同，可分为腹腔脏器病变、腹壁疾病、胸腔疾病和全身疾病所致的腹痛。根据治疗方法的不同，可分为内科性急性腹痛和外科性急性腹痛，后者又称为急腹症。

【病因】

1. 腹腔与腹壁疾病

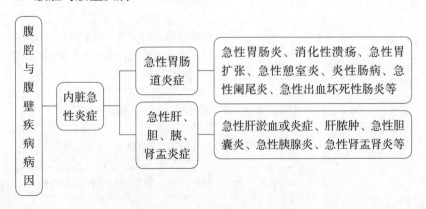

腹腔与腹壁疾病病因 → 内脏急性炎症 → 急性胃肠道炎症 → 急性胃肠炎、消化性溃疡、急性胃扩张、急性憩室炎、炎性肠病、急性阑尾炎、急性出血坏死性肠炎等

急性肝、胆、胰、肾盂炎症 → 急性肝淤血或炎症、肝脓肿、急性胆囊炎、急性胰腺炎、急性肾盂肾炎等

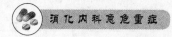

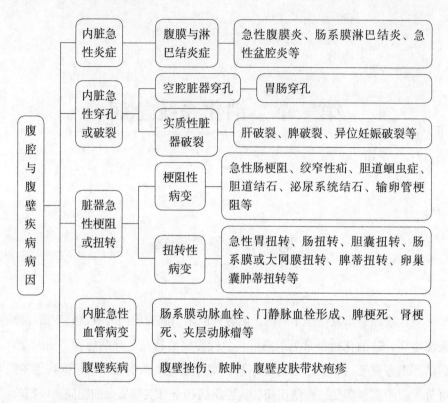

	内脏急性炎症	腹膜与淋巴结炎症 → 急性腹膜炎、肠系膜淋巴结炎、急性盆腔炎等
	内脏急性穿孔或破裂	空腔脏器穿孔 → 胃肠穿孔
		实质性脏器破裂 → 肝破裂、脾破裂、异位妊娠破裂等
腹腔与腹壁疾病病因	脏器急性梗阻或扭转	梗阻性病变 → 急性肠梗阻、绞窄性疝、胆道蛔虫症、胆道结石、泌尿系统结石、输卵管梗阻等
		扭转性病变 → 急性胃扭转、肠扭转、胆囊扭转、肠系膜或大网膜扭转、脾蒂扭转、卵巢囊肿蒂扭转等
	内脏急性血管病变	肠系膜动脉血栓、门静脉血栓形成、脾梗死、肾梗死、夹层动脉瘤等
	腹壁疾病	腹壁挫伤、脓肿、腹壁皮肤带状疱疹

2. 腹外病变

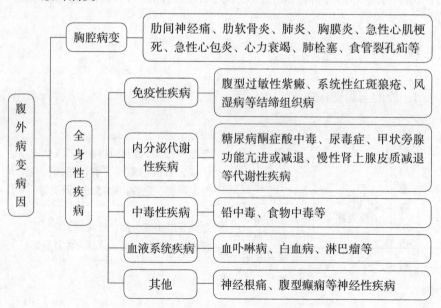

	胸腔病变	肋间神经痛、肋软骨炎、肺炎、胸膜炎、急性心肌梗死、急性心包炎、心力衰竭、肺栓塞、食管裂孔疝等
腹外病变病因	全身性疾病	免疫性疾病 → 腹型过敏性紫癜、系统性红斑狼疮、风湿病等结缔组织病
		内分泌代谢性疾病 → 糖尿病酮症酸中毒、尿毒症、甲状旁腺功能亢进或减退、慢性肾上腺皮质减退等代谢性疾病
		中毒性疾病 → 铅中毒、食物中毒等
		血液系统疾病 → 血卟啉病、白血病、淋巴瘤等
		其他 → 神经根痛、腹型癫痫等神经性疾病

【发病机制】

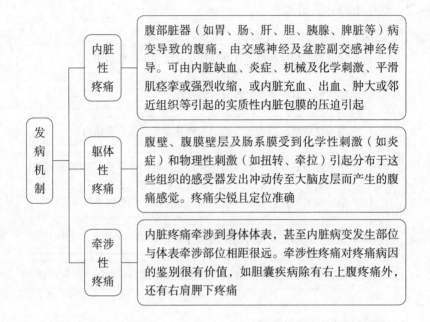

发病机制
- 内脏性疼痛：腹部脏器（如胃、肠、肝、胆、胰腺、脾脏等）病变导致的腹痛，由交感神经及盆腔副交感神经传导。可由内脏缺血、炎症、机械及化学刺激、平滑肌痉挛或强烈收缩，或内脏充血、出血、肿大或邻近组织等引起的实质性内脏包膜的压迫引起
- 躯体性疼痛：腹壁、腹膜壁层及肠系膜受到化学性刺激（如炎症）和物理性刺激（如扭转、牵拉）引起分布于这些组织的感受器发出冲动传至大脑皮层而产生的腹痛感觉。疼痛尖锐且定位准确
- 牵涉性疼痛：内脏疼痛牵涉到身体体表，甚至内脏病变发生部位与体表牵涉部位相距很远。牵涉性疼痛对疼痛病因的鉴别很有价值，如胆囊疾病除有右上腹疼痛外，还有右肩胛下疼痛

【病史采集】

1. 患者的年龄、性别、婚否、职业等基本信息

患者的年龄、性别、婚否、职业对诊断有帮助，具体如下：

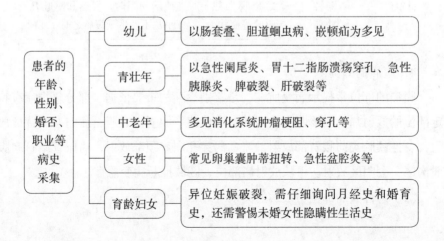

患者的年龄、性别、婚否、职业等病史采集
- 幼儿：以肠套叠、胆道蛔虫病、嵌顿疝为多见
- 青壮年：以急性阑尾炎、胃十二指肠溃疡穿孔、急性胰腺炎、脾破裂、肝破裂等
- 中老年：多见消化系统肿瘤梗阻、穿孔等
- 女性：常见卵巢囊肿蒂扭转、急性盆腔炎等
- 育龄妇女：异位妊娠破裂，需仔细询问月经史和婚育史，还需警惕未婚女性隐瞒性生活史

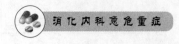

2．既往史和起病诱因

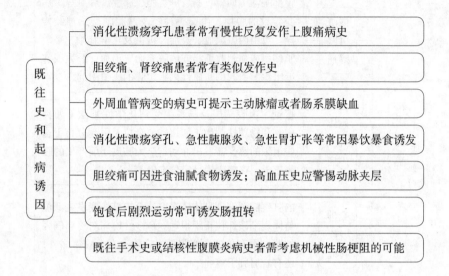

既往史和起病诱因
- 消化性溃疡穿孔患者常有慢性反复发作上腹痛病史
- 胆绞痛、肾绞痛患者常有类似发作史
- 外周血管病变的病史可提示主动脉瘤或者肠系膜缺血
- 消化性溃疡穿孔、急性胰腺炎、急性胃扩张等常因暴饮暴食诱发
- 胆绞痛可因进食油腻食物诱发；高血压史应警惕动脉夹层
- 饱食后剧烈运动常可诱发肠扭转
- 既往手术史或结核性腹膜炎病史者需考虑机械性肠梗阻的可能

3．症状发生的时间和顺序

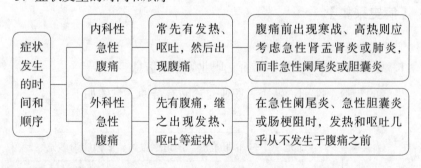

症状发生的时间和顺序

内科性急性腹痛	常先有发热、呕吐，然后出现腹痛	腹痛前出现寒战、高热则应考虑急性肾盂肾炎或肺炎，而非急性阑尾炎或胆囊炎
外科性急性腹痛	先有腹痛，继之出现发热、呕吐等症状	在急性阑尾炎、急性胆囊炎或肠梗阻时，发热和呕吐几乎从不发生于腹痛之前

4．腹痛的部位

腹痛的部位常提示病变所在，是鉴别诊断的重要依据。部分急腹症有特定部位的放射痛，对诊断有一定的参考价值。胆囊炎、胆石症向右肩背部放射，急性胰腺炎向腰背部放射，溃疡病穿孔向肩顶部放射，输尿管结石向腹股沟区、会阴区放射。可从放射痛部位、区域推断病变器官。

（1）急性腹痛部位与疾病的关系

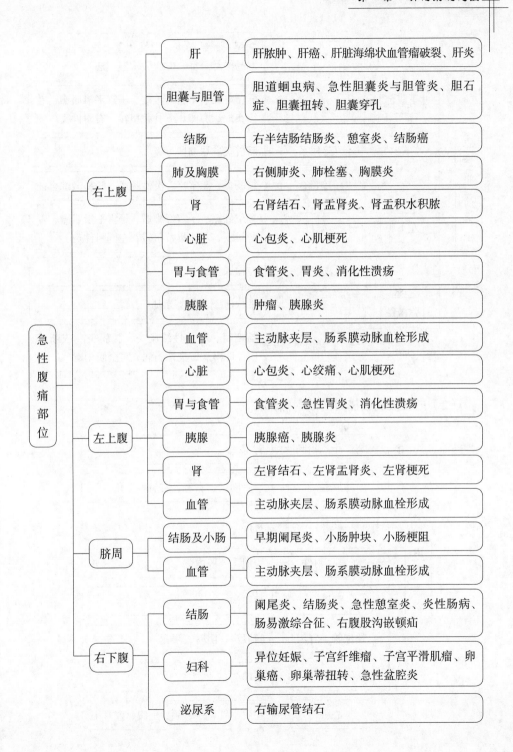

	肝	肝脓肿、肝癌、肝脏海绵状血管瘤破裂、肝炎
	胆囊与胆管	胆道蛔虫病、急性胆囊炎与胆管炎、胆石症、胆囊扭转、胆囊穿孔
	结肠	右半结肠结肠炎、憩室炎、结肠癌
右上腹	肺及胸膜	右侧肺炎、肺栓塞、胸膜炎
	肾	右肾结石、肾盂肾炎、肾盂积水积脓
	心脏	心包炎、心肌梗死
	胃与食管	食管炎、胃炎、消化性溃疡
	胰腺	肿瘤、胰腺炎
	血管	主动脉夹层、肠系膜动脉血栓形成
	心脏	心包炎、心绞痛、心肌梗死
	胃与食管	食管炎、急性胃炎、消化性溃疡
左上腹	胰腺	胰腺癌、胰腺炎
	肾	左肾结石、左肾盂肾炎、左肾梗死
	血管	主动脉夹层、肠系膜动脉血栓形成
脐周	结肠及小肠	早期阑尾炎、小肠肿块、小肠梗阻
	血管	主动脉夹层、肠系膜动脉血栓形成
	结肠	阑尾炎、结肠炎、急性憩室炎、炎性肠病、肠易激综合征、右腹股沟嵌顿疝
右下腹	妇科	异位妊娠、子宫纤维瘤、子宫平滑肌瘤、卵巢癌、卵巢蒂扭转、急性盆腔炎
	泌尿系	右输尿管结石

急性腹痛部位

5

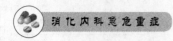

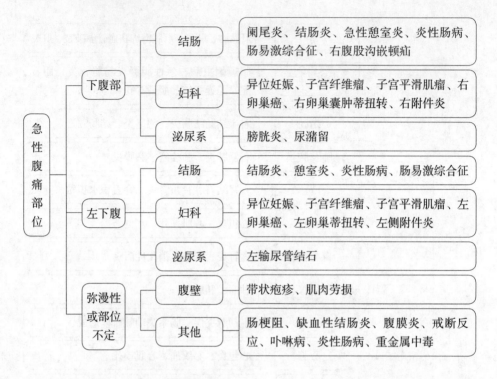

急性腹痛部位	下腹部	结肠	阑尾炎、结肠炎、急性憩室炎、炎性肠病、肠易激综合征、右腹股沟嵌顿疝
		妇科	异位妊娠、子宫纤维瘤、子宫平滑肌瘤、右卵巢癌、右卵巢囊肿蒂扭转、右附件炎
		泌尿系	膀胱炎、尿潴留
	左下腹	结肠	结肠炎、憩室炎、炎性肠病、肠易激综合征
		妇科	异位妊娠、子宫纤维瘤、子宫平滑肌瘤、左卵巢癌、左卵巢蒂扭转、左侧附件炎
		泌尿系	左输尿管结石
	弥漫性或部位不定	腹壁	带状疱疹、肌肉劳损
		其他	肠梗阻、缺血性结肠炎、腹膜炎、戒断反应、卟啉病、炎性肠病、重金属中毒

（2）内脏疾病腹痛时的放射痛部位

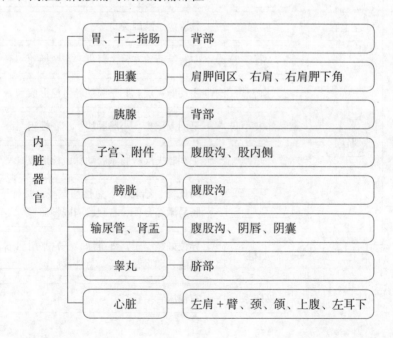

内脏器官	胃、十二指肠	背部
	胆囊	肩胛间区、右肩、右肩胛下角
	胰腺	背部
	子宫、附件	腹股沟、股内侧
	膀胱	腹股沟
	输尿管、肾盂	腹股沟、阴唇、阴囊
	睾丸	脐部
	心脏	左肩＋臂、颈、颌、上腹、左耳下

5．腹痛的性质和程度

腹内病变致急性腹痛一般由以下五种性质病变引起：炎症性、穿孔性、梗阻性及扭转性、出血性及损伤性、功能紊乱和全身性疾病。

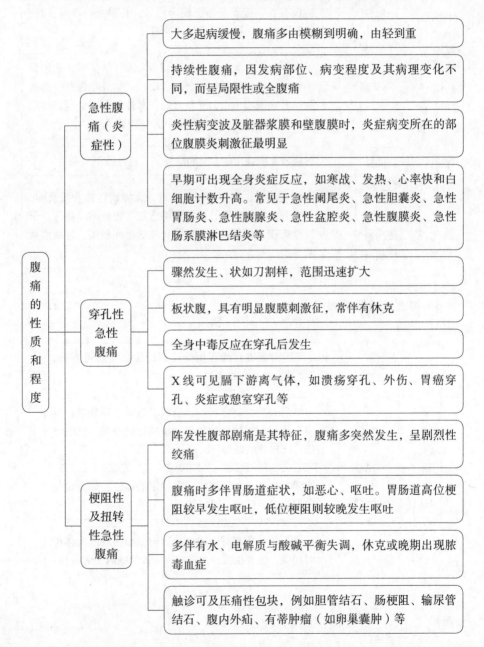

腹痛的性质和程度

急性腹痛（炎症性）

大多起病缓慢，腹痛多由模糊到明确，由轻到重

持续性腹痛，因发病部位、病变程度及其病理变化不同，而呈局限性或全腹痛

炎性病变波及脏器浆膜和壁腹膜时，炎症病变所在的部位腹膜炎刺激征最明显

早期可出现全身炎症反应，如寒战、发热、心率快和白细胞计数升高。常见于急性阑尾炎、急性胆囊炎、急性胃肠炎、急性胰腺炎、急性盆腔炎、急性腹膜炎、急性肠系膜淋巴结炎等

穿孔性急性腹痛

骤然发生、状如刀割样，范围迅速扩大

板状腹，具有明显腹膜刺激征，常伴有休克

全身中毒反应在穿孔后发生

X线可见膈下游离气体，如溃疡穿孔、外伤、胃癌穿孔、炎症或憩室穿孔等

梗阻性及扭转性急性腹痛

阵发性腹部剧痛是其特征，腹痛多突然发生，呈剧烈性绞痛

腹痛时多伴胃肠道症状，如恶心、呕吐。胃肠道高位梗阻较早发生呕吐，低位梗阻则较晚发生呕吐

多伴有水、电解质与酸碱平衡失调，休克或晚期出现脓毒血症

触诊可及压痛性包块，例如胆管结石、肠梗阻、输尿管结石、腹内外疝、有蒂肿瘤（如卵巢囊肿）等

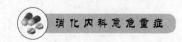

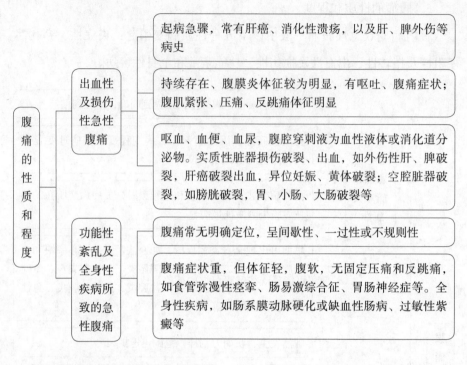

腹痛的性质和程度

- 出血性及损伤性急性腹痛
  - 起病急骤，常有肝癌、消化性溃疡，以及肝、脾外伤等病史
  - 持续存在、腹膜炎体征较为明显，有呕吐、腹痛症状；腹肌紧张、压痛、反跳痛体征明显
  - 呕血、血便、血尿，腹腔穿刺液为血性液体或消化道分泌物。实质性脏器损伤破裂、出血，如外伤性肝、脾破裂，肝癌破裂出血，异位妊娠、黄体破裂；空腔脏器破裂，如膀胱破裂，胃、小肠、大肠破裂等
- 功能性紊乱及全身性疾病所致的急性腹痛
  - 腹痛常无明确定位，呈间歇性、一过性或不规则性
  - 腹痛症状重，但体征轻，腹软，无固定压痛和反跳痛，如食管弥漫性痉挛、肠易激综合征、胃肠神经症等。全身性疾病，如肠系膜动脉硬化或缺血性肠病、过敏性紫癜等

6. 加重或减轻的因素

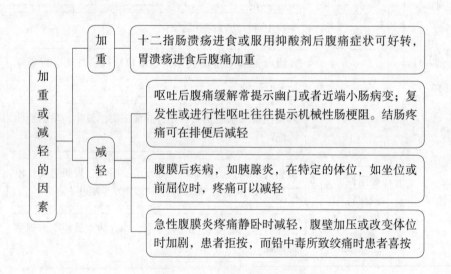

加重或减轻的因素

- 加重
  - 十二指肠溃疡进食或服用抑酸剂后腹痛症状可好转，胃溃疡进食后腹痛加重
- 减轻
  - 呕吐后腹痛缓解常提示幽门或者近端小肠病变；复发性或进行性呕吐往往提示机械性肠梗阻。结肠疼痛可在排便后减轻
  - 腹膜后疾病，如胰腺炎，在特定的体位，如坐位或前屈位时，疼痛可以减轻
  - 急性腹膜炎疼痛静卧时减轻，腹壁加压或改变体位时加剧，患者拒按，而铅中毒所致绞痛时患者喜按

7. 伴随症状

伴随症状
├─ 厌食 ── 厌食几乎伴随所有急性腹痛，但是并不具有特异性，泌尿系统及生殖系统病变时很少出现厌食
├─ 恶心呕吐 ── 可以由胃肠道本身疾病引起，也可以由胃肠外的疾病引起。内科疾病，恶心呕吐症状先于腹痛发生；腹内炎症和梗阻性疾病，恶心呕吐发生于腹痛之后。急性胃肠炎早期即频繁呕吐；急性阑尾炎常在腹痛 3～4 小时后出现。高位小肠梗阻呕吐出现早且频繁；低位小肠或结肠梗阻出现晚或不出现。呕吐物为宿食，不含胆汁见于幽门梗阻，呕吐物混有胆汁提示梗阻部位在十二指肠乳头以下。呕吐物为粪水样，常为低位肠梗阻
├─ 排便情况 ── 便秘可能是既往健康习惯的征象，或者为疾病进展的表现，如肠梗阻或者穿孔等疾病发展的并发症；顽固性便秘伴有机械性梗阻；水样腹泻提示急性胃肠炎；血性腹泻提示肠道炎症性病变的加重，肠系膜缺血或者肠系膜血栓形成
├─ 寒战高热 ── 提示感染性疾病，如急性化脓性胆道炎、腹腔脏器脓肿、大叶性肺炎等
├─ 腹胀 ── 常见于肠梗阻，尤其是麻痹性肠梗阻患者
├─ 尿频尿急尿痛、血尿、排尿困难 ── 提示泌尿系感染或结石
├─ 休克 ── 见于急性腹腔出血、急性化脓性胆道炎症、绞窄性肠梗阻、消化性溃疡穿孔、急性胰腺炎、急性心肌梗死等
├─ 胸闷、咳嗽、血痰 ── 提示呼吸系统疾病，如胸膜炎、肺炎、肺栓塞等
├─ 黄疸 ── 见于急性肝脏、胆道疾病、胰腺疾病、急性溶血等
└─ 腹水 ── 血性腹水见于腹腔脏器破裂或异位妊娠破裂、恶性肿瘤腹腔内转移、腹膜恶性肿瘤、少数结核性渗出性腹膜炎等，而脓性腹水见于化脓性腹膜炎

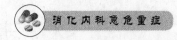

【体格检查】

1. 一般检查

一般检查	面色苍白，手足湿冷、少尿等	提示有失血性休克
	体位蜷曲，不敢活动	需考虑急性腹膜炎
	辗转不安、呻吟不止	提示有梗阻性疾病绞痛发作
	黄疸	有助于肝、胆道系统疾病的诊断
	四肢脊柱神经系统检查、直肠指检等均有参考价值	

2. 腹部检查

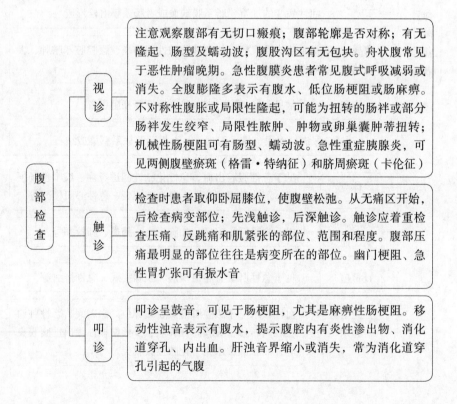

腹部检查	视诊	注意观察腹部有无切口瘢痕；腹部轮廓是否对称；有无隆起、肠型及蠕动波；腹股沟区有无包块。舟状腹常见于恶性肿瘤晚期。急性腹膜炎患者常见腹式呼吸减弱或消失。全腹膨隆多表示有腹水、低位肠梗阻或肠麻痹。不对称性腹胀或局限性隆起，可能为扭转的肠襻或部分肠襻发生绞窄、局限性脓肿、肿物或卵巢囊肿蒂扭转；机械性肠梗阻可有肠型、蠕动波。急性重症胰腺炎，可见两侧腹壁瘀斑（格雷·特纳征）和脐周瘀斑（卡伦征）
	触诊	检查时患者取仰卧屈膝位，使腹壁松弛。从无痛区开始，后检查病变部位；先浅触诊，后深触诊。触诊应着重检查压痛、反跳痛和肌紧张的部位、范围和程度。腹部压痛最明显的部位往往是病变所在的部位。幽门梗阻、急性胃扩张可有振水音
	叩诊	叩诊呈鼓音，可见于肠梗阻，尤其是麻痹性肠梗阻。移动性浊音表示有腹水，提示腹腔内有炎性渗出物、消化道穿孔、内出血。肝浊音界缩小或消失，常为消化道穿孔引起的气腹

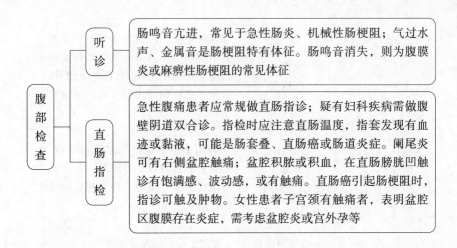

腹部检查
├─ 听诊 ── 肠鸣音亢进，常见于急性肠炎、机械性肠梗阻；气过水声、金属音是肠梗阻特有体征。肠鸣音消失，则为腹膜炎或麻痹性肠梗阻的常见体征
└─ 直肠指检 ── 急性腹痛患者应常规做直肠指诊；疑有妇科疾病需做腹壁阴道双合诊。指检时应注意直肠温度，指套发现有血迹或黏液，可能是肠套叠、直肠癌或肠道炎症。阑尾炎可有右侧盆腔触痛；盆腔积脓或积血，在直肠膀胱凹触诊有饱满感、波动感，或有触痛。直肠癌引起肠梗阻时，指诊可触及肿物。女性患者子宫颈有触痛者，表明盆腔区腹膜存在炎症，需考虑盆腔炎或宫外孕等

【辅助检查】

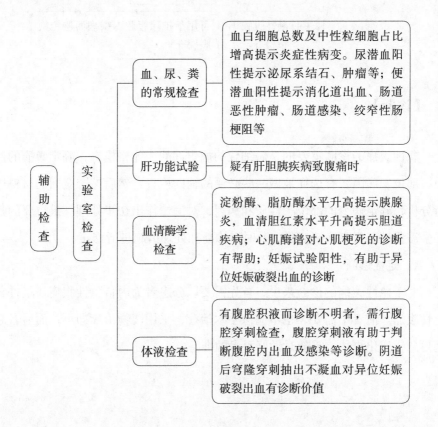

辅助检查
└─ 实验室检查
　├─ 血、尿、粪的常规检查 ── 血白细胞总数及中性粒细胞占比增高提示炎症性病变。尿潜血阳性提示泌尿系结石、肿瘤等；便潜血阳性提示消化道出血、肠道恶性肿瘤、肠道感染、绞窄性肠梗阻等
　├─ 肝功能试验 ── 疑有肝胆胰疾病致腹痛时
　├─ 血清酶学检查 ── 淀粉酶、脂肪酶水平升高提示胰腺炎，血清胆红素水平升高提示胆道疾病；心肌酶谱对心肌梗死的诊断有帮助；妊娠试验阳性，有助于异位妊娠破裂出血的诊断
　└─ 体液检查 ── 有腹腔积液而诊断不明者，需行腹腔穿刺检查，腹腔穿刺液有助于判断腹腔内出血及感染等诊断。阴道后穹隆穿刺抽出不凝血对异位妊娠破裂出血有诊断价值

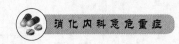

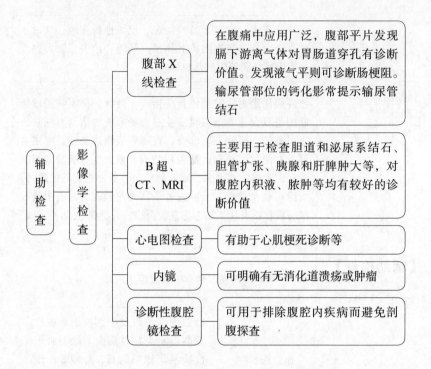

【诊断】

急性腹痛的诊断重要的是做细致的病史询问、体格检查,确定腹痛的性质、部位、病因,有选择地做一些必要的辅助检查,然后综合全面的材料进行分析,确定病变的部位、性质和病因,对病情作出初步处理。最重要的是医生需要动态观察病情变化,及时对诊断和处理措施进行修正。

1. 定性诊断

对于急性腹痛的诊断来说,首先需要区分患者为内科急性腹痛还是外科急性腹痛。前者不需要,也不应该手术治疗,采用药物治疗即可;而后者起病更急,变化更快,需随时做好手术的准备。

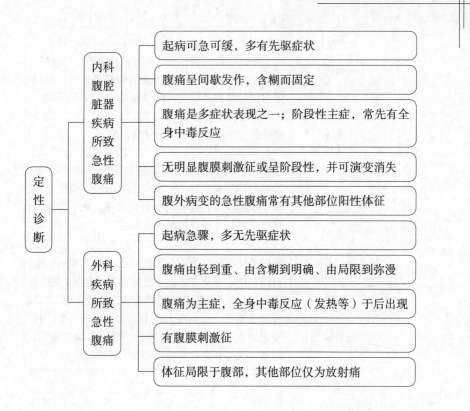

2. 定位诊断

　　定位诊断首先应区分是腹腔内脏器还是腹腔外脏器病变引起。腹腔外脏器引起的腹痛常常伴有腹腔外其他器官疾病的征象，患者虽有腹痛，但缺乏明显的腹部本身的压痛，尤其是反跳痛、腹肌紧张、肠鸣音减弱或消失等征象。如明确是腹腔内脏器病变，应进一步明确是哪个脏器病变引起的。

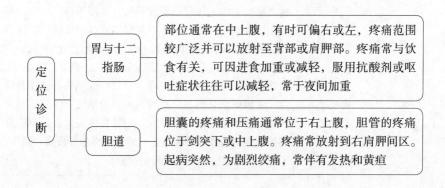

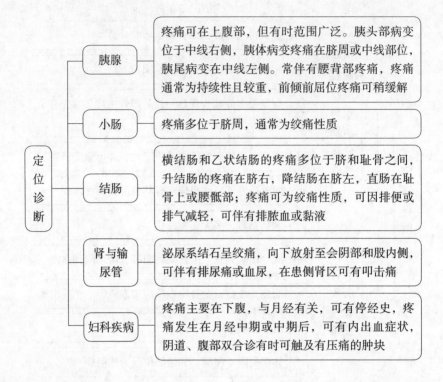

胰腺——疼痛可在上腹部，但有时范围广泛。胰头部病变位于中线右侧，胰体病变疼痛在脐周或中线部位，胰尾病变在中线左侧。常伴有腰背部疼痛，疼痛通常为持续性且较重，前倾前屈位疼痛可稍缓解

小肠——疼痛多位于脐周，通常为绞痛性质

结肠——横结肠和乙状结肠的疼痛多位于脐和耻骨之间，升结肠的疼痛在脐右，降结肠在脐左，直肠在耻骨上或腰骶部；疼痛可为绞痛性质，可因排便或排气减轻，可伴有排脓血或黏液

肾与输尿管——泌尿系结石呈绞痛，向下放射至会阴部和股内侧，可伴有排尿痛或血尿，在患侧肾区可有叩击痛

妇科疾病——疼痛主要在下腹，与月经有关，可有停经史，疼痛发生在月经中期或中期后，可有内出血症状，阴道、腹部双合诊有时可触及有压痛的肿块

3. 定因诊断

腹腔外脏器疾病引起急性腹痛的机制多为反射性腹痛或疾病所致的胃肠道痉挛性疼痛。而腹腔内脏器疾病引起急性腹痛的病理生理机制可以归类为感染/穿孔/破裂/出血、梗阻/扭转、血管病变等几大类。不同的病理生理机制所致腹痛特点如下：

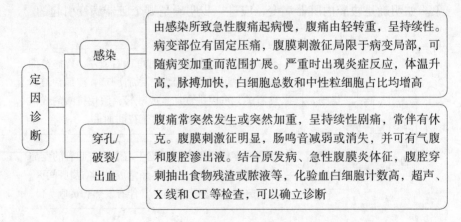

感染——由感染所致急性腹痛起病慢，腹痛由轻转重，呈持续性。病变部位有固定压痛，腹膜刺激征局限于病变局部，可随病变加重而范围扩展。严重时出现炎症反应，体温升高，脉搏加快，白细胞总数和中性粒细胞占比均增高

穿孔/破裂/出血——腹痛常突然发生或突然加重，呈持续性剧痛，常伴有休克。腹膜刺激征明显，肠鸣音减弱或消失，并可有气腹和腹腔渗出液。结合原发病、急性腹膜炎体征，腹腔穿刺抽出食物残渣或脓液等，化验血白细胞计数高，超声、X线和CT等检查，可以确立诊断

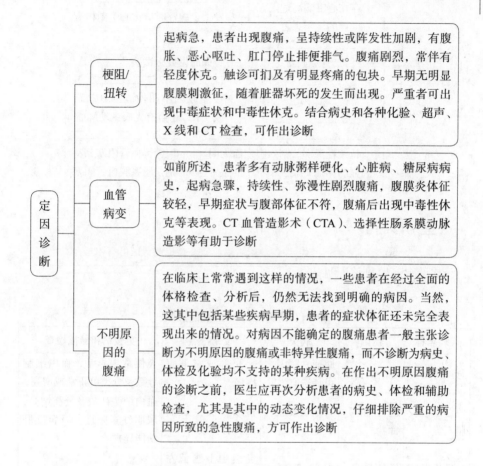

梗阻/扭转：起病急，患者出现腹痛，呈持续性或阵发性加剧，有腹胀、恶心呕吐、肛门停止排便排气。腹痛剧烈，常伴有轻度休克。触诊可扪及有明显疼痛的包块。早期无明显腹膜刺激征，随着脏器坏死的发生而出现。严重者可出现中毒症状和中毒性休克。结合病史和各种化验、超声、X线和CT检查，可作出诊断

血管病变：如前所述，患者多有动脉粥样硬化、心脏病、糖尿病病史，起病急骤，持续性、弥漫性剧烈腹痛，腹膜炎体征较轻，早期症状与腹部体征不符，腹痛后出现中毒性休克等表现。CT血管造影术（CTA）、选择性肠系膜动脉造影等有助于诊断

不明原因的腹痛：在临床上常常遇到这样的情况，一些患者在经过全面的体格检查、分析后，仍然无法找到明确的病因。当然，这其中包括某些疾病早期，患者的症状体征还未完全表现出来的情况。对病因不能确定的腹痛患者一般主张诊断为不明原因的腹痛或非特异性腹痛，而不诊断为病史、体检及化验均不支持的某种疾病。在作出不明原因腹痛的诊断之前，医生应再次分析患者的病史、体检和辅助检查，尤其是其中的动态变化情况，仔细排除严重的病因所致的急性腹痛，方可作出诊断

总之，临床医生在诊断急性腹痛时，要思路宽广，认真细致。在诊断过程中，按照自重到轻的思路，警惕、排除危重型急性腹痛，如重症胰腺炎、重症胆管炎、腹腔内大出血、腹主动脉瘤破裂、全小肠扭转等。应多考虑常见病，再分析其他少见急性腹痛。充分认识动态观察、留观随访急性腹痛的重要意义。任何一个急性腹痛都有误诊、漏诊、贻误病情，甚至导致医疗纠纷之罹患。

对于某些特定的人群，需警惕一些特定的疾病：

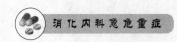

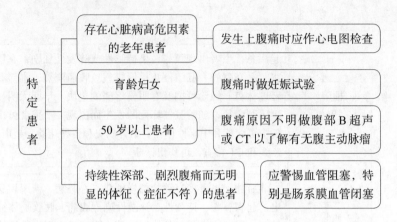

【鉴别诊断】

常见腹痛鉴别诊断见表 1-1。

表 1-1　常见内科急性腹痛鉴别表

疾病名称	诱因	病史	腹痛特点	实验室和器械检查
急性胃肠炎	不洁饮食史	腹痛、腹泻、可伴恶心呕吐	上腹部或右下腹疼痛	粪便常规异常，血白细胞计数及分类可正常或增高
急性胆囊炎胆石症	进食油腻食物	胃寒、发热、黄疸	持续性右上腹痛向右肩背放射	血白细胞计数及分类增高，尿胆红素阳性，可轻度肝功能异常
急性水肿型胰腺炎	暴饮暴食酗酒史	恶心、呕吐、腹胀	突然中上腹偏左持续剧痛、向腰背部放射	血、尿淀粉酶水平增高
急性出血坏死性胰腺炎	暴饮暴食酗酒史	恶心、呕吐、腹胀，伴有休克症状	突然中上腹偏左持续剧痛、向腰背部放射	血、尿淀粉酶水平增高，极严重病例可不高，白细胞计数增高，出现核左移现象，血脂肪酶增高，血钙降低
胆道蛔虫病	吐蛔、驱蛔史	恶心、呕吐、发热、黄疸	右上腹阵发性疼痛，有钻顶感	嗜酸性粒细胞增多，粪便找到蛔虫卵
腹型过敏性紫癜	过敏原刺激	皮肤紫癜、恶心、呕吐	突然发作性腹绞痛	毛细血管脆性试验阳性，嗜酸性粒细胞增多
心肌梗死心力衰竭	高血压、心脏病史	胸闷、腹痛	突然剑下疼痛	心电图异常

续表

疾病名称	诱因	病史	腹痛特点	实验室和器械检查
肺炎、胸膜炎		发热、胸闷、呼吸道症状	上腹部隐痛	血白细胞计数增高、胸片异常

【治疗】

对急性腹痛患者，抢救生命是第一原则，应根据患者病情轻重的不同而不同，具体救治流程如下：

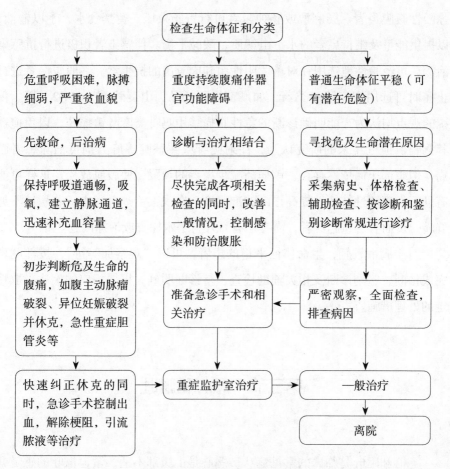

图 1-1　急性腹痛患者救治流程

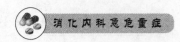

对于前述危重征象患者，应本着"先救命后治病"的原则，优先稳定其生命体征。保持呼吸道通畅，吸氧；同时建立静脉通道，快速补充血容量，最好测中心静脉压来指导补液，同时通过导尿管监测尿量。在快速纠正休克的同时，尽快排除致命性急性腹痛，如急性出血坏死性胰腺炎、急性化脓性胆管炎、异位妊娠破裂出血等。如需手术治疗，应急诊手术，控制出血，解除梗阻，引流脓液等。

对于病情较重，但暂时难以明确诊断的患者，则需要"边诊断边治疗"。在密切观察腹痛性质、部位及腹部体征动态变化的同时，可先行全身支持和对症止痛等初步治疗。疑有胃肠穿孔或肠坏死者，禁止灌肠或应用泻剂。对弥漫性腹膜炎者、肠麻痹或肠梗阻者可行胃肠减压。暂禁食水，予以输液，以提供能量及维持患者的水、电解质、酸碱平衡。伴感染者积极进行抗感染治疗，可经验性地选用针对革兰阴性菌和厌氧菌的抗生素。一般腹痛者进行止痛时可选用解痉镇痛类药，如颠茄、阿托品、山莨菪碱（654-2）等。传统的观点均认为未能明确诊断的急性腹痛禁用吗啡类麻醉镇痛药，以免掩盖其病情。但近年来的研究认为，注射吗啡或哌替啶等麻醉剂可消除患者腹痛，但腹部压痛依然存在，镇痛药减少患者的烦躁，使腹肌放松，这样可能有助于发现阳性体征，提高诊断的准确度。在观察治疗过程中，若病情不见好转，反而有加重趋势者，需考虑有否外科手术探查或治疗问题。

对于病情较轻，生命体征平稳的患者，可以"观察加等待"，按部就班完成诊断、鉴别诊断及相关辅助检查，待诊断明确，根据相应的疾病采取特定的处理措施。

第二节　恶心和呕吐

恶心和呕吐是临床的常见症状。恶心是上腹部不适、紧迫欲吐的感觉并伴迷走神经兴奋症状，如皮肤苍白、出汗、流涎、血压降低和心动过缓等，常为呕吐的前奏。呕吐是胃或部分小肠的内容物经食管、口腔而排出体外的现象。恶心后随之呕吐，但也可仅有恶心无呕吐，或仅呕吐无恶心的情况。恶心和呕吐病因众多、症状缓急程度不一。急性剧烈的恶心、呕吐可能导致患者脱水、电解质紊乱、营养不良，严重者可能因消化道黏膜损伤而并发上消化道出血。医生应及早甄别导致恶心和呕吐的危重疾病，根据病史、体征尽早识别病因，同时给予合理检查和对症治疗。

【病因及发病机制】

引起恶心和呕吐的病因相当繁多，分类复杂，涉及许多系统。凡是能导致胃肠道、腹腔、中枢神经系统以及代谢系统发生病理生理改变的疾病均可引起恶心和呕吐。在临床上按发病机制可分为反射性呕吐、中枢性呕吐、前庭障碍性呕吐和神经官能症性呕吐。

1. 反射性呕吐

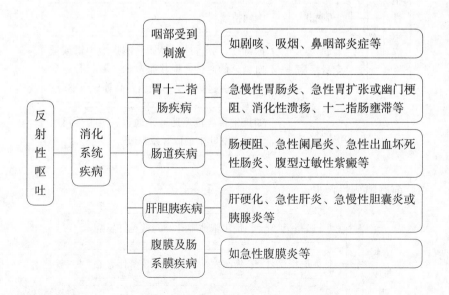

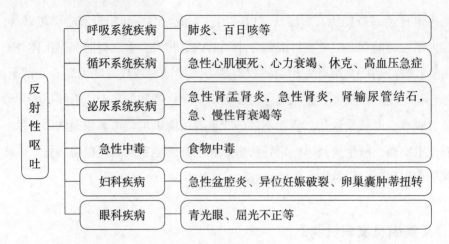

呼吸系统疾病 —— 肺炎、百日咳等

循环系统疾病 —— 急性心肌梗死、心力衰竭、休克、高血压急症

泌尿系统疾病 —— 急性肾盂肾炎，急性肾炎，肾输尿管结石，急、慢性肾衰竭等

急性中毒 —— 食物中毒

妇科疾病 —— 急性盆腔炎、异位妊娠破裂、卵巢囊肿蒂扭转

眼科疾病 —— 青光眼、屈光不正等

2. 中枢性呕吐

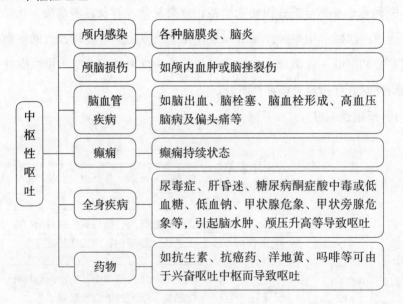

颅内感染 —— 各种脑膜炎、脑炎

颅脑损伤 —— 如颅内血肿或脑挫裂伤

脑血管疾病 —— 如脑出血、脑栓塞、脑血栓形成、高血压脑病及偏头痛等

癫痫 —— 癫痫持续状态

全身疾病 —— 尿毒症、肝昏迷、糖尿病酮症酸中毒或低血糖、低血钠、甲状腺危象、甲状旁腺危象等，引起脑水肿、颅压升高等导致呕吐

药物 —— 如抗生素、抗癌药、洋地黄、吗啡等可由于兴奋呕吐中枢而导致呕吐

3. 前庭障碍性呕吐

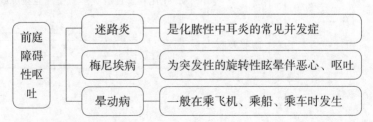

迷路炎 —— 是化脓性中耳炎的常见并发症

梅尼埃病 —— 为突发性的旋转性眩晕伴恶心、呕吐

晕动病 —— 一般在乘飞机、乘船、乘车时发生

4. 神经官能症性呕吐

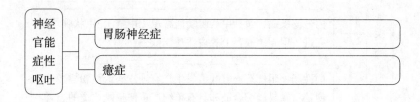

【病史采集】

虽然恶心和呕吐的病因众多，但根据症状、体征以及既往详细的用药和手术史，可以确定大多数急性恶心和呕吐的病因，或者可以缩小鉴别诊断和有助于解释的关键检查结果。

1. 相关病史

重点询问月经史和停经史、晕车或眩晕症状、有无病毒症候群症状（包括发热、肌肉关节痛、疲劳、头痛和酗酒等）。

2. 当前的用药史

药物引起的恶心发生率很高，包括非甾体类抗炎药、抗抑郁药、毒品、抗心律失常药、化疗药物、雌激素和孕激素药物。仔细追问患者的用药史可能揭示药物是导致恶心和呕吐的主要原因。

3. 既往手术史

既往腹部手术史是急性小肠梗阻的主要危险因素；因食管癌切除胃底和远端食管，或因消化性溃疡和肿瘤切除胃窦和迷走神经导致胃节律障碍和胃排空异常。

4. 既往疾病史

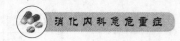

既往疾病史

糖尿病以及动脉粥样硬化疾病（如冠心病、颈动脉粥样硬化或间歇性跛行史）

内分泌疾病，包括甲状腺功能减退（甲减）、甲状腺功能亢进（甲亢）或肾上腺皮质功能低下

假性肠梗阻性恶心呕吐可发生在有硬皮病或淀粉样变性、便秘型肠易激综合征和具有单纯严重便秘既往史的患者

【体格检查】

恶心和呕吐体格检查

全身检查

首先应该关注脱水征象，评估皮肤弹性和黏膜，观测低血压或体位性改变。还应寻找黄疸、淋巴结肿大、甲亢体征。神经性厌食症或晚期恶性肿瘤患者可有明显体重不足和营养不良。频繁呕吐或反胃可导致牙釉质破坏。注意神志改变和（或）瞳孔大小改变，同时注意评估抑郁或焦虑的征象

腹部检查

最重要的检查。特别注意有无腹部压痛、鼓肠、胃肠型、蠕动波、气过水音、振水音、腹块、肝大、腹部手术瘢痕

神经检查

注意神志、颈部抵抗、局部定位体征和病理反射等。颅内高压严重时可有生命体征变化，包括血压升高、脉搏及呼吸变慢。视盘（乳头）水肿是颅内压增高最客观的重要体征。眼球震颤可能提示迷路系统疾病

内分泌评估

脱发，皮肤干燥，延迟反应，以及存在甲状腺肿是甲状腺功能减退的征象

眼病征与伴有震颤的甲状腺肿见于甲亢患者，同时有焦虑和不安

肾上腺功能不全及糖尿病患者的查体可完全正常。在已知有糖尿病病史的患者，可能有注射胰岛素的明显瘢痕。肾上腺皮质功能不全患者可能有直立性低血压

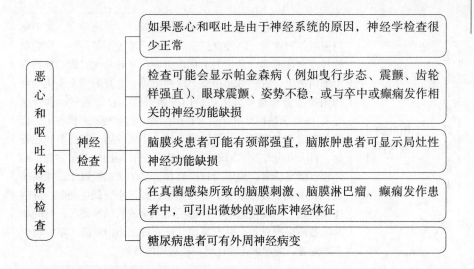

恶心和呕吐体格检查 — 神经检查

- 如果恶心和呕吐是由于神经系统的原因，神经学检查很少正常
- 检查可能会显示帕金森病（例如曳行步态、震颤、齿轮样强直）、眼球震颤、姿势不稳，或与卒中或癫痫发作相关的神经功能缺损
- 脑膜炎患者可能有颈部强直，脑脓肿患者可显示局灶性神经功能缺损
- 在真菌感染所致的脑膜刺激、脑膜淋巴瘤、癫痫发作患者中，可引出微妙的亚临床神经体征
- 糖尿病患者可有外周神经病变

【临床表现】

1. 恶心和呕吐的症状特征

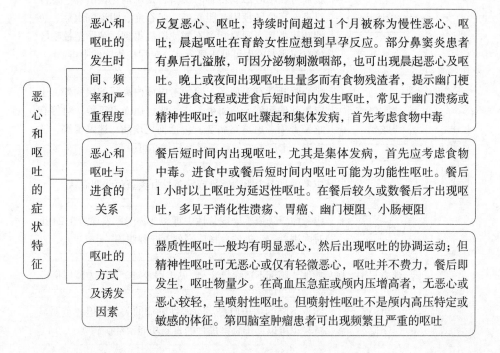

恶心和呕吐的症状特征

- **恶心和呕吐的发生时间、频率和严重程度**：反复恶心、呕吐，持续时间超过1个月被称为慢性恶心、呕吐；晨起呕吐在育龄女性应想到早孕反应。部分鼻窦炎患者有鼻后孔溢脓，可因分泌物刺激咽部，也可出现晨起恶心及呕吐。晚上或夜间出现呕吐且量多而有食物残渣者，提示幽门梗阻。进食过程或进食后短时间内发生呕吐，常见于幽门溃疡或精神性呕吐；如呕吐骤起和集体发病，首先考虑食物中毒
- **恶心和呕吐与进食的关系**：餐后短时间内出现呕吐，尤其是集体发病，首先应考虑食物中毒。进食中或餐后短时间内呕吐可能为功能性呕吐。餐后1小时以上呕吐为延迟性呕吐。在餐后较久或数餐后才出现呕吐，多见于消化性溃疡、胃癌、幽门梗阻、小肠梗阻
- **呕吐的方式及诱发因素**：器质性呕吐一般均有明显恶心，然后出现呕吐的协调运动；但精神性呕吐可无恶心或仅有轻微恶心，呕吐并不费力，餐后即发生，呕吐物量少。在高血压急症或颅内压增高者，无恶心或恶心较轻，呈喷射性呕吐。但喷射性呕吐不是颅内高压特定或敏感的体征。第四脑室肿瘤患者可出现频繁且严重的呕吐

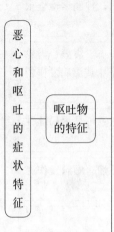

| 恶心和呕吐的症状特征 | 呕吐物的特征 | 主要是了解呕吐物的气味、量及性质等。呕吐物量大，见于幽门梗阻伴胃潴留、急性胃扩张和小肠上段梗阻等；呕吐物为咖啡样或血性液体，见于上消化道出血；呕吐物含有腐烂食物提示幽门梗阻、胃轻瘫和小肠上段梗阻等；含有未完全消化的食物则提示食管性呕吐（如贲门失弛缓症、食管憩室、食管癌等），亦见于精神性呕吐；含有胆汁者，提示梗阻平面在十二指肠乳头以下，常见于频繁剧烈呕吐、小肠梗阻、胆囊炎和胆石症、胃大部分切除术后等，有时也见于妊娠剧吐和晕动病；呕吐物有酸臭味者，说明为胃内容物，见于活动性胃十二指肠溃疡，偶尔见于胃泌素瘤。有粪臭味，提示小肠低位梗阻、麻痹性肠梗阻、结肠梗阻而回盲瓣关闭不全或胃结肠瘘等；呕吐物为隔餐或隔日食物，并有腐酵气味，提示幽门梗阻。呕吐物中有脓液者，需考虑化脓性胃炎或胃周围脓肿 |

2. 恶心和呕吐的伴随症状

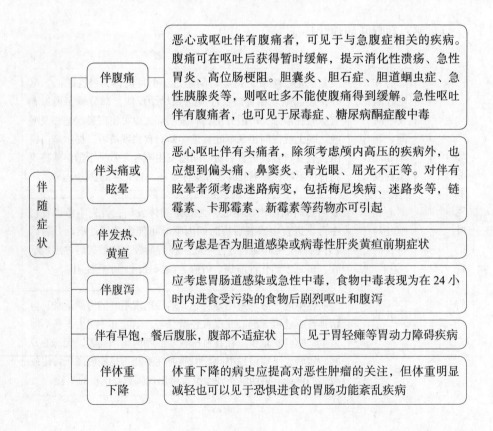

伴随症状	伴腹痛	恶心或呕吐伴有腹痛者，可见于与急腹症相关的疾病。腹痛可在呕吐后获得暂时缓解，提示消化性溃疡、急性胃炎、高位肠梗阻。胆囊炎、胆石症、胆道蛔虫症、急性胰腺炎等，则呕吐多不能使腹痛得到缓解。急性呕吐伴有腹痛者，也可见于尿毒症、糖尿病酮症酸中毒
	伴头痛或眩晕	恶心呕吐伴有头痛者，除须考虑颅内高压的疾病外，也应想到偏头痛、鼻窦炎、青光眼、屈光不正等。对伴有眩晕者须考虑迷路病变，包括梅尼埃病、迷路炎等，链霉素、卡那霉素、新霉素等药物亦可引起
	伴发热、黄疸	应考虑是否为胆道感染或病毒性肝炎黄疸前期症状
	伴腹泻	应考虑胃肠道感染或急性中毒，食物中毒表现为在24小时内进食受污染的食物后剧烈呕吐和腹泻
	伴有早饱，餐后腹胀，腹部不适症状	见于胃轻瘫等胃动力障碍疾病
	伴体重下降	体重下降的病史应提高对恶性肿瘤的关注，但体重明显减轻也可以见于恐惧进食的胃肠功能紊乱疾病

【辅助检查】

对于临床怀疑的病变，需要安排适当的检查。

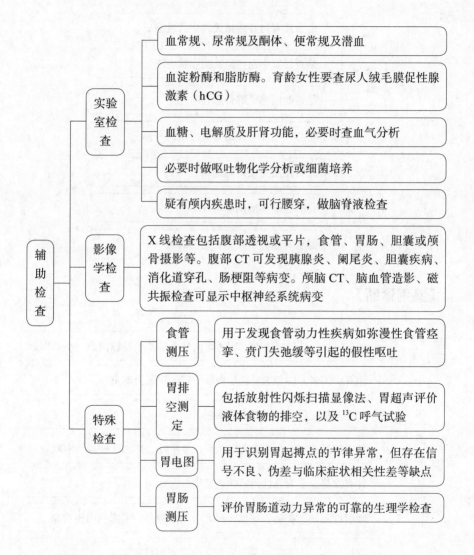

实验室检查
- 血常规、尿常规及酮体、便常规及潜血
- 血淀粉酶和脂肪酶。育龄女性要查尿人绒毛膜促性腺激素（hCG）
- 血糖、电解质及肝肾功能，必要时查血气分析
- 必要时做呕吐物化学分析或细菌培养
- 疑有颅内疾患时，可行腰穿，做脑脊液检查

影像学检查
- X线检查包括腹部透视或平片，食管、胃肠、胆囊或颅骨摄影等。腹部CT可发现胰腺炎、阑尾炎、胆囊疾病、消化道穿孔、肠梗阻等病变。颅脑CT、脑血管造影、磁共振检查可显示中枢神经系统病变

特殊检查
- 食管测压：用于发现食管动力性疾病如弥漫性食管痉挛、贲门失弛缓等引起的假性呕吐
- 胃排空测定：包括放射性闪烁扫描显像法、胃超声评价液体食物的排空，以及 ^{13}C 呼气试验
- 胃电图：用于识别胃起搏点的节律异常，但存在信号不良、伪差与临床症状相关性差等缺点
- 胃肠测压：评价胃肠道动力异常的可靠的生理学检查

【诊断】

诊断的关键是详细询问病史和全面体格检查，以便尽快明确病因。

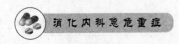

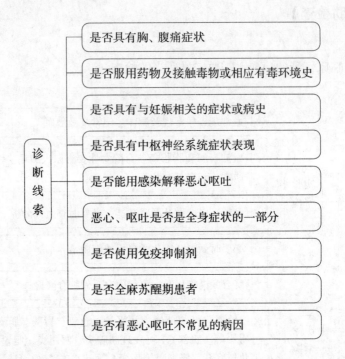

诊断线索
- 是否具有胸、腹痛症状
- 是否服用药物及接触毒物或相应有毒环境史
- 是否具有与妊娠相关的症状或病史
- 是否具有中枢神经系统症状表现
- 是否能用感染解释恶心呕吐
- 恶心、呕吐是否是全身症状的一部分
- 是否使用免疫抑制剂
- 是否全麻苏醒期患者
- 是否有恶心呕吐不常见的病因

【鉴别诊断】

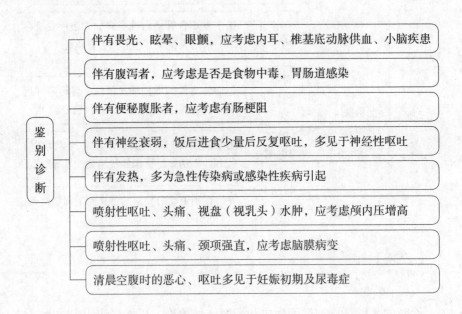

鉴别诊断
- 伴有畏光、眩晕、眼颤，应考虑内耳、椎基底动脉供血、小脑疾患
- 伴有腹泻者，应考虑是否是食物中毒，胃肠道感染
- 伴有便秘腹胀者，应考虑有肠梗阻
- 伴有神经衰弱，饭后进食少量后反复呕吐，多见于神经性呕吐
- 伴有发热，多为急性传染病或感染性疾病引起
- 喷射性呕吐、头痛、视盘（视乳头）水肿，应考虑颅内压增高
- 喷射性呕吐、头痛、颈项强直，应考虑脑膜病变
- 清晨空腹时的恶心、呕吐多见于妊娠初期及尿毒症

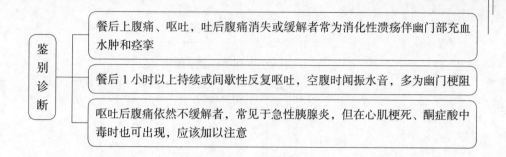

【治疗】

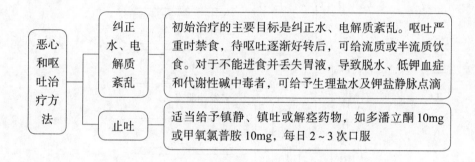

第三节 吞咽困难

吞咽困难是指吞咽费力、食物通过口咽部或食管时有梗阻感、吞咽过程时间较长、伴有或不伴有咽部或胸骨后疼痛，严重时甚至不能咽下食物。

【病因及分类】

临床上常根据发生吞咽困难的部位分为口咽性吞咽困难和食管性吞咽困难。

1. 口咽性吞咽困难

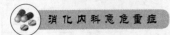
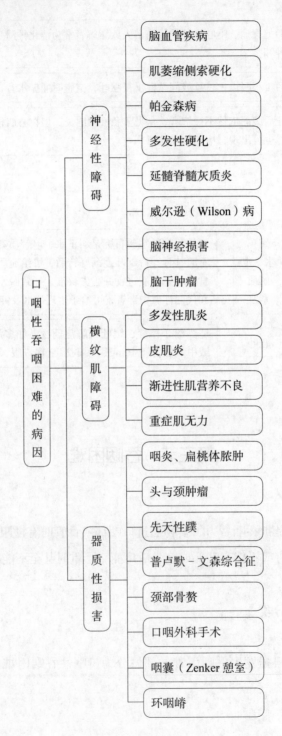

脑血管疾病

肌萎缩侧索硬化

帕金森病

神经性障碍 ── 多发性硬化

延髓脊髓灰质炎

威尔逊（Wilson）病

脑神经损害

脑干肿瘤

口咽性吞咽困难的病因

多发性肌炎

皮肌炎

横纹肌障碍 ── 渐进性肌营养不良

重症肌无力

咽炎、扁桃体脓肿

头与颈肿瘤

先天性蹼

器质性损害 ── 普卢默－文森综合征

颈部骨赘

口咽外科手术

咽囊（Zenker 憩室）

环咽峰

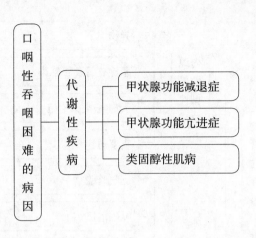

2. 食管性吞咽困难

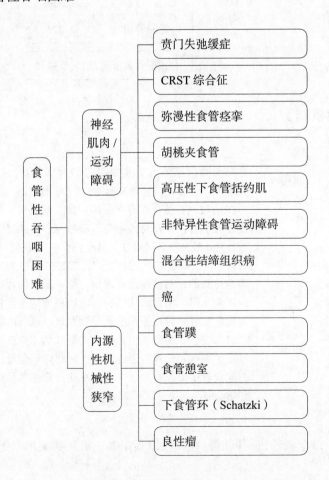

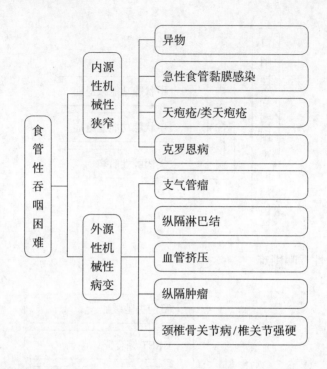

【发病机制】

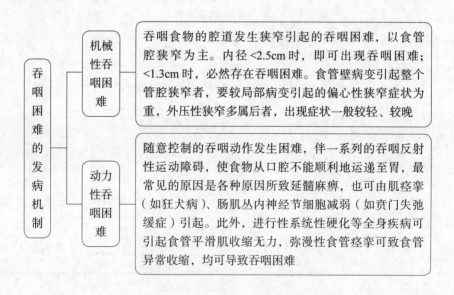

有时，以上两种机制同时存在，仅以其中某一机制为突出。

【病史采集】

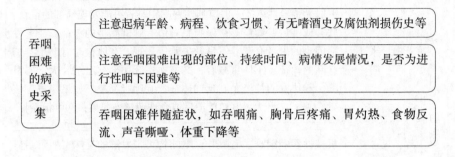

吞咽困难的病史采集
- 注意起病年龄、病程、饮食习惯、有无嗜酒史及腐蚀剂损伤史等
- 注意吞咽困难出现的部位、持续时间、病情发展情况，是否为进行性咽下困难等
- 吞咽困难伴随症状，如吞咽痛、胸骨后疼痛、胃灼热、食物反流、声音嘶哑、体重下降等

【体格检查】

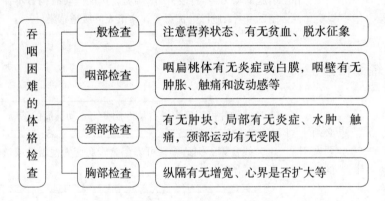

吞咽困难的体格检查
- 一般检查：注意营养状态、有无贫血、脱水征象
- 咽部检查：咽扁桃体有无炎症或白膜，咽壁有无肿胀、触痛和波动感等
- 颈部检查：有无肿块、局部有无炎症、水肿、触痛，颈部运动有无受限
- 胸部检查：纵隔有无增宽、心界是否扩大等

【临床表现】

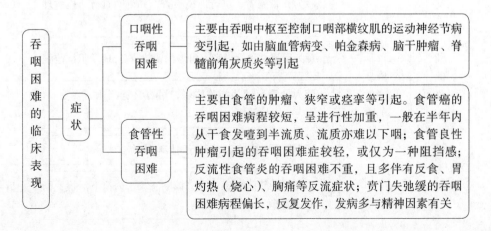

吞咽困难的临床表现
- 症状
  - 口咽性吞咽困难：主要由吞咽中枢至控制口咽部横纹肌的运动神经节病变引起，如由脑血管病变、帕金森病、脑干肿瘤、脊髓前角灰质炎等引起
  - 食管性吞咽困难：主要由食管的肿瘤、狭窄或痉挛等引起。食管癌的吞咽困难病程较短，呈进行性加重，一般在半年内从干食发噎到半流质、流质亦难以下咽；食管良性肿瘤引起的吞咽困难症较轻，或仅为一种阻挡感；反流性食管炎的吞咽困难不重，且多伴有反食、胃灼热（烧心）、胸痛等反流症状；贲门失弛缓的吞咽困难病程偏长，反复发作，发病多与精神因素有关

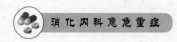

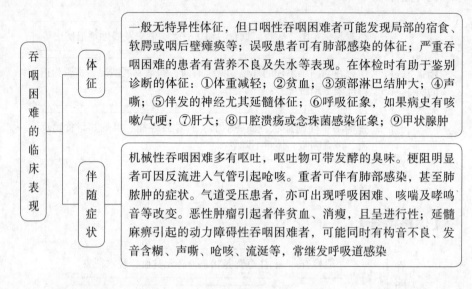

吞咽困难的临床表现

体征
一般无特异性体征，但口咽性吞咽困难者可能发现局部的宿食、软腭或咽后壁瘫痪等；误吸患者可有肺部感染的体征；严重吞咽困难的患者有营养不良及失水等表现。在体检时有助于鉴别诊断的体征：①体重减轻；②贫血；③颈部淋巴结肿大；④声嘶；⑤伴发的神经尤其延髓体征；⑥呼吸征象，如果病史有咳嗽/气哽；⑦肝大；⑧口腔溃疡或念珠菌感染征象；⑨甲状腺肿

伴随症状
机械性吞咽困难多有呕吐，呕吐物可带发酵的臭味。梗阻明显者可因反流进入气管引起呛咳。重者可伴有肺部感染，甚至肺脓肿的症状。气道受压患者，亦可出现呼吸困难、咳喘及哮鸣音等改变。恶性肿瘤引起者伴贫血、消瘦，且呈进行性；延髓麻痹引起的动力障碍性吞咽困难者，可能同时有构音不良、发音含糊、声嘶、呛咳、流涎等，常继发呼吸道感染

【辅助检查】

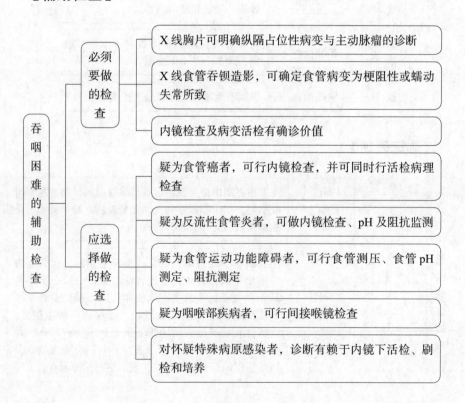

吞咽困难的辅助检查

必须要做的检查
- X线胸片可明确纵隔占位性病变与主动脉瘤的诊断
- X线食管吞钡造影，可确定食管病变为梗阻性或蠕动失常所致
- 内镜检查及病变活检有确诊价值

应选择做的检查
- 疑为食管癌者，可行内镜检查，并可同时行活检病理检查
- 疑为反流性食管炎者，可做内镜检查、pH及阻抗监测
- 疑为食管运动功能障碍者，可行食管测压、食管pH测定、阻抗测定
- 疑为咽喉部疾病者，可行间接喉镜检查
- 对怀疑特殊病原感染者，诊断有赖于内镜下活检、刷检和培养

【诊断】（图 1-2）

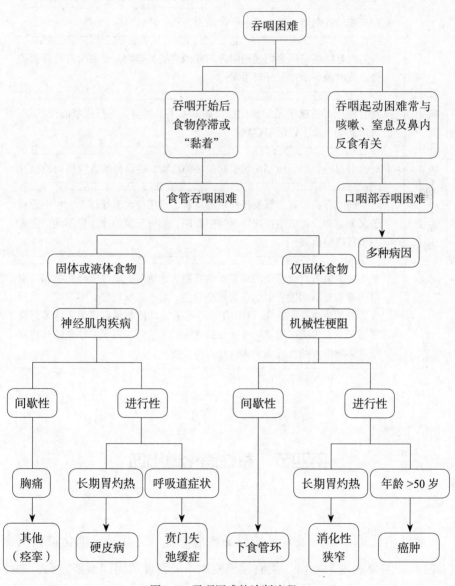

图 1-2　吞咽困难的诊断流程

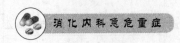

【治疗】

<table>
<tr><td rowspan="7">吞咽困难的治疗方法</td><td>病因治疗包括药物治疗、食管扩张疗法及手术治疗等</td></tr>
<tr><td>对功能性吞咽困难者，可给予促动力药</td></tr>
<tr><td>贲门失弛缓症可口服钙通道阻滞剂或硝酸酯类药物，必要时可行球囊扩张术或内镜下治疗及外科手术</td></tr>
<tr><td>食管癌患者首选手术、放化疗，如失去手术机会，可行狭窄部位扩张、防治支架治疗，以缓解症状</td></tr>
<tr><td>药物引起的吞咽痛应停用易引起溃疡的药物，症状持续者应行内镜检查</td></tr>
<tr><td>对于同时有典型胃食管反流症状的患者，可用抑酸治疗试验，可给予质子泵抑制剂，如奥美拉唑，早餐前服用。如抗反流治疗效果不佳，应进一步行内镜检查</td></tr>
<tr><td>免疫缺陷患者食管感染的最常见致病菌为念珠菌、单纯疱疹病毒和巨细胞病毒。艾滋病患者以念珠菌感染为主。对于症状较轻，不影响经口摄食的人类免疫缺陷病毒（HIV）阳性患者，即使在没有口腔念珠菌感染的情况下，也应试用 7~10 天氟康唑抗真菌治疗。对于治疗失败和症状较重影响摄食的艾滋病患者应行内镜检查</td></tr>
</table>

第四节　急性消化道出血

急性消化道出血是最常见的胃肠疾病急症，尤其是上消化道大出血（UGIB），主要表现为呕血、便血或黑便和不同程度的周围循环衰竭，如处理不当可危及生命。加强消化道出血临床征象的接诊观察，提高病情评估和内镜诊治前的初步处理能力，对提高诊治疗效和降低病死率有显著的作用。

【病因】

1. 上消化道出血

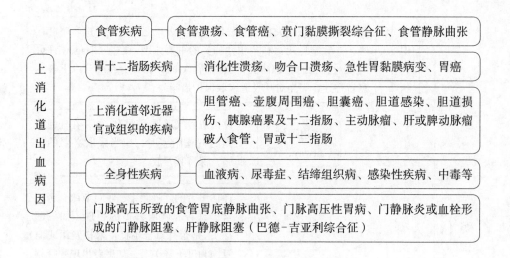

上消化道出血病因
- 食管疾病 —— 食管溃疡、食管癌、贲门黏膜撕裂综合征、食管静脉曲张
- 胃十二指肠疾病 —— 消化性溃疡、吻合口溃疡、急性胃黏膜病变、胃癌
- 上消化道邻近器官或组织的疾病 —— 胆管癌、壶腹周围癌、胆囊癌、胆道感染、胆道损伤、胰腺癌累及十二指肠、主动脉瘤、肝或脾动脉瘤破入食管、胃或十二指肠
- 全身性疾病 —— 血液病、尿毒症、结缔组织病、感染性疾病、中毒等
- 门脉高压所致的食管胃底静脉曲张、门脉高压性胃病、门静脉炎或血栓形成的门静脉阻塞、肝静脉阻塞（巴德-吉亚利综合征）

2. 下消化道出血

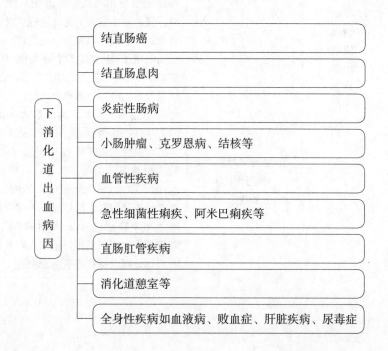

下消化道出血病因
- 结直肠癌
- 结直肠息肉
- 炎症性肠病
- 小肠肿瘤、克罗恩病、结核等
- 血管性疾病
- 急性细菌性痢疾、阿米巴痢疾等
- 直肠肛管疾病
- 消化道憩室等
- 全身性疾病如血液病、败血症、肝脏疾病、尿毒症

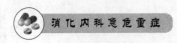

【病情评估】

1. 紧急评估生命状态

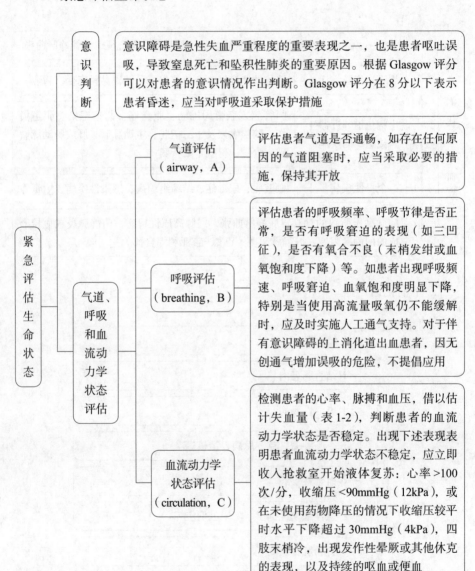

```
紧急评估生命状态
├─ 意识判断 ── 意识障碍是急性失血严重程度的重要表现之一，也是患者呕吐误吸，导致窒息死亡和坠积性肺炎的重要原因。根据 Glasgow 评分可以对患者的意识情况作出判断。Glasgow 评分在 8 分以下表示患者昏迷，应当对呼吸道采取保护措施
└─ 气道、呼吸和血流动力学状态评估
    ├─ 气道评估（airway，A）── 评估患者气道是否通畅，如存在任何原因的气道阻塞时，应当采取必要的措施，保持其开放
    ├─ 呼吸评估（breathing，B）── 评估患者的呼吸频率、呼吸节律是否正常，是否有呼吸窘迫的表现（如三凹征），是否有氧合不良（末梢发绀或血氧饱和度下降）等。如患者出现呼吸频速、呼吸窘迫、血氧饱和度明显下降，特别是当使用高流量吸氧仍不能缓解时，应及时实施人工通气支持。对于伴有意识障碍的上消化道出血患者，因无创通气增加误吸的危险，不提倡应用
    └─ 血流动力学状态评估（circulation，C）── 检测患者的心率、脉搏和血压，借以估计失血量（表 1-2），判断患者的血流动力学状态是否稳定。出现下述表现表明患者血流动力学状态不稳定，应立即收入抢救室开始液体复苏：心率 >100 次/分，收缩压 <90mmHg（12kPa），或在未使用药物降压的情况下收缩压较平时水平下降超过 30mmHg（4kPa），四肢末梢冷，出现发作性晕厥或其他休克的表现，以及持续的呕血或便血
```

表 1-2 失血量的临床评估表

心率（次/分）	收缩压（mmHg）	休克指数	失血量（%）
70	140	0.5	0
100	100	1.0	30
120	80	1.5	30～50
140	70	2.0	50～70

注：休克指数＝心率/收缩压

2．全面病情评估

（1）病因评估 详细询问病史有助于对出血病因的初步诊断（表 1-3）。在询问病史时，应注意以下情况。

表 1-3 由病史提供的急性 UGIB 病因线索

出血病因	病史线索
贲门黏膜撕裂	出血前呕吐，醉酒
食管溃疡	吞咽痛、GERD、摄入有食管毒性的药片
消化性溃疡	上腹部/右上腹痛、使用非甾体类抗炎药或阿司匹林
应激性胃炎	ICU 患者、入院后的消化道出血、呼吸衰竭、多器官功能衰竭
静脉曲张、门脉高压性胃病	酗酒、肝硬化
胃窦血管扩张	肾衰竭、肝硬化
恶性疾病	近期自发体重下降、吞咽困难、恶病质
血管发育不良	慢性肾衰竭、遗传性出血性毛细血管扩张
主动脉肠瘘	已知大动脉瘤、既往腹部动脉瘤修补史

1）既往消化道疾病以及消化道出血病史：多达 60% 的消化道出血是来源于既往出血的病灶。主动脉肠道瘘与既往大动脉手术病史、大动脉瘤及严

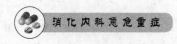

重的动脉粥样硬化密切相关。

2）此次发病时的消化道症状

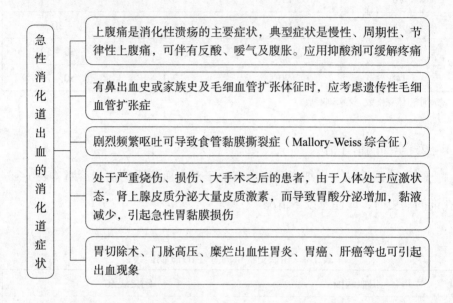

急性消化道出血的消化道症状
- 上腹痛是消化性溃疡的主要症状，典型症状是慢性、周期性、节律性上腹痛，可伴有反酸、嗳气及腹胀。应用抑酸剂可缓解疼痛
- 有鼻出血史或家族史及毛细血管扩张体征时，应考虑遗传性毛细血管扩张症
- 剧烈频繁呕吐可导致食管黏膜撕裂症（Mallory-Weiss 综合征）
- 处于严重烧伤、损伤、大手术之后的患者，由于人体处于应激状态，肾上腺皮质分泌大量皮质激素，而导致胃酸分泌增加，黏液减少，引起急性胃黏膜损伤
- 胃切除术、门脉高压、糜烂出血性胃炎、胃癌、肝癌等也可引起出血现象

3）出血的特点：消化道出血的形式及颜色有助于定位出血部位及评价出血的速度及其严重性。

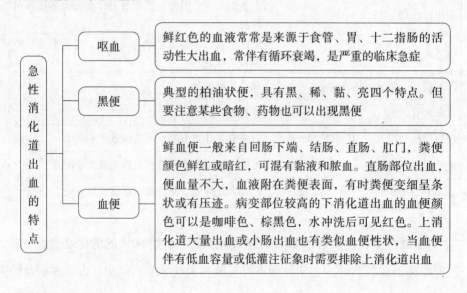

急性消化道出血的特点
- 呕血：鲜红色的血液常常是来源于食管、胃、十二指肠的活动性大出血，常伴有循环衰竭，是严重的临床急症
- 黑便：典型的柏油状便，具有黑、稀、黏、亮四个特点。但要注意某些食物、药物也可以出现黑便
- 血便：鲜血便一般来自回肠下端、结肠、直肠、肛门，粪便颜色鲜红或暗红，可混有黏液和脓血。直肠部位出血，便血量不大，血液附在粪便表面，有时粪便变细呈条状或有压迹。病变部位较高的下消化道出血的血便颜色可以是咖啡色、棕黑色，水冲洗后可见红色。上消化道大量出血或小肠出血也有类似血便性状，当血便伴有低血容量或低灌注征象时需要排除上消化道出血

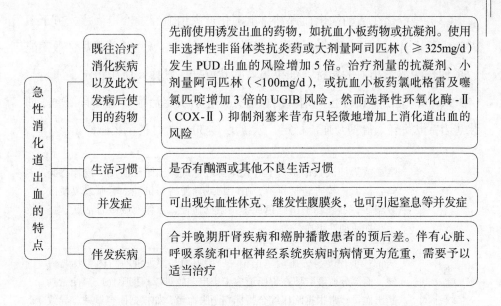

（2）病情严重程度评估：目前尚无公认的消化道出血严重程度的客观评分标准，但可通过临床征象和伴发病评判出血程度及其处理策略。

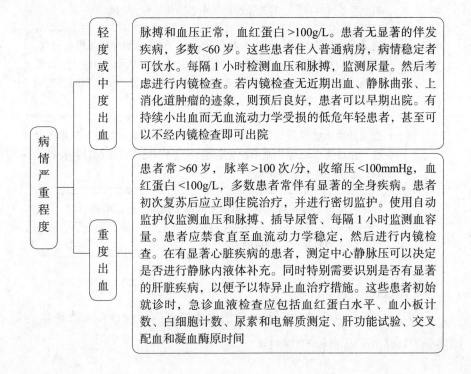

（3）是否存在活动性出血评估：上消化道大出血经过恰当治疗，可于短时间内停止出血。由于肠道内积血需经数日（一般约 3 天）才能排尽，故不能以黑便作为继续出血的指标。如果患者症状好转、脉搏及血压稳定、尿量足（>30ml/h），提示出血停止。判断出血有无停止对决定治疗措施极有帮助。如果患者症状好转、脉搏及血压稳定、尿量足（>30ml/h），提示出血停止。

症状与化验提示有活动性出血

呕血或黑便次数增多，呕吐物呈鲜红色或排出暗红血便，或伴有肠鸣音活跃，检查包括胃液、呕吐物或粪便潜血试验；呕血或黑便次数增多，呕吐物呈鲜红色或排出暗红血便，或伴有肠鸣音活跃，提示存在活动性出血

病情严重程度与失血量呈正相关，因呕血与黑便混有胃内容物与粪便，而部分血液贮留在胃肠道内未排出，故难以根据呕血或黑便量判断出血量。常根据临床综合指标判断失血量，如根据血容量减少导致周围循环的改变（伴随症状、心率和血压、实验室检查）来判断失血量，休克指数（心率/收缩压）是判断失血量的重要指标。体格检查中可以通过皮肤黏膜色泽、颈静脉充盈程度、神志和尿量等情况来判断血容量减少程度，客观指标包括中心静脉压和血乳酸水平

活动性出血的判断：判断出血有无停止，对决定治疗措施极有帮助。若患者症状好转、心率及血压稳定、尿量足，提示出血停止。经快速输液输血，周围循环衰竭的表现未见明显改善，或虽暂时好转而又恶化，中心静脉压仍有波动，稍稳定又再下降

监测外周血红细胞计数、血红蛋白浓度、血细胞比容等。红细胞计数、血红蛋白浓度和血细胞比容继续下降，网织红细胞计数持续增高，提示存在活动性出血

补液与尿量足够的情况下，血尿素氮水平持续或再次增高

胃管抽出物有较多新鲜血液

（4）出血预后评估

1）内镜检查前风险评估：上消化道出血患者内镜检查前风险评估的常用评分工具是 Rockall 评分（表 1-4）。

表 1-4 Rockall 评分系统

			得 分		
变量	0	1	2	3	
年龄（岁）	<60	60～79	≥80		初始评分标准
休克	"无休克"（收缩压≥100mmHg，心率<100次/分）	"心动过速"（收缩压≥100mmHg，心率≥100次/分）	"低血压"（收缩压<100mmHg）		
合并症	无		心力衰竭、缺血性心脏病和其他重要伴发病	肾衰竭、肝衰竭、癌肿播散	
诊断食管黏膜	无病变（Mallory-Weiss综合征）	溃疡等其他病变	上消化道恶性疾病		总评分的补充标准
近期内镜下出血征象（SRH）	无或有黑斑		上消化道血液潴留、黏附血凝块、血管显露或喷血		

内镜检查前 Rockall 评分参数包括：

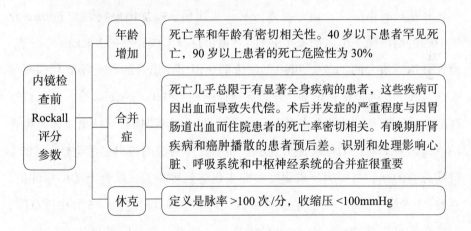

上述三个参数的分值分别为年龄（0～2分）、休克（0～2分）、合并症（0～3分）。将患者分为高危、中危或低危人群，积分≥5者为高危，3～4分为中危，0～2分为低危。0分患者死亡率和再出血率极低（0.2%），可以早期出院或不需要入院治疗。年龄超过65岁、伴发重要器官疾患、休克、

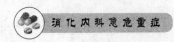

血红蛋白浓度低、需要输血者，再出血危险性增高。无肝肾疾患者的血尿素氮、肌酐或血清转氨酶水平升高者，病死率增高。

2）内镜检查后的风险评估：根据溃疡基底特征对出血灶病变作出Forrest分级（表1-5），可用来判断病变是否稳定。

表1-5 出血性消化性溃疡的Forrest分级

Forrest 分级	溃疡病变	再出血概率（%）
Ⅰa	喷射样出血	55
Ⅰb	活动性渗血	55
Ⅱa	血管显露	43
Ⅱb	附着血凝块	22
Ⅱc	黑色基底	10
Ⅲ	基底洁净	5

凡基底有血凝块、血管显露等易于再出血。添加出血病因和Forrest分级中的近期内镜下出血征象（SRH）2项信息，形成完整的Rockall评分表，使评分达到最大的11分。可用于评价消化道出血患者的严重程度和病死危险性。其中，内镜检查正常、食管黏膜撕裂症（Mallory-Weiss综合征）或基底洁净的溃疡有极低的再出血和死亡危险性。而有溃疡活动性出血休克患者的继续出血或死亡的危险性为80%。血管裸露的院内再出血危险性为50%。肝病患者的预后与肝病严重程度而非出血的处理相关。综合上述因素评价，总分<3者属于低危，死亡危险性很低，可考虑早日出院；4~5分中度危险，死亡危险性可达30%；而6~8分为高危，最高死亡危险性可达50%以上；>8分者死亡危险性高。Rockall评分对消化道出血患者死亡危险性的预测准确性要高于再次出血危险性的预测。

内镜检查是病因诊断中的关键：①内镜检查能发现上消化道的病变，应尽早在出血后24小时内进行，并备好止血药物和器械。②有循环衰竭征象者，如心率>120次/分，收缩压<90mmHg或基础收缩压降低>30mmHg、血红蛋白<50g/L等，应先迅速纠正循环衰竭后再行内镜检查。危重患者内镜检查时应进行血氧饱和度和心电、血压监护。③应仔细检查贲门、胃底部、胃体小弯、十二指肠球部后壁及球后等比较容易遗漏病变的区域。对检查至十二指肠球部未能发现出血病变者，应深插内镜至乳头部检查。若发现有2个以上的病变，要判断哪个是出血性病灶。

【体格检查】

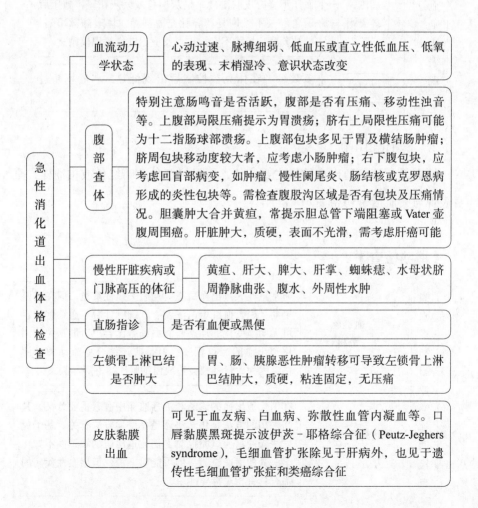

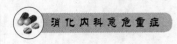

【临床表现】

1. 上消化道出血

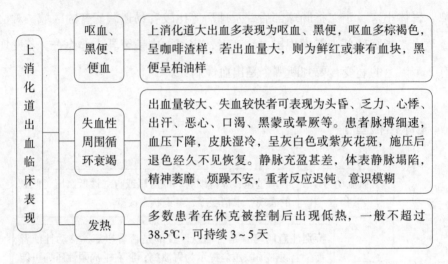

上消化道出血临床表现

- 呕血、黑便、便血：上消化道大出血多表现为呕血、黑便，呕血多棕褐色，呈咖啡渣样，若出血量大，则为鲜红或兼有血块，黑便呈柏油样

- 失血性周围循环衰竭：出血量较大、失血较快者可表现为头昏、乏力、心悸、出汗、恶心、口渴、黑蒙或晕厥等。患者脉搏细速，血压下降，皮肤湿冷，呈灰白色或紫灰花斑，施压后退色经久不见恢复。静脉充盈甚差，体表静脉塌陷，精神萎靡、烦躁不安，重者反应迟钝、意识模糊

- 发热：多数患者在休克被控制后出现低热，一般不超过38.5℃，可持续3~5天

2. 下消化道出血

便血是下消化道出血的最主要症状，可呈鲜红色、暗红色或柏油样，全身表现与失血量密切相关。

【辅助检查】

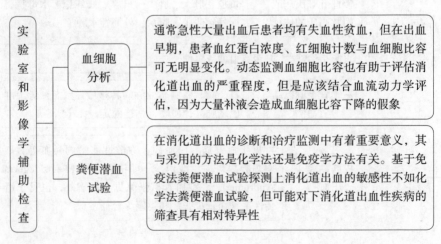

实验室和影像学辅助检查

- 血细胞分析：通常急性大量出血后患者均有失血性贫血，但在出血早期，患者血红蛋白浓度、红细胞计数与血细胞比容可无明显变化。动态监测血细胞比容也有助于评估消化道出血的严重程度，但是应该结合血流动力学评估，因为大量补液会造成血细胞比容下降的假象

- 粪便潜血试验：在消化道出血的诊断和治疗监测中有着重要意义，其与采用的方法是化学法还是免疫学方法有关。基于免疫法粪便潜血试验探测上消化道出血的敏感性不如化学法粪便潜血试验，但可能对下消化道出血性疾病的筛查具有相对特异性

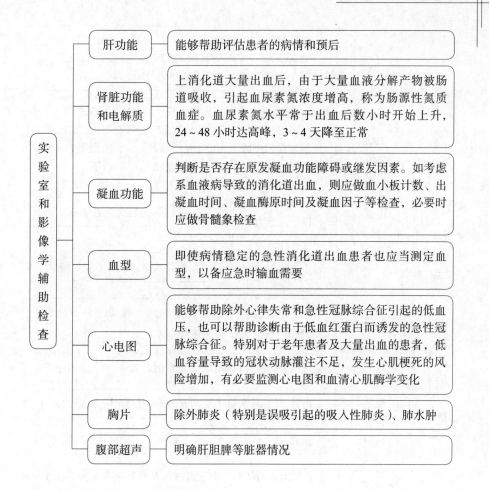

实验室和影像学辅助检查

- **肝功能** — 能够帮助评估患者的病情和预后
- **肾脏功能和电解质** — 上消化道大量出血后，由于大量血液分解产物被肠道吸收，引起血尿素氮浓度增高，称为肠源性氮质血症。血尿素氮水平常于出血后数小时开始上升，24～48小时达高峰，3～4天降至正常
- **凝血功能** — 判断是否存在原发凝血功能障碍或继发因素。如考虑系血液病导致的消化道出血，则应做血小板计数、出凝血时间、凝血酶原时间及凝血因子等检查，必要时应做骨髓象检查
- **血型** — 即使病情稳定的急性消化道出血患者也应当测定血型，以备应急时输血需要
- **心电图** — 能够帮助除外心律失常和急性冠脉综合征引起的低血压，也可以帮助诊断由于低血红蛋白而诱发的急性冠脉综合征。特别对于老年患者及大量出血的患者，低血容量导致的冠状动脉灌注不足，发生心肌梗死的风险增加，有必要监测心电图和血清心肌酶学变化
- **胸片** — 除外肺炎（特别是误吸引起的吸入性肺炎）、肺水肿
- **腹部超声** — 明确肝胆脾等脏器情况

【诊断】

1. 出血部位的判断

患者出现呕血、黑便及头晕、脉搏增快、血压降低等周围循环衰竭征象，急性上消化道出血诊断基本成立。但要除外某些口、鼻、咽部或呼吸道病变出血被吞入食管，口服某些药物（如铁剂、铋剂等）和食物（如动物血等）引起的黑便。便血是下消化道出血的主要表现，但小肠乃至近回肠端的结肠出血也可有黑便，见于结肠运动功能减弱或缓慢出血，此时应与上消化道出血鉴别。

2. 出血量的判断

正确判断出血量对及时采取正确的抢救措施至关重要。

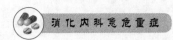

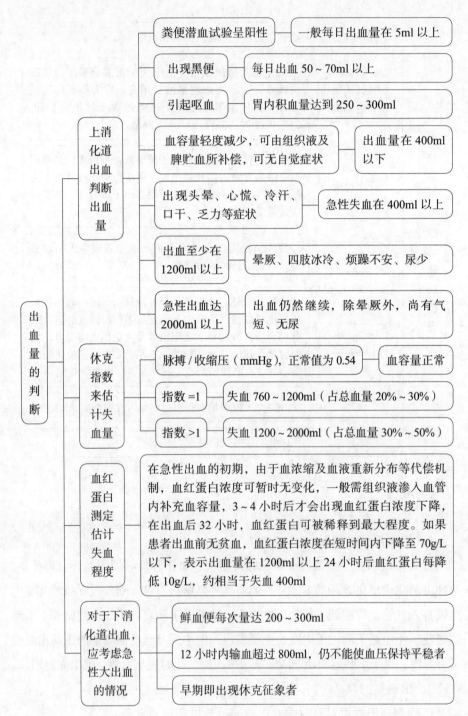

出血量的判断

上消化道出血判断出血量
- 粪便潜血试验呈阳性 — 一般每日出血量在 5ml 以上
- 出现黑便 — 每日出血 50～70ml 以上
- 引起呕血 — 胃内积血量达到 250～300ml
- 血容量轻度减少，可由组织液及脾贮血所补偿，可无自觉症状 — 出血量在 400ml 以下
- 出现头晕、心慌、冷汗、口干、乏力等症状 — 急性失血在 400ml 以上
- 出血至少在 1200ml 以上 — 晕厥、四肢冰冷、烦躁不安、尿少
- 急性出血达 2000ml 以上 — 出血仍然继续，除晕厥外，尚有气短、无尿

休克指数来估计失血量
- 脉搏 / 收缩压（mmHg），正常值为 0.54 — 血容量正常
- 指数 =1 — 失血 760～1200ml（占总血量 20%～30%）
- 指数 >1 — 失血 1200～2000ml（占总血量 30%～50%）

血红蛋白测定估计失血程度
- 在急性出血的初期，由于血浓缩及血液重新分布等代偿机制，血红蛋白浓度可暂时无变化，一般需组织液渗入血管内补充血容量，3～4 小时后才会出现血红蛋白浓度下降，在出血后 32 小时，血红蛋白可被稀释到最大程度。如果患者出血前无贫血，血红蛋白浓度在短时间内下降至 70g/L 以下，表示出血量在 1200ml 以上 24 小时后血红蛋白每降低 10g/L，约相当于失血 400ml

对于下消化道出血，应考虑急性大出血的情况
- 鲜血便每次量达 200～300ml
- 12 小时内输血超过 800ml，仍不能使血压保持平稳者
- 早期即出现休克征象者

【治疗】

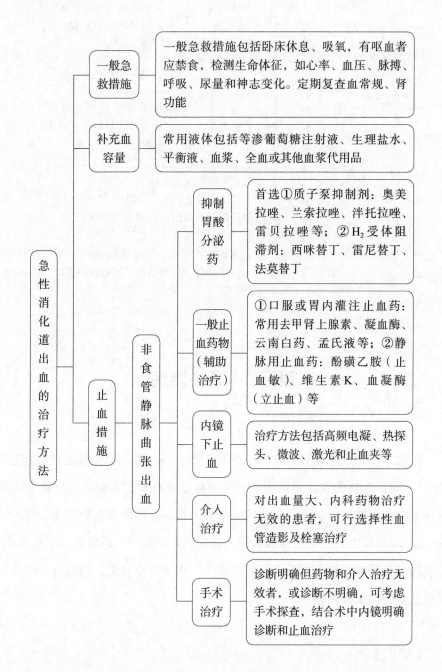

急性消化道出血的治疗方法

一般急救措施
一般急救措施包括卧床休息、吸氧，有呕血者应禁食，检测生命体征，如心率、血压、脉搏、呼吸、尿量和神志变化。定期复查血常规、肾功能

补充血容量
常用液体包括等渗葡萄糖注射液、生理盐水、平衡液、血浆、全血或其他血浆代用品

止血措施

非食管静脉曲张出血

抑制胃酸分泌药
首选①质子泵抑制剂：奥美拉唑、兰索拉唑、泮托拉唑、雷贝拉唑等；② H_2 受体阻滞剂：西咪替丁、雷尼替丁、法莫替丁

一般止血药物（辅助治疗）
①口服或胃内灌注止血药：常用去甲肾上腺素、凝血酶、云南白药、孟氏液等；②静脉用止血药：酚磺乙胺（止血敏）、维生素K、血凝酶（立止血）等

内镜下止血
治疗方法包括高频电凝、热探头、微波、激光和止血夹等

介入治疗
对出血量大、内科药物治疗无效的患者，可行选择性血管造影及栓塞治疗

手术治疗
诊断明确但药物和介入治疗无效者，或诊断不明确，可考虑手术探查，结合术中内镜明确诊断和止血治疗

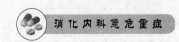

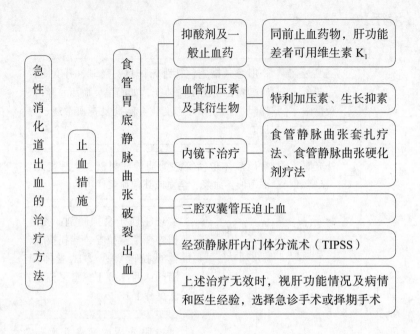

第五节 急性腹泻

正常人排便次数从每周 3 次至每日 3 次不等，腹泻是指排便次数超过 3 次/日，而且粪便的含水量也增加，粪便稀。可有异常成分，如没有消化的食物、黏液、脓液、血液及脱落的肠黏膜细胞。急性腹泻起病急骤，每天排便可达 10 次以上，粪便量多而稀薄，排便时常伴腹鸣、肠绞痛或里急后重。急性腹泻是消化系统疾病的常见急性症状，很多可以自愈，但也有一些潜在的危及生命的情况发生。

【病因】

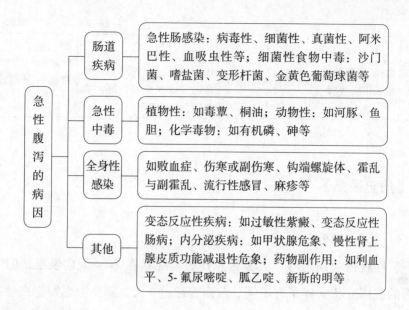

【发病机制】

腹泻的主要发病机制可分为分泌性、渗透性、动力性及黏膜炎症性,但临床上发生腹泻,经常存在各种机制的重叠现象,有时临床上可有较为复杂的表现(表1-6)。

表1-6 腹泻各机制的特点

分类	机 制	粪便检查	疾 病	说 明
分泌性	吸收减少,分泌增加:电解质分泌增多	水样便,渗透压正常=$2 \times (Na^+ + K^+)$	霍乱,产肠毒素大肠杆菌(ETEC),血管活性肠肽(VIP),先天性失氯性腹泻,难辨梭菌,隐孢子虫病	粪便无白细胞,禁食仍腹泻
渗透性	消化吸收不良,摄入不吸收溶质	水样便,酸性,还原物[+],渗透压 $>2 \times (Na^+ + K^+)$	乳糖酶缺乏,葡萄糖-半乳糖吸收不良,盐类泻药	停食、腹泻停止,糖吸收不良,呼气氢增加,粪便无白细胞
动力性	动力增加,转运时间缩短	不成形便	肠易激综合征(IBS),迷走神经切断,倾倒综合征	感染也可增加动力

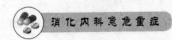

续表

分类	机　制	粪便检查	疾　病	说　明
黏膜炎症性	炎症,黏膜面、结肠再吸收减少,动力增加	黏液脓便和黏液脓血便	沙门菌属,志贺菌属,阿米巴,弯曲菌属,耶尔森菌属,炎性肠病(BD)	粪便可见红细胞和白细胞

【病史采集】

1. 起病及病程

急性腹泻起病急骤,大多数急性腹泻症状在 2~4 天内恢复,但不同病因的腹泻症状病程稍有不同。若病程超过 7 天,需要考虑寄生虫感染和(或)免疫抑制状态如 HIV 感染等特殊问题。间断性急性腹泻则要考虑有慢性基础疾病的可能。

2. 腹泻次数与粪便性状

每日排便 3 次或以上,且粪便性状异常,如稀便、水样便、黏液便、脓血便或血便等。脓血便或血便是肠道侵袭性病变的报警症状,需要考虑特殊病原菌感染。水样便或米汤样便,量大不止,迅速出现严重脱水,要考虑霍乱。

3. 伴随症状

了解腹泻伴随的症状,对了解腹泻的病因和机制、腹泻引起的病理生理改变,乃至做出临床诊断都有重要价值。

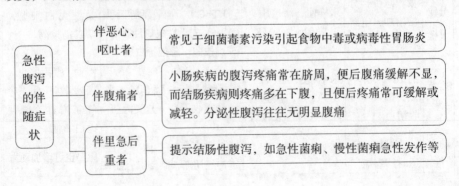

急性腹泻的伴随症状

伴恶心、呕吐者 —— 常见于细菌毒素污染引起食物中毒或病毒性胃肠炎

伴腹痛者 —— 小肠疾病的腹泻疼痛常在脐周,便后腹痛缓解不显,而结肠疾病则疼痛多在下腹,且便后疼痛常可缓解或减轻。分泌性腹泻往往无明显腹痛

伴里急后重者 —— 提示结肠性腹泻,如急性菌痢、慢性菌痢急性发作等

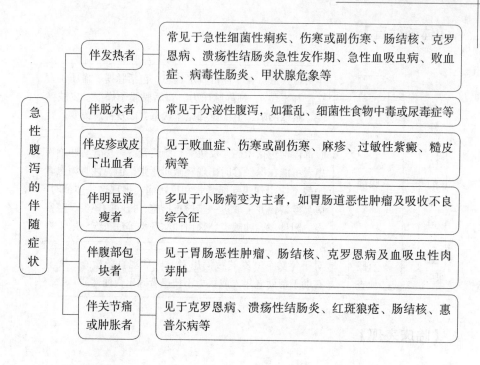

4. 询问既往史

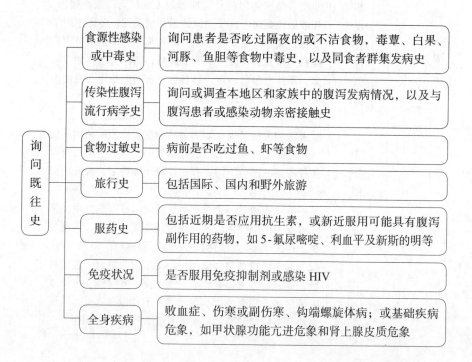

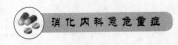
【体格检查】

急性腹泻的体格检查	一般检查	体格检查重点在于评价脱水状态，包括脉搏、血压（直立位和坐位）、颈静脉压力、口唇黏膜干燥度、皮肤弹性、眼球凹陷、毛细血管充盈状态，以及神志改变
	腹部体检	腹部体检包括压痛、反跳痛、肠鸣音等。尽管有些痢疾患者可能在深触诊时出现轻微肌紧张，但急性腹泻患者一般不应出现腹部肌紧张和反跳痛。出现这些体征时，应高度警惕并采取进一步检查措施，排除阑尾炎、憩室炎、附件炎、胰腺炎、缺血性结肠炎等危重疾病
	直肠检查	对于年龄>50岁的腹泻患者，应常规直肠检查，尤其有助于帮助老年人或视力不佳患者确定粪便性质

【临床表现】

急性腹泻的临床表现	非侵袭性腹泻	非侵袭性腹泻包括分泌性腹泻（或称肠毒素性腹泻）和渗透性腹泻。由于病原体为非侵袭性，多无组织学变化，其感染主要在小肠，故其临床特征是全身中毒症状不明显，无发热或明显腹痛，腹泻为水样便、量多、不伴有里急后重，易导致失水与酸中毒，粪便内无炎性细胞，病程一般较短
	侵袭性腹泻	侵袭性细菌性肠炎，如细菌性痢疾，致病菌黏附并侵入肠黏膜和黏膜下层，引起明显的炎症。不同的病原菌侵犯肠的部位不同，有的侵犯小肠为主，有的侵犯结肠为主，有的引起小肠和结肠炎症。此类肠炎的基本临床表现是：全身毒血症明显，有高热，重症患者可发生感染性休克。粪便可呈黏液脓血便，排便量少，排便次多。腹痛明显，呈阵发性绞痛。若病变侵及下部结肠特别是直肠，可出现里急后重感。乙状结肠镜检查，可见弥漫性炎症及溃疡。若仅侵袭小肠或上部结肠，则粪便含水量较多，不伴里急后重。粪便镜检有多数白细胞，尤其是下部结肠炎时更为明显

大便镜检时有大量脓球和红细胞，乙状肠镜检查可见弥漫性充血性炎症及浅表溃疡等。志贺菌、沙门菌、肠侵袭性大肠埃希菌（EIEC）、产气荚膜杆菌、耶尔森菌、空肠弯曲菌和某些特殊的病毒性腹泻等均属此类型（表1-7）。

表1-7 感染性腹泻的发病机制和主要临床症状群

病原体	部 位	发病机制	临床症状群
霍乱弧菌	小肠	黏附并产肠毒素	霍乱样腹泻
大肠杆菌	小肠	黏附并产肠毒素	霍乱样腹泻
产气荚膜杆菌	小肠	黏附并产肠毒素	霍乱样腹泻
	小肠	黏附并产肠毒素	霍乱样腹泻
痢疾亲水气单胞菌志贺菌 I 型	小肠	产细胞毒-肠毒素	霍乱样腹泻，也可有脓血便
志贺菌	大多在结肠	侵入并引起黏膜炎症及破坏	发热、腹泻、粪便带血和黏液
EIEC	结肠	侵入并引起黏膜炎症及破坏	发热、腹泻、粪便带血和黏液
耶尔森菌	小肠和大肠	侵入并引起黏膜炎症及破坏	发热、腹泻、粪便带血和黏液
弯曲菌	大部在小肠	侵入并引起黏膜炎症及破坏	发热、腹泻、粪便带血和黏液
病毒	小肠	损坏绒毛，有时为侵袭和细胞毒性	发热、腹泻、少带血
沙门菌	小肠和大肠	穿透黏膜并侵入全身	多为黏液稀便，偶有大肠炎
肠集聚性大肠杆菌（EAEC）	小肠和大肠	不损伤黏膜，不产肠毒素，仅有黏附作用	大量水泻，无血或黏液

【辅助检查】

在急性腹泻患者，应重点考虑进行粪便常规检查、粪便培养肠道致病

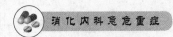

菌、粪便检查虫卵和寄生虫的实验室检查项目，酌情进行乙状结肠镜检查并活检。

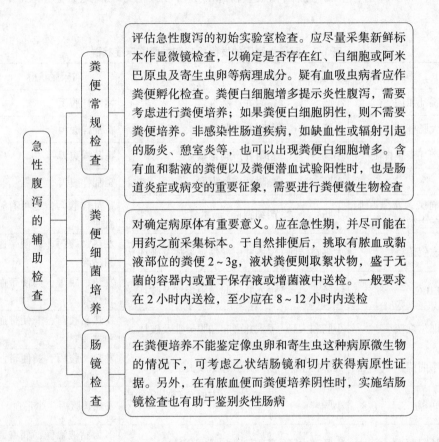

【诊断】

与慢性腹泻不同，急性腹泻具有起病急、病程短而腹泻次数频繁的特点。可伴有恶心、呕吐、腹部绞痛，以及有临床意义的全身症状或营养不良等症状。在接诊急性腹泻患者时，可按以下程序进行病情评估和病因诊断（图1-3）。

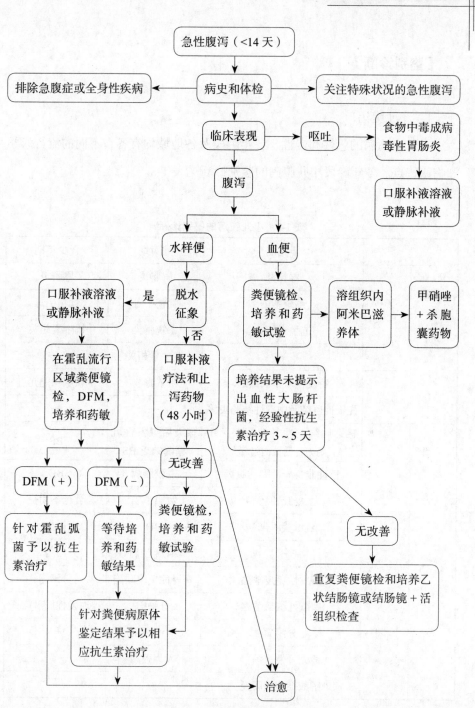

图 1-3 急性腹泻的诊断

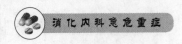

【鉴别诊断】

1. 小儿腹泻

小儿腹泻病的急性和慢性、各年龄段及各地域均有各自不同的流行病学和临床特点。各年龄段小儿腹泻的鉴别诊断见表 1-8。

表 1-8　小儿腹泻的鉴别诊断

		婴儿期	儿童期	青少年期
急性	常见	胃肠炎	胃肠炎	胃肠炎
		系统感染	食物中毒	食物中毒
		抗生素相关	系统感染	抗生素相关
		—	抗生素相关	—
	罕见	特发性双糖酶缺乏	摄入毒物	甲状腺功能亢进
		先天性巨结肠中毒性结肠炎等	—	—
慢性	常见	感染后继发性乳糖酶缺乏牛奶/大豆蛋白过敏	感染后继发性乳糖酶缺乏 BS	BS
		慢性非特异性婴儿腹泻	麦胶肠病	BD
		麦胶肠病	贾第虫病	乳糖不耐受
		ADS 囊性肠病	BD	贾第虫病
		—	ADS 肠病	泻药
	罕见	特发性免疫缺陷	获得性免疫缺陷	分泌瘤
		家族性绒毛萎缩	分泌瘤	原发性肠肿瘤
		分泌瘤	假性梗阻	—
		先天性氯泻	人为因素	—
		嗜酸细胞性肠炎	—	—

2. 旅游者腹泻

旅游者腹泻 —

旅行者外出 3 周内开始发生的腹泻，多数为急性腹泻，而慢性持续性腹泻则以寄生虫（溶组织内阿米巴、贾第鞭毛虫、人芽囊原虫等）感染多见

其次为细菌感染治疗不彻底而导致慢性化，故可根据病情采取经验性抗菌或驱虫治疗，如无效则需进一步检查

3. AIDS 相关性腹泻

AIDS 相关性腹泻 —

AIDS 患者常有不同程度的腹泻，$CD4^+ < 0.12 \times 10^9/L$ 者则更易发生

腹泻可持续数月或数年，也可间以便秘或短暂正常交替

常伴乏力、腹痛和体重减轻，易发生败血症等肠外表现

经高效抗 HIV 病毒治疗免疫重建后，有些难治性腹泻能自行缓解，但抗病毒药物，尤其是蛋白酶抑制剂本身也可导致腹泻，应予以鉴别

约半数患者可通过粪便检查明确病原，以隐孢子虫、小孢子虫、巨细胞病毒及鸟分枝杆菌最常见，其次为沙门菌、志贺菌、溶组织内阿米巴等

隐孢子虫病腹泻以持续性霍乱样水泻最为常见，常无发热。其诊断主要从患者粪便、呕吐物或肠黏膜组织中发现隐孢子虫及其卵囊

巨细胞病毒结肠炎为水样泻，常伴腹痛和发热，好发于结肠末端，粪便检查往往阴性，结肠镜下黏膜活检有助于诊断

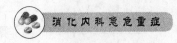

4. 医院感染性腹泻

医院感染性腹泻	抗生素相关性腹泻（AAD）	应用抗生素后发生的、与抗生素有关的腹泻。Bartlett 将其定义为伴随着抗生素的使用而发生的无法用其他原因解释的腹泻。有 700 多种药物可引起腹泻，其中 25% 为抗生素。AAD 的发病率因人群及抗生素种类的差异而不同，一般为 5% ~ 25%。最为常见，多由艰难梭菌所致。好发于老年、腹部手术、肿瘤化疗等患者，常与使用氨苄西林、克林霉素、头孢菌素等抗生素有关。绝大多数患者为水样或糊状便，少数可见肉眼血便和假膜。粪便检查可见白细胞和潜血阳性。重者多伴有发热，腹痛时有肌紧张、反跳痛及血白细胞数升高。若未经及时诊治，可发生中毒性巨结肠、肠梗阻等严重并发症。因此，凡遇抗菌药物应用后出现腹泻，均应疑及抗生素相关性腹泻的可能，若伴腹痛、发热和血白细胞计数升高，尤其是免疫低下患者，则更应警惕该病的发生。粪便中检测到艰难梭菌细胞毒素，或经验性治疗有效有助于诊断。AAD 以腹泻为主要表现，其临床症状可轻可重。轻型患者仅表现解稀便 2 ~ 3 次/天，持续时间短，没有因腹泻而发生中毒症状，该型属于Ⅰ～轻Ⅱ度肠道菌群失调，易被临床医师忽视。中等型患者肠道菌群失调在Ⅱ度和Ⅱ度以上，临床腹泻次数较多，可以合并肠道机会菌感染（如变形杆菌、假单胞菌、非伤寒沙门菌等），粪便可出现红、白细胞，值得注意的是该型易被诊断为感染性腹泻而不断使用大剂量广谱抗生素，其结果导致抗生素与腹泻形成恶性循环，病情发展
	肠道真菌感染	大多在抗菌药物及免疫抑制剂治疗过程中出现，以念珠菌最常见。其临床症状重，常腹泻水样便 10 ~ 20 次/天，假膜性肠炎（PMC）粪便中可见漂浮的假膜，可伴发热、腹部不适、里急后重。少数极其严重者（如暴发性结肠炎）除有腹泻外还可发生脱水、电解质紊乱、低蛋白质血症或败血症等，甚至出现中毒性巨结肠而表现高热、恶心呕吐及肠鸣音减弱、胃肠功能衰竭，此时腹泻可能停止，也可能发生肠穿孔

5. SARS 相关性腹泻

严重急性呼吸综合征（SARS）国内又称为传染性非典型性肺炎，是一种由新型冠状病毒（SARS-CoV）感染所致的急性呼吸道传染病，由于传染性强，进展迅速，具有较高的病死率，在世界范围内对人类健康构成严重威胁。SARS 虽然以发热和呼吸道症状为主要特征，但是有相当一部分患者出现明显的腹泻症状，病程轻重表现不一。

【治疗】

1. 评估成人水样便腹泻的脱水程度，确定补液方案

所有急性腹泻患者都会因液体和电解质的损失而有不同程度的脱水，但是轻度脱水准以定量评估，成人的脱水代偿机制和耐受性也明显强于儿童。因此，以中、重度脱水（表 1-9）作为有临床意义的成人脱水征象，需要积极补液治疗。对于突发水样便腹泻伴轻度脱水的患者，也需要早期口服补液溶液，防止体液缺失。

表 1-9 急性腹泻患者脱水严重程度的临床评估

	轻度	中度	重度
一般情况	清醒、活动自如	嗜睡、乏力、可活动	昏睡、无力、不能坐立
日常活动能力	正常	不能工作	卧床或住院
口渴	无	增加	明显
脉搏	正常	>90 次	>90 次
血压	正常	正常或收缩压下降 10～20mmHg	收缩压下降 >20mmHg
直立性低血压	无	有或无	有
干燥舌	无	轻微	严重

	轻度	中度	重度
皮肤弹性	好	尚可	差
眼球凹陷	无	轻微	凹陷

2. 判断血性便腹泻的可能病因，酌情抗微生物治疗

判断血性便腹泻的可能病因

> 出血性腹泻一般仅伴有轻度脱水，可用口服补液疗法纠正，一般不需要静脉补液治疗。在大多数血性便腹泻患者中，使用抗生素可以缩短病程和病原菌携带阶段

> 在临床实际工作中，如果经认真的粪便检查排除阿米巴结肠炎和肠出血性大肠杆菌或 STEC 后，就可以开始经验性抗生素治疗，不需要等待粪便培养结果。氟喹诺酮类药物是首选抗生素之一。在成人患病者，诺氟沙星 800mg/d，环丙沙星 1000mg/d 或左氧氟沙星 500mg/d，连续应用 3～5 天。对于老年患者或有易于发生败血症的状况，首选氧氟沙星或环丙沙星

> 在排除出血性大肠杆菌情况下，予以经验性抗菌药物治疗 3～5 天后，仍有血性便腹泻，病情没有改善，则需要重复粪便镜检和培养，并考虑结肠镜＋活组织检查。根据粪便检查和培养结果及抗生素敏感性，选择针对相应肠道致病菌有效的抗生素

> 抗生素相关性腹泻患者，应立即停止有关抗生素，选用针对梭状芽胞杆菌抗生素及抗休克治疗。甲硝唑口服，250～500mg，每天 3 次，连用 7～14 天；中、重度患者可用万古霉素，每天 125～500mg，连用 7～14 天

3. 对症治疗药物评价

尽管急性腹泻应该针对病因治疗，但在临床实践中大多数病因难以很快明确，需要应用止泻药物等对症治疗，以期减少排便量和次数，缩短病程，使患者尽快恢复正常生活与工作。止吐药在急性腹泻治疗中通常是不必要的，主要考虑以下对症治疗药物。

对症治疗药物评价

减少肠蠕动的止泻剂

包括洛哌丁胺、地芬诺酯、可待因、阿片酊和其他阿片类药物。这类药物的药理作用主要是减弱肠道蠕动，使肠内容物通过延迟，利于肠内水分的吸收，故而具有减少排便频率和数量的临床效应，有助于缓解轻至中度分泌性腹泻症状。其中，洛哌丁胺不具有成瘾性，是最常推荐用于无并发症成人腹泻的对症治疗药物。如洛哌丁胺与抗生素联合治疗旅行腹泻，可以缩短腹泻的时间高达1天。由于这类止泻药物使肠内容物通过延迟，可使侵袭性病原体在肠腔内停留时间延长，增强其对肠黏膜组织的侵袭性，可出现细菌性痢疾发热期延长、难辨梭状芽胞杆菌感染、重症溃疡性结肠炎患者可出现中毒性巨结肠，产毒性志贺大肠杆菌感染儿童出现溶血性尿毒症综合征，因而应避免用于伴有高热的血性便腹泻、免疫缺陷宿主以及伴有腹泻的败血症倾向状况

抗胆碱能药物

包括阿托品、山莨菪碱、东莨菪碱和盐酸双环胺。抗胆碱能药物不能减少排便量和次数，但对于解除腹部绞痛有一定疗效。大剂量抗胆碱能药物有口干、心悸、尿潴留、视物模糊、肠梗阻和青光眼恶化等不良反应。重症溃疡性结肠炎患者由于可诱发中毒性巨结肠，应禁用或慎用该类药物

吸附剂

包括药用炭、碱式碳酸铋、蒙脱石、无水铝硅酸盐、铝氢氧化物和鞣酸。其中，以蒙脱石、无水铝硅酸盐和碱式碳酸铋吸附能力更强。在理论上，这些吸附剂可以吸附肠毒素，并阻止毒素黏附于肠黏膜。所以，吸附剂早期使用，才有可能达到疗效。吸附剂仅仅可以使腹泻次数减少，但不能减少体液丢失，不能改善脱水情况，对伴有发热的血性便腹泻作用较差

益生菌

抗生素相关腹泻（AAD）主要是由于肠道菌群紊乱所致，因此可采用益生菌制剂来恢复肠道正常菌群，通过改进肠道屏障功能和免疫刺激作用来健全保护机制，通过合适的、恰当的免疫反应（免疫调节和免疫耐受）来维护宿主健康，临床应用收到良好效果。常用益生菌包括双歧杆菌、乳杆菌、嗜热链球菌、酵母菌等的制剂，此外合生元和益生元也有相同或类似作用

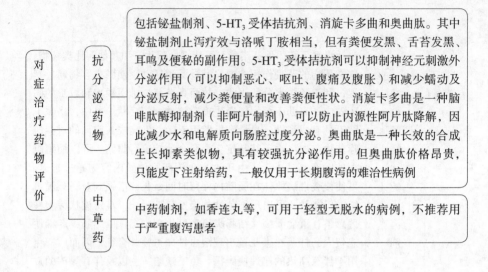

| 对症治疗药物评价 | 抗分泌药物 | 包括铋盐制剂、5-HT$_3$受体拮抗剂、消旋卡多曲和奥曲肽。其中铋盐制剂止泻疗效与洛哌丁胺相当，但有粪便发黑、舌苔发黑、耳鸣及便秘的副作用。5-HT$_3$受体拮抗剂可以抑制神经元刺激外分泌作用（可以抑制恶心、呕吐、腹痛及腹胀）和减少蠕动及分泌反射，减少粪便量和改善粪便性状。消旋卡多曲是一种脑啡肽酶抑制剂（非阿片制剂），可以防止内源性阿片肽降解，因此减少水和电解质向肠腔过度分泌。奥曲肽是一种长效的合成生长抑素类似物，具有较强抗分泌作用。但奥曲肽价格昂贵，只能皮下注射给药，一般仅用于长期腹泻的难治性病例 |
| | 中草药 | 中药制剂，如香连丸等，可用于轻型无脱水的病例，不推荐用于严重腹泻患者 |

4. 饮食调养

急性腹泻期间要注意饮食调整和早期进食，并非单纯的禁食。一般认为，禁食>4小时是不恰当的，口服补液或静脉补液开始后4小时内应恢复进食。饮食以清淡、易消化、少油腻为基本原则。提倡少吃多餐（6餐/天），摄入热量和微量元素丰富的食物（谷类、肉类、水果和蔬菜），尽可能增加热量摄入。避免摄入高渗性的罐装果汁、乳制品、含咖啡因的饮料和酒精等。

第六节　黄　　疸

黄疸是常见症状与体征，其发生是由于胆红素代谢障碍引起血清内胆红素浓度升高所致。临床上表现为巩膜、黏膜、皮肤及其他组织被染成黄色。因巩膜含有较多的弹性硬蛋白，与胆红素有较强的亲和力，故黄疸患者巩膜黄染常先于黏膜、皮肤而首先被察觉。当血清总胆红素浓度升高，在

17.1～34.2μmol/L，而肉眼看不出黄疸时，称隐性黄疸或亚临床黄疸；当血清总胆红素浓度超过 34.2μmol/L 时，临床上即可发现黄疸，也称为显性黄疸。根据发生的病因及机制不同，黄疸分为溶血性、肝细胞性、胆汁淤积性和先天性非溶血性黄疸。使用一些药物如阿的平，食用大量含有胡萝卜素的瓜果、蔬菜后，也可导致皮肤发黄，此点需要与黄疸鉴别。

【分类、病因及发病机制】

1. 按胆红素性质分类

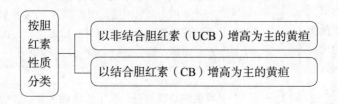

2. 按病因学分类

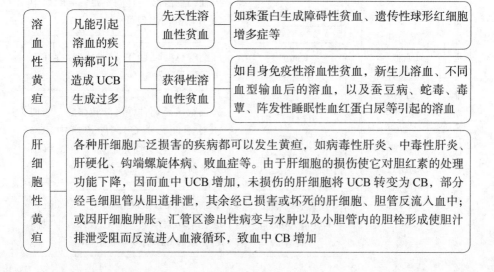

可分为肝内胆汁淤积和肝内阻塞性胆汁淤积。肝内胆汁淤积一部分患者是肝炎时因肝细胞变性、肿胀、汇管区炎性病变以及毛细胆管、小胆管内胆栓形成，使 CB 排泄受阻，结果造成 CB 经小胆管溢出（小胆管内压增高而发生破裂）而反流入肝淋巴液与血液。还有一些患者是由于毛细胆管、小胆管本身的病变，小胆管内胆汁栓形成，或毛细胆管的结构异常，使 CB 排泄受阻，结果造成 CB 经小胆管溢出（或小胆管内压增高而发生破裂）反流入肝淋巴液与血液。也有些患者非全由胆管破裂等机械因素所致（如药物所致的胆汁淤积），还可由于胆汁的分泌减少（分泌功能障碍），毛细胆管的通透性增加，胆汁浓缩，淤滞而致流量减少，最终导致胆管内胆盐沉积与胆栓的形成。可见于毛细胆管型病毒性肝炎、药物性胆汁淤积（如氯丙嗪、甲睾酮）、原发性胆汁性肝硬化、妊娠期复发性黄疸等；后者见于肝内泥沙样结石、癌栓、寄生虫病（如华支睾吸虫病）

胆汁淤积性黄疸 — 机械性因素阻塞胆道或胆汁分泌障碍、胆汁浓缩而流量减少、毛细胆管通透性增加都可以导致胆道内胆盐沉淀、胆栓形成

- **肝内性**
- **肝外性** — 可由胆总管结石、狭窄、炎性水肿、肿瘤及蛔虫等堵塞引起

先天性非溶血性黄疸 — 因为肝细胞对胆红素的摄取、结合和排泄有缺陷所致黄疸

吉尔伯特（Gilbelt）综合征	肝细胞摄取 UCB 功能障碍及微粒体内葡萄糖醛酸转移酶不足，导致血中 UCB 增高而出现黄疸
Rotor 综合征	肝细胞对摄取 UCB 和排泄 CB 存在先天障碍导致黄疸
克里格勒－纳贾尔（Crigler-Najiar）综合征	肝细胞缺乏葡萄糖醛酸转移酶，致使 UCB 不能形成 CB，导致血中 UCB 高，可产生脑红素脑病（核黄疸），见于新生儿，预后极差
杜宾－约翰逊（Dubin-Johnson）综合征	肝细胞对 CB 及某些阴离子（如靛青绿、X 线造影剂）向毛细胆管排泄障碍，血清 CB 增多而发生黄疸

【病史采集】

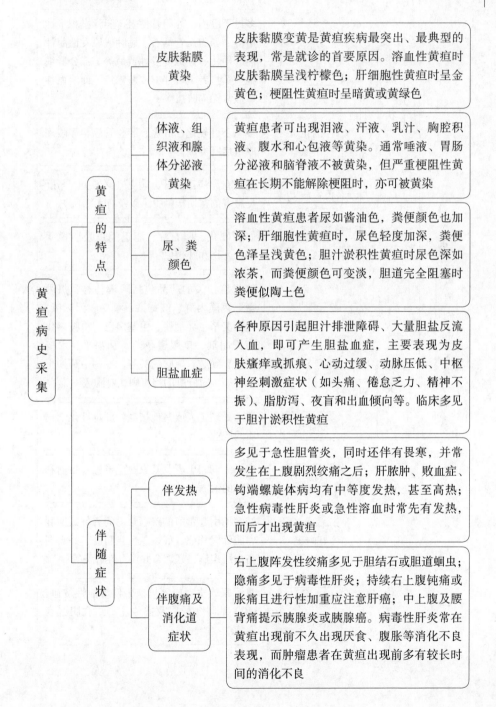

黄疸病史采集

黄疸的特点
- 皮肤黏膜黄染: 皮肤黏膜变黄是黄疸疾病最突出、最典型的表现，常是就诊的首要原因。溶血性黄疸时皮肤黏膜呈浅柠檬色；肝细胞性黄疸时呈金黄色；梗阻性黄疸时呈暗黄或黄绿色
- 体液、组织液和腺体分泌液黄染: 黄疸患者可出现泪液、汗液、乳汁、胸腔积液、腹水和心包液等黄染。通常唾液、胃肠分泌液和脑脊液不被黄染，但严重梗阻性黄疸在长期不能解除梗阻时，亦可被黄染
- 尿、粪颜色: 溶血性黄疸患者尿如酱油色，粪便颜色也加深；肝细胞性黄疸时，尿色轻度加深，粪便色泽呈浅黄色；胆汁淤积性黄疸时尿色深如浓茶，而粪便颜色可变淡，胆道完全阻塞时粪便似陶土色
- 胆盐血症: 各种原因引起胆汁排泄障碍、大量胆盐反流入血，即可产生胆盐血症，主要表现为皮肤瘙痒或抓痕、心动过缓、动脉压低、中枢神经刺激症状（如头痛、倦怠乏力、精神不振）、脂肪泻、夜盲和出血倾向等。临床多见于胆汁淤积性黄疸

伴随症状
- 伴发热: 多见于急性胆管炎，同时还伴有畏寒，并常发生在上腹剧烈绞痛之后；肝脓肿、败血症、钩端螺旋体病均有中等度发热，甚至高热；急性病毒性肝炎或急性溶血时常先有发热，而后才出现黄疸
- 伴腹痛及消化道症状: 右上腹阵发性绞痛多见于胆结石或胆道蛔虫；隐痛多见于病毒性肝炎；持续右上腹钝痛或胀痛且进行性加重应注意肝癌；中上腹及腰背痛提示胰腺炎或胰腺癌。病毒性肝炎常在黄疸出现前不久出现厌食、腹胀等消化不良表现，而肿瘤患者在黄疸出现前多有较长时间的消化不良

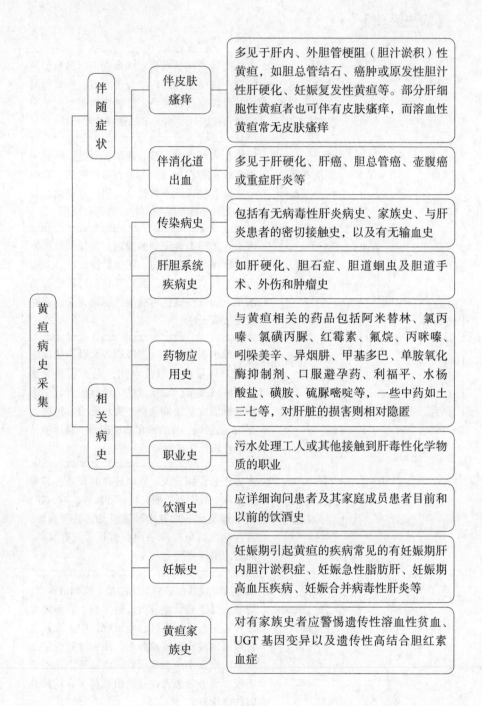

黄疸病史采集

伴随症状
　伴皮肤瘙痒 —— 多见于肝内、外胆管梗阻（胆汁淤积）性黄疸，如胆总管结石、癌肿或原发性胆汁性肝硬化、妊娠复发性黄疸等。部分肝细胞性黄疸者也可伴有皮肤瘙痒，而溶血性黄疸常无皮肤瘙痒
　伴消化道出血 —— 多见于肝硬化、肝癌、胆总管癌、壶腹癌或重症肝炎等

相关病史
　传染病史 —— 包括有无病毒性肝炎病史、家族史、与肝炎患者的密切接触史，以及有无输血史
　肝胆系统疾病史 —— 如肝硬化、胆石症、胆道蛔虫及胆道手术、外伤和肿瘤史
　药物应用史 —— 与黄疸相关的药品包括阿米替林、氯丙嗪、氯磺丙脲、红霉素、氟烷、丙咪嗪、吲哚美辛、异烟肼、甲基多巴、单胺氧化酶抑制剂、口服避孕药、利福平、水杨酸盐、磺胺、硫脲嘧啶等，一些中药如土三七等，对肝脏的损害则相对隐匿
　职业史 —— 污水处理工人或其他接触到肝毒性化学物质的职业
　饮酒史 —— 应详细询问患者及其家庭成员患者目前和以前的饮酒史
　妊娠史 —— 妊娠期引起黄疸的疾病常见的有妊娠期肝内胆汁淤积症、妊娠急性脂肪肝、妊娠期高血压疾病、妊娠合并病毒性肝炎等
　黄疸家族史 —— 对有家族史者应警惕遗传性溶血性贫血、UGT 基因变异以及遗传性高结合胆红素血症

【体格检查】

	确定是否黄疸	检查要在充足的自然光线下进行。首先应和假性黄疸鉴别。假性黄疸见于过量进食含有胡萝卜素的食物，如胡萝卜、南瓜、西红柿、柑橘等，胡萝卜素只引起皮肤黄染，巩膜正常；老年人球结膜有微黄色脂肪堆积，巩膜黄染不均匀，以内眦较明显，皮肤无黄染；服用大剂量米帕林、新生霉素时，裸露的皮肤和巩膜亦可出现黄染。假性黄疸时血胆红素浓度正常
黄疸体格检查	黄疸的色泽	巩膜、皮肤黄染呈柠檬色，多提示为溶血性黄疸；呈浅黄色或金黄色时，多提示为肝细胞性黄疸；呈暗黄色或黄绿色时，多提示为胆汁淤积性黄疸
	皮肤其他异常	如皮肤有针痕或有注射证据则提示可能为静脉内滥用药物者。如面部及暴露部位皮肤有色素沉着，同时有肝掌、蜘蛛痣或颈胸部皮肤毛细血管扩张、腹壁静脉显露或曲张等表现时，多提示为活动性肝炎、肝硬化或原发性肝癌
	肝脏肿大	病毒性肝炎、急性胆道感染时，肝脏呈轻度或中等肿大，质地软，表面光滑，常有压痛；肝脏轻度肿大、质地较硬、边缘不整齐或表面有小结节感多见于早期肝硬化（晚期肝硬化者其肝脏多呈变硬缩小表现）；肝脏明显肿大或呈进行性肿大、质地坚硬、表面凹凸不平、有结节感时，多提示为原发性肝癌
	脾脏肿大	黄疸伴脾大时，多见于病毒性肝炎、各型肝硬化、肝癌、溶血性贫血以及败血症、钩端螺旋体等疾病
	胆囊肿大	黄疸逐渐加深伴无痛性胆囊肿大时，多提示胆总管下段有梗阻存在，多见于胆总管癌、胰头癌、壶腹部癌，或肝门部有肿大的淋巴结或肿块压迫胆总管，胆囊肿大的特点是表面较平滑，无明显压痛，可移动，称为库瓦西耶征（Courvoisier sign）。而在胆囊癌或者胆囊内巨大结石时，肿大的胆囊常表现为坚硬而不规则，且多有压痛

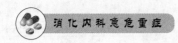

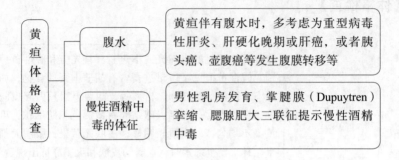

	腹水	黄疸伴有腹水时，多考虑为重型病毒性肝炎、肝硬化晚期或肝癌，或者胰头癌、壶腹癌等发生腹膜转移等
黄疸体格检查		
	慢性酒精中毒的体征	男性乳房发育、掌腱膜（Dupuytren）挛缩、腮腺肥大三联征提示慢性酒精中毒

【临床表现】

1. 溶血性黄疸

溶血性黄疸的临床表现取决于溶血的病因、速度、程度和发病部位。

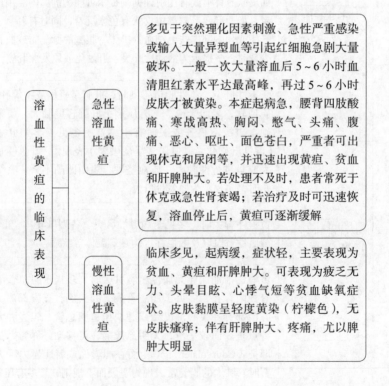

	急性溶血性黄疸	多见于突然理化因素刺激、急性严重感染或输入大量异型血等引起红细胞急剧大量破坏。一般一次大量溶血后 5～6 小时血清胆红素水平达最高峰，再过 5～6 小时皮肤才被黄染。本症起病急，腰背四肢酸痛、寒战高热、胸闷、憋气、头痛、腹痛、恶心、呕吐、面色苍白，严重者可出现休克和尿闭等，并迅速出现黄疸、贫血和肝脾肿大。若处理不及时，患者常死于休克或急性肾衰竭；若治疗及时可迅速恢复，溶血停止后，黄疸可逐渐缓解
溶血性黄疸的临床表现		
	慢性溶血性黄疸	临床多见，起病缓，症状轻，主要表现为贫血、黄疸和肝脾肿大。可表现为疲乏无力、头晕目眩、心悸气短等贫血缺氧症状。皮肤黏膜呈轻度黄染（柠檬色），无皮肤瘙痒；伴有肝脾肿大、疼痛，尤以脾肿大明显

2. 肝细胞性黄疸

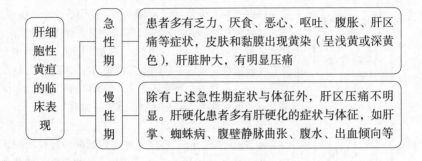

3. 胆汁淤积性黄疸

随病因、阻塞部位与阻塞性质不同而异。

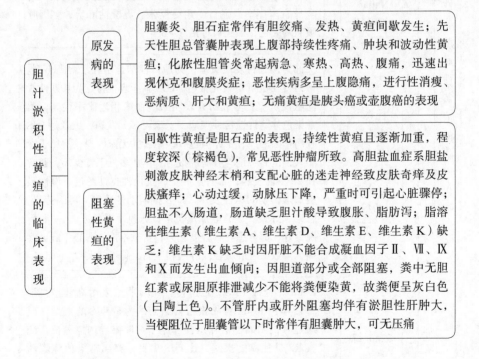

4. 先天性非溶血性黄疸

先天性非溶血性黄疸是指肝细胞对胆红素的摄取、结合及排泄有先天性酶缺陷所致。临床上少见，常发生于小儿和青年期，有家族史。

先天性非溶血性黄疸的临床表现	吉尔伯特（Gilbert）综合征	Gilbert 综合征又称为体质性肝功能不良性黄疸，属一种较常见的遗传性非结合胆红素血症，1901 年 Gilbert 首先报道。Gilbert 综合征临床表现特点为长期间歇性轻度黄疸，多无明显症状。Gilbert 综合征为常染色体显性遗传性疾病，患者主要为青少年，男性多见。发病率大约为 5%。多发生在年轻男性，自幼年起即有慢性波动性黄疸，一般情况良好，肝脾不肿大、肝功能正常。黄疸可随着年龄增长而减轻或消退；常因疲劳、饮酒、感染而加重
	克里格勒－纳贾尔（Crigler-Najjar）综合征	Crigler-Najjar 综合征又称先天性葡萄糖醛酸转移酶缺乏症、先天性非梗阻性非溶血性黄疸、克里格勒－纳贾尔综合征，是一种少见的，发生于新生儿和婴幼儿的遗传性高胆红素血症。黄疸出现在新生儿出生后 2 周内，男女患病率无差别，黄疸较重（深褐色），核黄疸时表现为全身肌肉痉挛、强直、角弓反张、震颤性麻痹，多因呼吸衰竭死亡，最长可存活 3～5 年
	杜宾－约翰逊（Dubin-Johnson）综合征（DJS）	又称为慢性特发性黄疸，为遗传性结合胆红素增高 I 型。1954 年 Dubin 等首先报道。DJS 临床表现特点为长期性或间歇性黄疸。多数研究表明 DJS 血缘相近比率很高，属常染色体隐性遗传性疾病，一家可多人发病，患者是 DJS 致病基因的纯合子，但也有些患者并无家族史。常见于青年人，世界各地均有病例报道。本病多见于青少年，通常在 25 岁前发病，常有家族史，呈慢性良性经过。慢性轻度黄疸，呈间歇性发作，即长期波动性黄疸，可因劳累、感染、妊娠、饮酒等加重黄疸，尿色（黑色尿）。一般情况良好，部分患者有轻度乏力、食欲不振、恶心、肝区疼痛，半数患者肝脏轻度肿大和压痛，脾不肿大
	Rotor 综合征（RS）	Rotor 综合征（RS）是遗传性结合胆红素增高 II 型，于 1948 年由 Rotor 首先报道，当初认为是 DJS 的亚型，但通过有机阴离子清除试验和尿中粪卟啉异构体分析，证实 RS 是独立的疾病，比 DJS 少见，亦属常染色体隐性遗传。本病男女均可发病，半数有家族史，黄疸较轻，呈慢性波动性，可终生不退，常因劳累、激动、感染后加重。无明显自觉症状，感觉良好，偶有肝区痛，食欲不振。一般无肝脾肿大

【辅助检查】

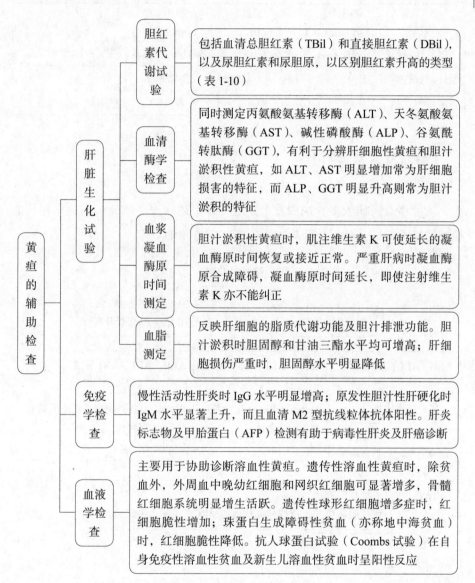

```
黄疸的辅助检查
├─ 肝脏生化试验
│   ├─ 胆红素代谢试验 —— 包括血清总胆红素（TBil）和直接胆红素（DBil），以及尿胆红素和尿胆原，以区别胆红素升高的类型（表 1-10）
│   ├─ 血清酶学检查 —— 同时测定丙氨酸氨基转移酶（ALT）、天冬氨酸氨基转移酶（AST）、碱性磷酸酶（ALP）、谷氨酰转肽酶（GGT），有利于分辨肝细胞性黄疸和胆汁淤积性黄疸，如 ALT、AST 明显增加常为肝细胞损害的特征，而 ALP、GGT 明显升高则常为胆汁淤积的特征
│   ├─ 血浆凝血酶原时间测定 —— 胆汁淤积性黄疸时，肌注维生素 K 可使延长的凝血酶原时间恢复或接近正常。严重肝病时凝血酶原合成障碍，凝血酶原时间延长，即使注射维生素 K 亦不能纠正
│   └─ 血脂测定 —— 反映肝细胞的脂质代谢功能及胆汁排泄功能。胆汁淤积时胆固醇和甘油三酯水平均可增高；肝细胞损伤严重时，胆固醇水平明显降低
├─ 免疫学检查 —— 慢性活动性肝炎时 IgG 水平明显增高；原发性胆汁性肝硬化时 IgM 水平显著上升，而且血清 M2 型抗线粒体抗体阳性。肝炎标志物及甲胎蛋白（AFP）检测有助于病毒性肝炎及肝癌诊断
└─ 血液学检查 —— 主要用于协助诊断溶血性黄疸。遗传性溶血性黄疸时，除贫血外，外周血中晚幼红细胞和网织红细胞可显著增多，骨髓红细胞系统明显增生活跃。遗传性球形红细胞增多症时，红细胞脆性增加；珠蛋白生成障碍性贫血（亦称地中海贫血）时，红细胞脆性降低。抗人球蛋白试验（Coombs 试验）在自身免疫性溶血性贫血及新生儿溶血性贫血时呈阳性反应
```

表 1-10　黄疸实验室检查鉴别

项目	总胆红素（μmol/L）	非结合胆红素（μmol/L）	结合胆红素（μmol/L）	尿胆原	尿胆红素
健康人	3.4～17.1	1.7～10.2	0～6.8	1∶20(－)	（－）

续表

项目	总胆红素（μmol/L）	非结合胆红素（μmol/L）	结合胆红素（μmol/L）	尿胆原	尿胆红素
溶血性黄疸	升高(++)	升高（++）	升高（+）/正常	强（+）	（-）
胆汁淤积性黄疸	升高(++)	升高（+）/正常	升高（++）	（-）	（+）
肝细胞黄疸	升高(++)	升高（+）/正常	升高（+）	（+）/（-）	（+）

【诊断及鉴别诊断】

黄疸涉及疾病较多，病因复杂，应根据上述病史、体征、实验室和其他检查结果进行综合分析，合理安排诊断程序（图1-4）。

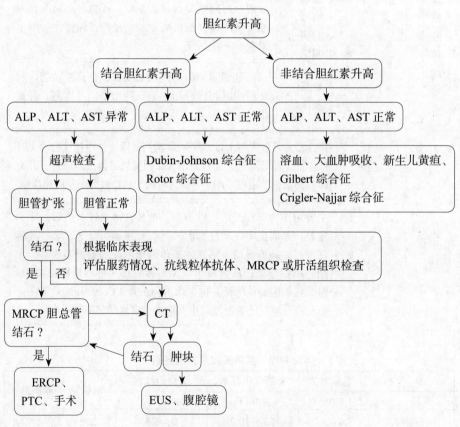

图1-4 黄疸的诊断流程

1. 根据实验室检查结果，确定血清胆红素升高的类型和特征

非结合胆红素血症的特征
- 巩膜多见轻度黄疸，呈浅柠檬色，皮肤无瘙痒。急性大量溶血或溶血危象时起病急骤，出现发热、头痛和全身不适，皮肤黏膜明显苍白，有脾大
- 血清总胆红素水平轻度增高，一般不超过 85μmol/L；以非结合胆红素增高为主，DBIL/TBIL<20%
- 尿中尿胆原增加而无胆红素，急性发作时有血红蛋白尿，呈酱油色；慢性溶血时尿内含铁血黄素增加，24 小时粪中尿胆原排出量增加
- 外周血网织红细胞增多，出现有核红细胞，骨髓红细胞系统增生活跃。在遗传性球形红细胞增多时，红细胞脆性增加，地中海贫血（珠蛋白生成障碍性贫血）时红细胞脆性降低

结合胆红素血症 —— 包括肝细胞性黄疸和胆汁淤积性（包括梗阻性）黄疸

肝细胞性黄疸的特征
- 皮肤和巩膜呈浅黄色至深金黄色
- 血清结合胆红素水平增高
- 尿中胆红素阳性，尿中尿胆原也常增加，但在疾病高峰时，因肝内胆汁淤积也可使尿胆原及粪胆素减少
- 血清转氨酶水平明显增高，而碱性磷酸酶水平升高不明显。结合具有肝病本身表现，如急性肝炎者可有发热、乏力、食欲缺乏、肝区痛等表现；慢性肝病者可有肝掌、蜘蛛痣、脾脏肿大或腹水等，可以判断为肝细胞性黄疸及其病因。病毒性肝炎时，病毒标志物常阳性，肝活体组织学检查有助于弥漫性肝病的诊断

胆汁淤积性黄疸的特征
- 肤色暗黄、黄绿或绿褐色，瘙痒显著，常发生于黄疸出现前
- 血清结合胆红素水平增高
- 尿胆红素阳性，粪胆素减少或缺如，粪便呈浅灰色或陶土色，尿中尿胆原亦减少或缺如
- 血清总胆固醇、碱性磷酸酶水平增高，血清转氨酶水平升高不明显

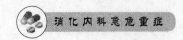

2. 结合病史和实验室检查分析，合理安排影像学检查程序

良性胆道梗阻的可能性极大	如果患者出现急性腹痛且至少有发热、胆道手术史、胆石症病史之一者，考虑良性胆道梗阻的可能性极大，推荐优先检查的流程依次是：腹部超声、腹部 CT、MRCP 或超声内镜、ERCP（如高度怀疑胆总管结石，可先于 MRCP 行 ERCP 检查
恶性胆道梗阻的可能性极大	如果患者既往身体健康，出现无腹痛性黄疸，但有体重减轻、疲劳或厌食，且症状超过 3 个月，考虑恶性胆道梗阻的可能性极大，推荐优先检查的流程依次是：腹部超声、腹部 CT、MRI+MRCP、ERCP、PTC
肝外胆道梗阻可能性低	如果临床判断胆道梗阻可能性低，但仍有怀疑，可选择腹部超声、CT 检查或 MRI+MRCP，腹部超声检查具有方便性及相对价廉等优点，但缺点在于其检查结果与操作者有关，且在某些疾病如硬化性胆管炎中所观察到的胆道异常有可能被漏诊，而且胆总管下端及胰腺通常显示不清楚。MRCP 检查费用较高，但显示胆道系统梗阻的准确性高。可根据经济情况酌情选择
肝外胆道梗阻可能性不定	如果对患者的临床特征捉摸不定，则影像学检查选择常常根据主要症状而定。由于腹部超声检查对单纯评价有无胆道梗阻相对准确，一般作为首选检查。如果需要评估大部分腹部脏器有无病变，可选用 CT 或 MRI。由于 CT 显示腹部器官解剖更佳，因而仅在 CT 检查有禁忌时（如碘过敏），可将 MRI/MRCP 作为替代检查

3. 在排除肝外梗阻性黄疸基础上，识别肝内胆汁淤积及其病因

判断是否肝内胆汁淤积	一般认为，ALP 超过正常上限的 1.5 倍，同时 GGT 超过正常上限的 3 倍，且没有其他肝脏生化功能异常时，即符合胆汁淤积早期生化异常征象，如病情进一步发展，则出现高胆红素血症。胆汁淤积患者，经仔细影像学检查，排除肝外梗阻后，则可作出肝内胆汁淤积的诊断，并进一步寻找肝内胆汁淤积的病因

收集肝内胆汁淤积病因的病史线索	仔细的病史询问及体格检查对于诊断很重要，可以提供有价值的信息。除了注意妊娠状态、败血症或内毒素血症诱导的胆汁淤积以及病毒性肝炎胆汁淤积型以外，需要特别注意完整的职业史、饮酒史、6周之内药物使用史，以及胆汁淤积性肝病的家族史
检测原发性胆汁性肝硬化（PBC）的自身抗体	成人慢性肝内胆汁淤积患者，尤其是 40~60 岁女性，如果没有上述有关病史线索，进一步的检查就是检测血清抗线粒体抗体（AMA）。在高效价 AMA（≥1/40）及胆汁淤积性血清酶谱均很高，并在缺乏其他解释时可诊断为 PBC。对于原因不清的大多数慢性肝内胆汁淤积患者来说，如果 AMA 和 PBC 特异性抗核抗体（ANA）阴性，可考虑行肝穿刺组织学检查

肝脏活检病理诊断

如果诊断仍不明确，应该行肝活检。在进行组织学评估时，应特别注意胆道的情况。小胆管病变的患者，由于取样标本的高度差异，活检标本应至少包含 10 个门管区。活检发现应分为以下几种

- 累及胆道的疾病（典型的胆管损害），主要病因为 AMA 阴性 PBC、独立的小胆管 PSC、ABCB4 缺陷、肉样瘤病、特发性肝内胆管缺失症或迁延性药物性胆汁淤积。对于 AMA 阴性及肝活检发现可能与 PBC 或 PSC 相符的患者，如果可能的话，应考虑 ABCB4 基因（编码毛细胆管磷脂输出泵）检测

- 不累及胆道的疾病，主要病因为一系列贮积性或浸润型肝病、肝脏肉芽肿（不伴胆管炎）、结节性再生性增生、紫癜、窦状隙扩张和肝硬化

- 仅有轻微组织学异常的肝细胞性胆汁淤积，见于良性复发性肝内胆汁淤积、雌激素或促蛋白合成类固醇治疗、败血症、完全胃肠外营养或作为副肿瘤表现

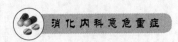

【治疗】

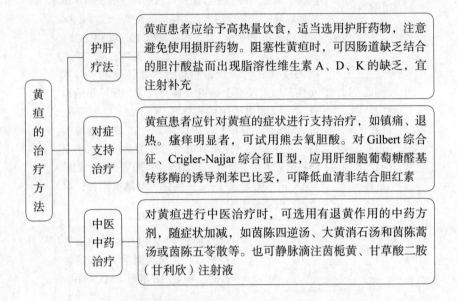

黄疸的治疗方法
- 护肝疗法：黄疸患者应给予高热量饮食，适当选用护肝药物，注意避免使用损肝药物。阻塞性黄疸时，可因肠道缺乏结合的胆汁酸盐而出现脂溶性维生素 A、D、K 的缺乏，宜注射补充
- 对症支持治疗：黄疸患者应针对黄疸的症状进行支持治疗，如镇痛、退热。瘙痒明显者，可试用熊去氧胆酸。对 Gilbert 综合征、Crigler-Najjar 综合征 Ⅱ 型，应用肝细胞葡萄糖醛基转移酶的诱导剂苯巴比妥，可降低血清非结合胆红素
- 中医中药治疗：对黄疸进行中医治疗时，可选用有退黄作用的中药方剂，随症状加减，如茵陈四逆汤、大黄消石汤和茵陈蒿汤或茵陈五苓散等。也可静脉滴注茵栀黄、甘草酸二胺（甘利欣）注射液

第二章　食管疾病急危重症

第一节　食管异物

食管是连接咽喉至胃部之间的肌性管道，长 25～30cm，解剖上可将其分为上、中、下三段。食管是从上向下自后向前，并稍向前斜倾，而不是直上直下的管道。食管有三个狭窄处：第一个狭窄是食管的起始部，距门齿15cm；第二狭窄在与气管交叉处；第三狭窄位于食管与膈肌交界处，即膈肌食管裂口处。这三处狭窄是异物最容易滞留和卡住的地方，第二、三狭窄处也是肿瘤好发部位。

由于食管是消化道中最狭窄的管道，因此异物容易停留，占消化道异物的 28%～68%，而且食管又与重要生命器官相贴邻，给治疗带来一定的困难。食管异物是指因饮食不慎，误咽异物，如鱼刺、骨片或脱落的义齿等，异物可暂时停留或嵌顿于食管。常表现为食管异物感、吞咽困难、胸骨后疼痛等。严重者可造成食管瘘、纵隔脓肿、穿破大血管甚至危及生命，一经确诊需立即处理。在对食管异物的处理中，异物取出是前提，预防并发症是关键，处理并发症是难点。作为内科医生应防止并发症发生，尽早取出异物，同时要能及时、准确判断是否合并并发症，及时处理或请相关科室会诊。

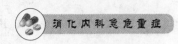

【病因】

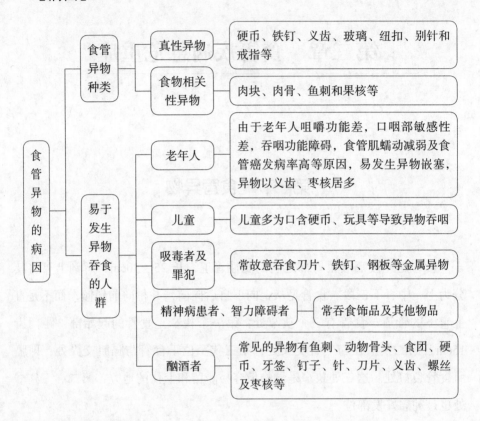

【辅助检查】

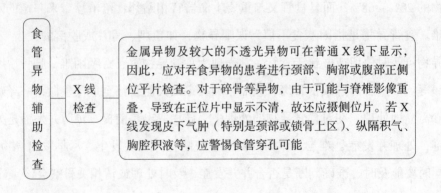

78

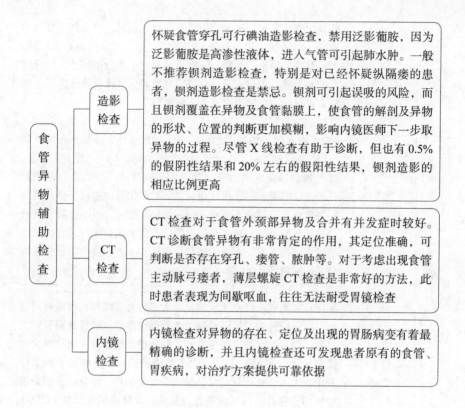

食管异物辅助检查

造影检查：怀疑食管穿孔可行碘油造影检查，禁用泛影葡胺，因为泛影葡胺是高渗性液体，进入气管可引起肺水肿。一般不推荐钡剂造影检查，特别是对已经怀疑纵隔瘘的患者，钡剂造影检查是禁忌。钡剂可引起误吸的风险，而且钡剂覆盖在异物及食管黏膜上，使食管的解剖及异物的形状、位置的判断更加模糊，影响内镜医师下一步取异物的过程。尽管 X 线检查有助于诊断，但也有 0.5% 的假阴性结果和 20% 左右的假阳性结果，钡剂造影的相应比例更高

CT检查：CT 检查对于食管外颈部异物及合并有并发症时较好。CT 诊断食管异物有非常肯定的作用，其定位准确，可判断是否存在穿孔、瘘管、脓肿等。对于考虑出现食管主动脉弓瘘者，薄层螺旋 CT 检查是非常好的方法，此时患者表现为间歇呕血，往往无法耐受胃镜检查

内镜检查：内镜检查对异物的存在、定位及出现的胃肠病变有着最精确的诊断，并且内镜检查还可发现患者原有的食管、胃疾病，对治疗方案提供可靠依据

【常见并发症的诊断及处理】

放射线和内镜检查可明确绝大多数异物的诊断。食管异物并发症的发生原因主要有：异物损伤食管壁，由此引发各种严重并发症；异物堵塞或食管损伤继发感染，妨碍摄食，以致脱水、酸中毒、休克甚至死亡；异物较大，压迫喉、气管出现呼吸困难，甚至窒息死亡。常见的严重并发症有主动脉食管瘘、食管周围脓肿、纵隔脓肿、食管穿孔、咽后壁脓肿、脓胸、纵隔炎、气管食管瘘、颈纵隔气肿等。

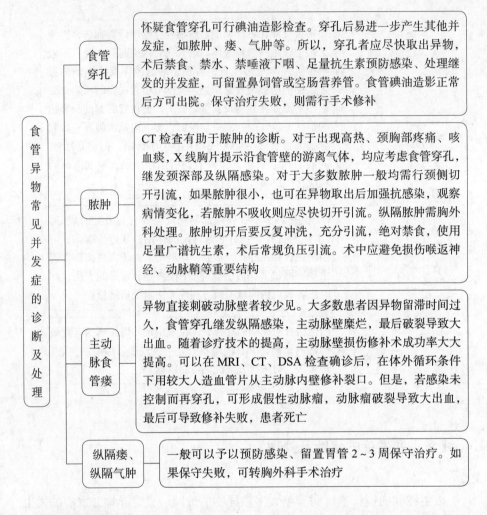

食管异物常见并发症的诊断及处理

食管穿孔
怀疑食管穿孔可行碘油造影检查。穿孔后易进一步产生其他并发症，如脓肿、瘘、气肿等。所以，穿孔者应尽快取出异物，术后禁食、禁水、禁唾液下咽、足量抗生素预防感染、处理继发的并发症，可留置鼻饲管或空肠营养管。食管碘油造影正常后方可出院。保守治疗失败，则需行手术修补

脓肿
CT 检查有助于脓肿的诊断。对于出现高热、颈胸部疼痛、咳血痰，X 线胸片提示沿食管壁的游离气体，均应考虑食管穿孔，继发颈深部及纵隔感染。对于大多数脓肿一般均需行颈侧切开引流，如果脓肿很小，也可在异物取出后加强抗感染，观察病情变化，若脓肿不吸收则应尽快切开引流。纵隔脓肿需胸外科处理。脓肿切开后要反复冲洗，充分引流，绝对禁食，使用足量广谱抗生素，术后常规负压引流。术中应避免损伤喉返神经、动脉鞘等重要结构

主动脉食管瘘
异物直接刺破动脉壁者较少见。大多数患者因异物留滞时间过久，食管穿孔继发纵隔感染，主动脉壁糜烂，最后破裂导致大出血。随着诊疗技术的提高，主动脉壁损伤修补术成功率大大提高。可以在 MRI、CT、DSA 检查确诊后，在体外循环条件下用较大人造血管片从主动脉内壁修补裂口。但是，若感染未控制而再穿孔，可形成假性动脉瘤，动脉瘤破裂导致大出血，最后可导致修补失败，患者死亡

纵隔瘘、纵隔气肿
一般可以予以预防感染、留置胃管 2～3 周保守治疗。如果保守失败，可转胸外科手术治疗

【治疗】

上消化道异物如及时妥善处理，多无危险；如处理不当，则可产生严重并发症而导致死亡。不同部位的异物处理方法不同，食管内嵌塞的异物多数需要尽早经内镜取出，胃十二指肠内异物则需根据异物大小、形状等来进行综合处理。胃内圆形、椭圆形或短钝光滑，横截面直径或宽度 <2.0cm 异物多数可顺利自然排出而不需特殊处理；长的、大的和尖的物体及这些物体不能顺利通过消化道时则需进行内镜治疗。

需要提醒的是，在发生尖锐异物和较大异物梗阻后，嘱患者千万不能自己处理，如企图用饭团或团块食物强行吞咽下推的方法，或用手、筷子刺激喉部，均易造成食管划破、穿孔，发生出血或感染。此时应立即到条件较好的医院消化内科或耳鼻喉科就诊。

食管异物的治疗

一般治疗

较小且光滑的异物，如无症状可密切观察让其自行排出，可让患者多吃一些粗纤维的食物，如韭菜、芹菜、香蕉等，必要时可给予液状石蜡等口服润滑胃肠道，促使异物排出体外，但必须密切观察，若出现腹痛、频繁呕吐或呕血等症状时，必须立即采取治疗措施。金属异物可以定时进行 X 线透视，观察其在胃肠内的位置变化，如已下行至结肠内则应开始检查粪便内有无异物排出。如异物停留在固定位置 7 ~ 10 天，仍无改变，则可能嵌塞，为手术取出的适应证。对于合并胃炎及溃疡患者，可给予质子泵抑制剂、胃黏膜保护剂等行抑酸、保护食管及胃黏膜治疗。有感染者使用足量抗生素以控制感染。若异物存留时间较久，就诊时有脱水、极度衰竭者，应先根据病情给予营养、对症、支持等治疗，维持水电解质及酸碱平衡

内镜治疗

食管异物一经确诊后，应及时经内镜取出。取异物时应避免取出异物在咽喉部滑落入气管内。内镜取出困难者，应及时行手术取出治疗。经内镜取异物前，首先了解病史及异物性质。经 X 线检查确定异物所在部位，选择相应内镜，各类取异物器械准备就绪以便随时取用。异物取出时，应使异物纵轴与人体管腔平行，或可预先在内镜头端安装透明套管。嘱患者仰头，使咽喉及口腔呈直线，以避免异物损伤有关黏膜。扁平形异物如钱币、纽扣、铁皮等，以抓钳或圈套器较为方便。尖锐锋利异物，如小刀片、铁钉、鱼骨、缝针、玻璃片等，可在普通内镜前加上透明塑料帽，待用异物钳夹取异物并退入塑料帽中后一并退出内镜，鱼骨等亦可先咬断再分次取出。部分较大异物，可使用双钳道治疗内镜，一端用圈套器套住，另一端用抓钳咬住，将异物提拉至内镜头端，患者仰头到最大程度，异物随内镜一起取出。经内镜取异物通常是安全的，但部分异物过长、锋利或操作不当亦可发生出血、穿孔、黏膜损伤、感染等并发症，特别应避免取出异物在咽喉部滑落入气管内

外科治疗

异物不能顺利排出和（或）内镜治疗无效可考虑外科手术治疗

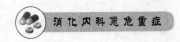

第二节　食管穿孔

食管穿孔是指各种原因引起的食管壁全层的破裂、穿孔，常合并有严重的纵隔、胸腔或腹腔感染，并进一步发展成败血症及休克。食管穿孔是最严重的消化系急症之一，其病死率达 10% ~ 46%。早期诊断与治疗有赖于对该病的高度警惕，以及对相应临床表现做出正确的判断。预后取决于确诊时间、穿孔部位、穿孔原因、食管的原发病变和治疗措施是否正确。

【病因及分类】

根据穿孔原因食管穿孔可分为医源性食管穿孔、自发性食管破裂、外伤性食管穿孔、异物性食管穿孔、腐蚀性食管穿孔及病理性食管穿孔。

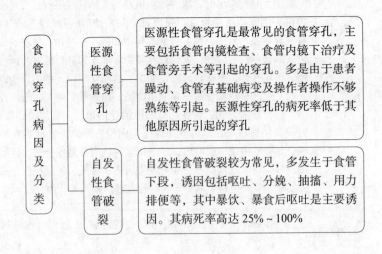

食管穿孔病因及分类

医源性食管穿孔——医源性食管穿孔是最常见的食管穿孔，主要包括食管内镜检查、食管内镜下治疗及食管旁手术等引起的穿孔。多是由于患者躁动、食管有基础病变及操作者操作不够熟练等引起。医源性穿孔的病死率低于其他原因所引起的穿孔

自发性食管破裂——自发性食管破裂较为常见，多发生于食管下段，诱因包括呕吐、分娩、抽搐、用力排便等，其中暴饮、暴食后呕吐是主要诱因。其病死率高达 25% ~ 100%

```
                    ┌─────────────┐   外伤性食管穿孔分为穿透伤性食管穿孔和钝伤性食管穿孔，
                    │             │   其中以穿透伤性食管穿孔多见，多见于青壮年。穿透伤性
                    │  外伤        │   食管穿孔主要是由枪弹、弹片及刃器引起。在临床工作中，
                    │  性食        │   穿透伤性食管穿孔以颈部食管穿孔多见，胸段食管穿孔甚
                    │  管穿        │   为少见。因为胸段食管后有脊柱，前有心脏、大血管、气
                    │  孔          │   管和胸骨，两侧有肺和肋骨保护，所以一般不会伤到胸段
                    │             │   食管，即使损伤胸段食管，也常常合并心脏、大血管和气
                    │             │   管的损伤，患者一般来不及抢救便死亡。钝伤性食管穿孔
                    │             │   较少见，多见于交通事故、爆炸现场和误用高压气体。由
                    │             │   于胸骨与脊椎间突然遭受挤压或高压气体经口腔传入食管，
                    │             │   使食管腔内压力急剧增高而导致食管破裂
```

异物性食管穿孔较常见，一般见于老年人、儿童、企图自
杀或精神失常者。引起食管穿孔者多为锐利、形状不规则
或体积较大的异物，如鱼刺、枣核、图钉、刀片、骨块、
义齿、肉块等。异物刺破或压迫食管壁引起坏死、穿孔，
或强行吞咽饭团或大块食物试图将异物推下而致食管撕裂
穿孔。异物引起的食管穿孔常见于食管的 3 个生理狭窄区，
其中最多见于颈段食管。而以主动脉弓处穿孔尤为严重，
有刺破及腐蚀主动脉引起致死性大出血的危险

腐蚀性食管穿孔较少见，一般见于儿童、企图自杀、精神
失常或长期服用弱腐蚀性药物者。引起食管穿孔者多为强
酸、强碱等强腐蚀性液体或抗生素、抗病毒药物、抗炎药、
氯化钾、奎尼丁等弱腐蚀性药物。强腐蚀性液体可引起食
管壁的急性坏死、穿孔，多伴有腐蚀性胃炎。弱腐蚀性药
物与食管黏膜长期接触，引起食管壁慢性坏死、穿孔

病理性食管穿孔较少见。食管原发病变可侵透食管引起食
管穿孔，如单纯疱疹病毒性食管炎、念珠菌食管炎、Barrett
食管溃疡、卓-艾综合征食管溃疡、食管癌等。食管邻近组
织、器官的病变也可侵透食管引起食管穿孔，如纵隔淋巴
结结核、纵隔淋巴瘤、支气管肺癌、胸主动脉瘤、主动脉
硬化斑块的溃烂

（左侧主分类：食管穿孔病因及分类）
（分支：外伤性食管穿孔、异物性食管穿孔、腐蚀性食管穿孔、病理性食管穿孔）

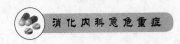

【发病机制】

食管穿孔原因各异，但穿孔后的病理生理变化基本一致。穿孔后的感染程度取决于穿孔的部位、大小及周围组织污染的程度。

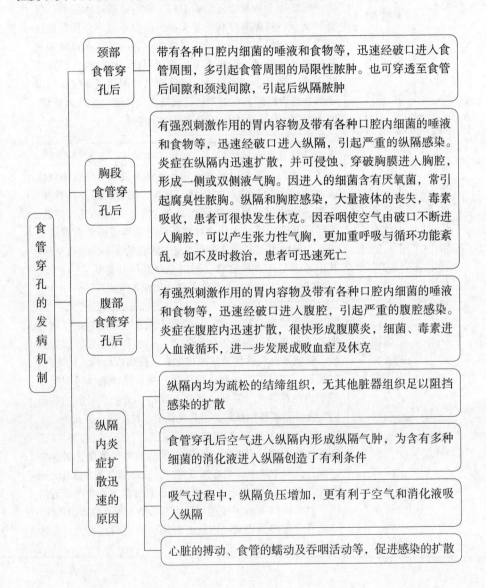

食管穿孔的发病机制

- 颈部食管穿孔后：带有各种口腔内细菌的唾液和食物等，迅速经破口进入食管周围，多引起食管周围的局限性脓肿。也可穿透至食管后间隙和颈浅间隙，引起后纵隔脓肿

- 胸段食管穿孔后：有强烈刺激作用的胃内容物及带有各种口腔内细菌的唾液和食物等，迅速经破口进入纵隔，引起严重的纵隔感染。炎症在纵隔内迅速扩散，并可侵蚀、穿破胸膜进入胸腔，形成一侧或双侧液气胸。因进入的细菌含有厌氧菌，常引起腐臭性脓胸。纵隔和胸腔感染，大量液体的丧失，毒素吸收，患者可很快发生休克。因吞咽使空气由破口不断进入胸腔，可以产生张力性气胸，更加重呼吸与循环功能紊乱，如不及时救治，患者可迅速死亡

- 腹部食管穿孔后：有强烈刺激作用的胃内容物及带有各种口腔内细菌的唾液和食物等，迅速经破口进入腹腔，引起严重的腹腔感染。炎症在腹腔内迅速扩散，很快形成腹膜炎，细菌、毒素进入血液循环，进一步发展成败血症及休克

- 纵隔内炎症扩散迅速的原因：
  - 纵隔内均为疏松的结缔组织，无其他脏器组织足以阻挡感染的扩散
  - 食管穿孔后空气进入纵隔内形成纵隔气肿，为含有多种细菌的消化液进入纵隔创造了有利条件
  - 吸气过程中，纵隔负压增加，更有利于空气和消化液吸入纵隔
  - 心脏的搏动、食管的蠕动及吞咽活动等，促进感染的扩散

【临床表现】

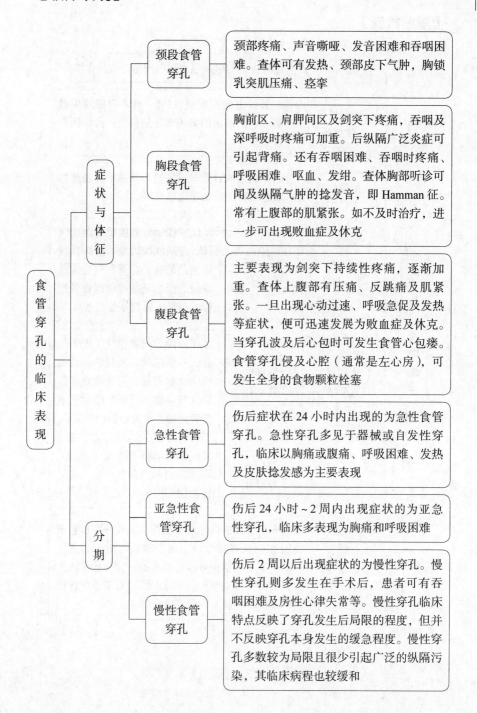

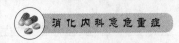
【辅助检查】

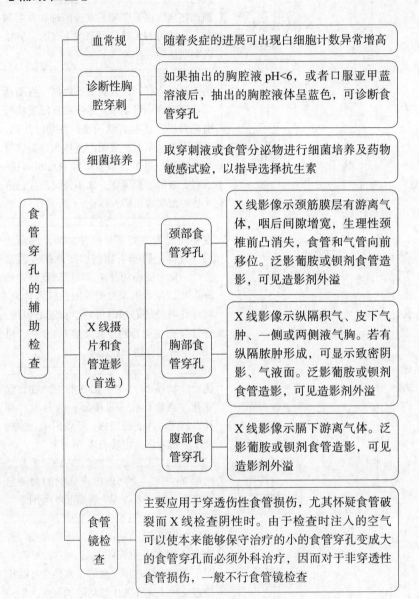

食管穿孔的辅助检查

- 血常规 —— 随着炎症的进展可出现白细胞计数异常增高

- 诊断性胸腔穿刺 —— 如果抽出的胸腔液 pH<6，或者口服亚甲蓝溶液后，抽出的胸腔液体呈蓝色，可诊断食管穿孔

- 细菌培养 —— 取穿刺液或食管分泌物进行细菌培养及药物敏感试验，以指导选择抗生素

- X线摄片和食管造影（首选）
  - 颈部食管穿孔 —— X线影像示颈筋膜层有游离气体，咽后间隙增宽，生理性颈椎前凸消失，食管和气管向前移位。泛影葡胺或钡剂食管造影，可见造影剂外溢
  - 胸部食管穿孔 —— X线影像示纵隔积气、皮下气肿、一侧或两侧液气胸。若有纵隔脓肿形成，可显示致密阴影、气液面。泛影葡胺或钡剂食管造影，可见造影剂外溢
  - 腹部食管穿孔 —— X线影像示膈下游离气体。泛影葡胺或钡剂食管造影，可见造影剂外溢

- 食管镜检查 —— 主要应用于穿透伤性食管损伤，尤其怀疑食管破裂而X线检查阴性时。由于检查时注入的空气可以使本来能够保守治疗的小的食管穿孔变成大的食管穿孔而必须外科治疗，因而对于非穿透性食管损伤，一般不行食管镜检查

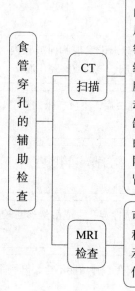

食管穿孔的辅助检查

CT扫描

临床症状不典型者，CT可清晰地显示腔外改变。CT可发现纵隔、颈部、胸部及上腹部皮下气肿。纵隔增宽，食管周围及纵隔内积液、脓肿。纵隔内软组织肿胀，气管、支气管、血管周围模糊、局部积液等。局部脓肿显示中心水样密度，周边密度高，造影后边缘强化。纵隔炎及肉芽肿可致纵隔组织器官移位。CT扫描尚可清晰地显示气胸、肺炎、肺不张、支气管断裂、心包积液、主动脉破裂及骨折等。薄层扫描可发现穿孔区食管缺损。并发膈疝时，CT扫描可见膈肌破裂缺如，由于疝入的组织不同，其CT表现也不同。大网膜组织为低密度，与脂肪组织相仿，胃、肠、肾、脾等密度不均，其内见气样低密度影

MRI检查

可全面显示并发症，对颈前纵隔内软组织肿胀、积液、气管移位、颈胸椎骨折的显示清晰。对显示纵隔脓肿、胸腔积液方面敏感。膈疝时MRI信号不均，可显示病灶与膈下的关系

【诊断】

食管穿孔的诊断

- 要仔细询问病史，注意有无食管穿孔的诱因

- 根据病史和临床表现，怀疑食管穿孔者，应行胸部、腹部X线检查

- X线胸腹片示皮下气肿、纵隔气肿、液气胸、气腹是诊断食管破裂的重要证据

- 食管造影如显示造影剂外溢即可确定诊断

- 食管造影阴性者亦不能排除穿孔的可能。对可疑病例应重复检查或行食管镜、CT等检查

- 除明确穿孔的诊断外，最好能明确穿孔的部位及大小，这对治疗方案的制订至关重要

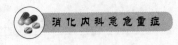

【治疗】

1. 非手术治疗

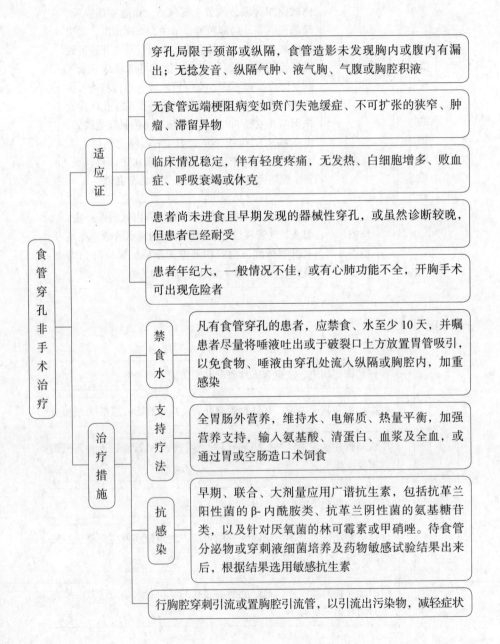

食管穿孔非手术治疗

适应证

- 穿孔局限于颈部或纵隔，食管造影未发现胸内或腹内有漏出；无捻发音、纵隔气肿、液气胸、气腹或胸腔积液
- 无食管远端梗阻病变如贲门失弛缓症、不可扩张的狭窄、肿瘤、滞留异物
- 临床情况稳定，伴有轻度疼痛，无发热、白细胞增多、败血症、呼吸衰竭或休克
- 患者尚未进食且早期发现的器械性穿孔，或虽然诊断较晚，但患者已经耐受
- 患者年纪大，一般情况不佳，或有心肺功能不全，开胸手术可出现危险者

治疗措施

- **禁食水**：凡有食管穿孔的患者，应禁食、水至少10天，并嘱患者尽量将唾液吐出或于破裂口上方放置胃管吸引，以免食物、唾液由穿孔处流入纵隔或胸腔内，加重感染
- **支持疗法**：全胃肠外营养，维持水、电解质、热量平衡，加强营养支持，输入氨基酸、清蛋白、血浆及全血，或通过胃或空肠造口术饲食
- **抗感染**：早期、联合、大剂量应用广谱抗生素，包括抗革兰阳性菌的β-内酰胺类、抗革兰阴性菌的氨基糖苷类，以及针对厌氧菌的林可霉素或甲硝唑。待食管分泌物或穿刺液细菌培养及药物敏感试验结果出来后，根据结果选用敏感抗生素
- 行胸腔穿刺引流或置胸腔引流管，以引流出污染物，减轻症状

2. 手术治疗

（1）颈段食管穿孔：颈段食管穿孔大多是器械损伤引起，穿孔往往较小，发现较早，经非手术治疗约 80% 病例可获治愈，但在特殊情况仍要考虑手术治疗。

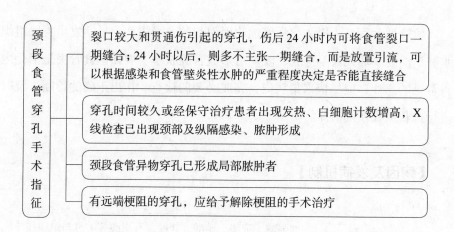

（2）胸段食管穿孔：胸部食管穿孔的预后较差，病死率甚高，多数人主张早期手术治疗。开胸手术的目的在于充分引流胸腔渗液和食管漏出物，修补裂口，防止纵隔及胸膜进一步污染。

【预后】

影响食管穿孔预后的因素主要有确诊时间、穿孔部位、穿孔原因、食管的原发病变和治疗措施是否正确。发生穿孔 24 小时后确诊并接受治疗患者的死亡率，高于穿孔发生 24 小时内接受治疗的 3 倍。胸段、腹段食管穿孔的患者死亡率明显高于颈段食管穿孔。自发性食管穿孔的死亡率远高于医源性食管穿孔。有食管原发病变的食管穿孔的死亡率远高于无食管原发病变者。而增强对食管穿孔的认识和警惕性，尽早确诊，根据具体病情选择恰当的治疗措施，是提高治愈率的基本保证。

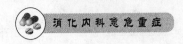

第三节　腐蚀性食管炎

腐蚀性食管炎为摄入化学腐蚀物而引起的食管损伤，早期发生管壁组织水肿、溃疡、坏死甚至穿孔，晚期可形成管腔狭窄。腐蚀性食管炎是消化内科常见的急症，应尽快采集病史、完成必要的检查、作出正确的诊断、及时进行抢救或收住院治疗。

【病因及发病机制】

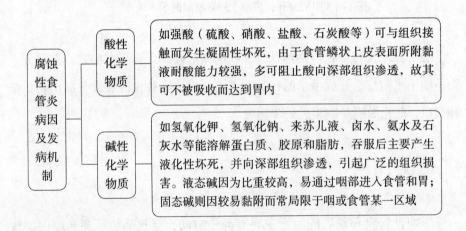

腐蚀性食管炎病因及发病机制

- 酸性化学物质：如强酸（硫酸、硝酸、盐酸、石炭酸等）可与组织接触而发生凝固性坏死，由于食管鳞状上皮表面所附黏液耐酸能力较强，多可阻止酸向深部组织渗透，故其可不被吸收而达到胃内

- 碱性化学物质：如氢氧化钾、氢氧化钠、来苏儿液、卤水、氨水及石灰水等能溶解蛋白质、胶原和脂肪，吞服后主要产生液化性坏死，并向深部组织渗透，引起广泛的组织损害。液态碱因为比重较高，易通过咽部进入食管和胃；固态碱则因较易黏附而常局限于咽或食管某一区域

【病史采集】

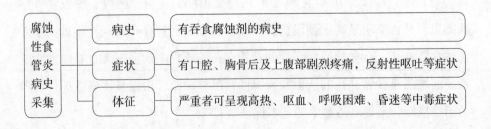

腐蚀性食管炎病史采集

- 病史——有吞食腐蚀剂的病史
- 症状——有口腔、胸骨后及上腹部剧烈疼痛，反射性呕吐等症状
- 体征——严重者可呈现高热、呕血、呼吸困难、昏迷等中毒症状

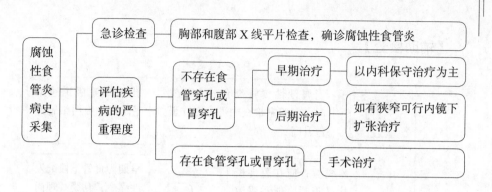

【临床表现】

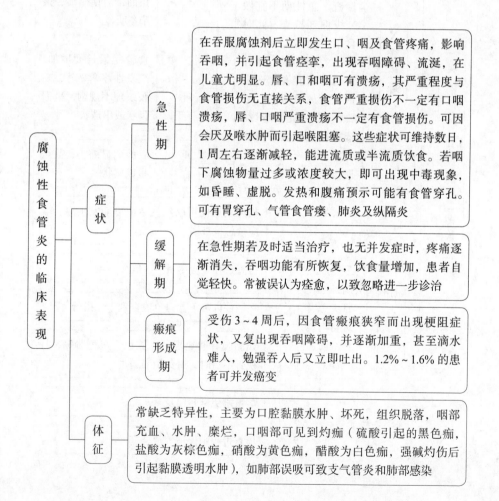

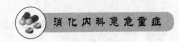

【辅助检查】

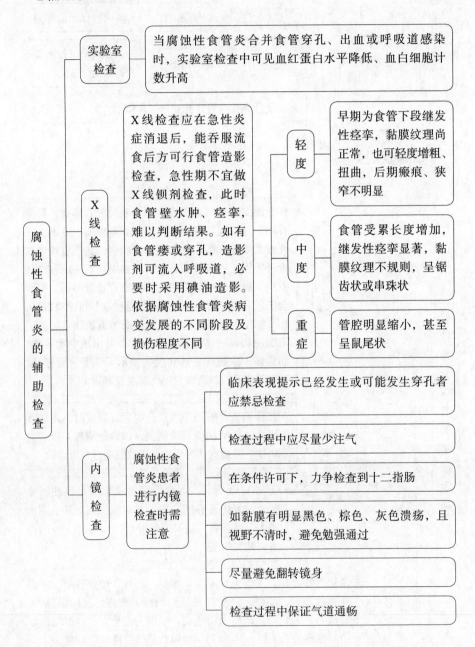

腐蚀性食管炎的辅助检查	实验室检查	当腐蚀性食管炎合并食管穿孔、出血或呼吸道感染时，实验室检查中可见血红蛋白水平降低、血白细胞计数升高		
	X线检查	X线检查应在急性炎症消退后，能吞服流食后方可行食管造影检查，急性期不宜做X线钡剂检查，此时食管壁水肿、痉挛，难以判断结果。如有食管瘘或穿孔，造影剂可流入呼吸道，必要时采用碘油造影。依据腐蚀性食管炎病变发展的不同阶段及损伤程度不同	轻度	早期为食管下段继发性痉挛，黏膜纹理尚正常，也可轻度增粗、扭曲，后期瘢痕、狭窄不明显
			中度	食管受累长度增加，继发性痉挛显著，黏膜纹理不规则，呈锯齿状或串珠状
			重症	管腔明显缩小，甚至呈鼠尾状
	内镜检查	腐蚀性食管炎患者进行内镜检查时需注意	临床表现提示已经发生或可能发生穿孔者应禁忌检查	
			检查过程中应尽量少注气	
			在条件许可下，力争检查到十二指肠	
			如黏膜有明显黑色、棕色、灰色溃疡，且视野不清时，避免勉强通过	
			尽量避免翻转镜身	
			检查过程中保证气道通畅	

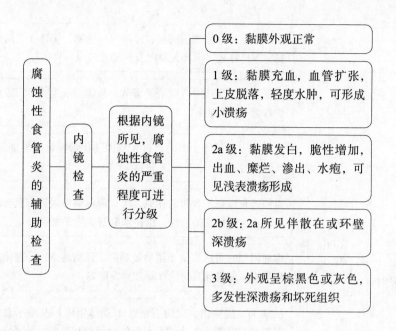

腐蚀性食管炎的辅助检查 → 内镜检查 → 根据内镜所见，腐蚀性食管炎的严重程度可进行分级

- 0级：黏膜外观正常
- 1级：黏膜充血，血管扩张，上皮脱落，轻度水肿，可形成小溃疡
- 2a级：黏膜发白，脆性增加，出血、糜烂、渗出、水疱，可见浅表溃疡形成
- 2b级：2a所见伴散在或环壁深溃疡
- 3级：外观呈棕黑色或灰色，多发性深溃疡和坏死组织

【诊断及鉴别诊断】

腐蚀性食管炎一般根据其病史、症状及体征不难诊断，且常与腐蚀性胃炎并存。但在临床中应注意是否合并食管的其他病变。对于中老年男性患者而言，尤需注意与食管癌的鉴别。食管癌以吞咽困难、消瘦等为主要表现，病情呈进行性加重，X线及胃镜结合活组织检查可明确诊断。

【治疗】

腐蚀性食管炎、胃炎是一种严重的中毒性疾病，其早期抢救主要为减少毒物的吸收，加强消化道的保护以及并发症的防治。

腐蚀性食管炎的治疗方法
├─ 早期治疗
│   ├─ 立即终止与致病物质接触，停用可疑药物，保持呼吸道通畅，维持呼吸、循环，及时发现和处理吸入物
│   ├─ 无食管或胃穿孔时，应给予蛋清、植物油或牛乳等，以保护食管、胃黏膜
│   ├─ 避免洗胃或催吐，以防已进入胃内的化学物再次与食管、气管接触
│   ├─ 暂停进食以利于食管的休息，予以静脉输液以补充血容量及营养，对症支持治疗，维持水电解质的平衡
│   ├─ 疼痛剧烈时可适当给予镇静镇痛药，预防感染，合理使用抗生素，发现和及时治疗早期并发症等
│   ├─ 抗酸剂、硫糖铝、蒙脱石散、H_2受体阻滞剂及质子泵抑制剂等有助于控制化学品引起的食管炎和胃炎，能缓解症状，防止化学物质对黏膜的进一步损伤
│   └─ 在治疗过程中应严密监测肝、肾功能和血液分析，防止化学物质造成肝、肾衰竭或发生血管内溶血。如果有明显的纵隔炎或腹膜炎体征，提示脏器穿孔应做好手术准备
├─ 食管狭窄的治疗
│   ├─ 探条扩张术
│   └─ 气囊（水囊）扩张术
└─ 幽门梗阻的治疗
    └─ 当腐蚀性胃炎损伤程度较重时，后期可能会合并有幽门梗阻。患者出现隔餐呕吐，查体可见胃高度扩张、蠕动波明显、有振水音等胃潴留表现，行腹部平片可见胀大的胃泡和气液平面应高度怀疑出现幽门梗阻。本病的主要治疗方法是禁食、胃肠减压、抑酸剂的使用，静脉营养支持，纠正水电解质紊乱和酸碱平衡失调紊乱等。一般内科治疗3～5天后，50%以上患者的梗阻可缓解，对于病情稳定，但有幽门处瘢痕、结缔组织增生形成的幽门梗阻患者可行内镜下球囊扩张术治疗。扩张治疗不满意或不成功者，则需考虑外科手术治疗

第四节　急性化脓性食管炎

【病因及发病机制】

感染的病原体多为咽部的革兰阳性球菌或革兰阴性杆菌。损伤所致的感染一般发生于损伤部位或附近，免疫功能下降者感染则多见于食管中、下段。感染可较局限，表现为一至数个小脓肿，也可呈较为广泛的蜂窝织炎，累及食管周围组织、纵隔或毗邻脏器而形成瘘管，脓肿引流至食管腔后可自然痊愈。

【临床表现】

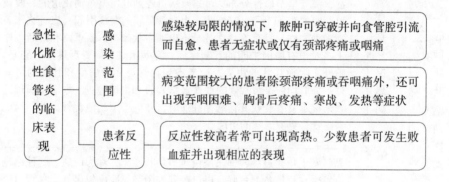

急性化脓性食管炎的临床表现
 ├─ 感染范围
 │   ├─ 感染较局限的情况下，脓肿可穿破并向食管腔引流而自愈，患者无症状或仅有颈部疼痛或咽痛
 │   └─ 病变范围较大的患者除颈部疼痛或吞咽痛外，还可出现吞咽困难、胸骨后疼痛、寒战、发热等症状
 └─ 患者反应性
     └─ 反应性较高者常可出现高热。少数患者可发生败血症并出现相应的表现

【辅助检查】

血常规白细胞总数及中性粒细胞数升高。食管分泌物细菌培养发现致病菌。内镜检查常见食管黏膜充血、水肿、溃疡、假膜及局部脆性增加。内镜活检病理如在黏膜下层见到较多的细菌可确诊。

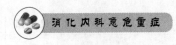

【诊断及鉴别诊断】

　　食管异物或器械检查造成损伤史。发热、胸骨后疼痛等临床表现。内镜下发现脓肿等病变，一般易于诊断。注意与以下疾病进行鉴别：

急性化脓性食管炎的诊断及鉴别诊断	反流性食管炎	胸骨后烧灼感或烧灼痛者，可通过胃镜、24 小时食管 pH 测定、食管 X 线钡餐检查、食管测压，以确定有无胃食管反流病
	病毒性食管炎	食管的疱疹病毒感染常同时有鼻唇部疱疹。主要症状为吞咽疼痛。疼痛常于咽下食物时加剧，患者吞咽后食物在食管内下行缓慢。少数患者以吞咽困难为主要症状，轻微感染者可无症状
	晚期食管癌	主要表现进食梗阻，患者出现消瘦、体重减轻、失水、贫血、锁骨上淋巴结肿大等表现，X 线钡餐造影检查见食管蠕动停顿或逆蠕动，管壁局部僵硬扩张不充分，黏膜紊乱、中断和消失，管腔狭窄，不规则充盈缺损，溃疡或瘘管形成及食管轴向异常，食管镜检查是诊断食管癌比较可靠的方法，可见局部黏膜粗糙、增厚、表面糜烂、易出血、表浅性溃疡或菜花状突起，活检可以确诊
	食管克罗恩病	食管克罗恩病是一种胃肠道慢性、非特异性的全壁层肉芽肿性炎症，病变呈节段性分布，可累及从口腔到肛门整个消化道的一段或可同时侵犯若干段。其症状多由食管黏膜的溃疡引起，患者临床表现多种多样、轻重不一，甚至不出现症状。在诊断思路和诊断程序上，对于有原因未明的吞咽疼痛、吞咽困难、胸骨后疼痛、恶心、呕吐、呕血症状的患者，应考虑到食管炎症性病变和肿瘤的可能性。一般均应进行常规的食管 X 线检查和内镜检查。如活检病理检查未提示食管癌或其他恶性肿瘤时，除应考虑其他食管炎外，尚应考虑食管克罗恩病的可能
	食管白斑	黏膜发生角化过度，即出现白色斑块状变化，称为白斑。此种白斑可发生在身体各处黏膜，以口腔和外阴部黏膜比较多见，食管白斑是一种罕见的疾病，可作为黏膜白斑病的一个局部的表现或者是仅限于食管的疾病。食管白斑一般无明显自觉症状，后期白斑对于热和刺激性食物特别敏感。如果白斑迅速扩大、增厚、破溃、硬结时，可出现胸骨后疼痛。食管镜检查是诊断本病的重要手段，内镜下显示散在性白色斑块，重者全部食管发白，白斑块略高于正常黏膜。白斑之间为正常黏膜。活组织检查白斑组织呈棘细胞增厚并含有大量糖原。确诊有赖于内镜下所见和内镜直视下取黏膜活组织检查

【治疗】

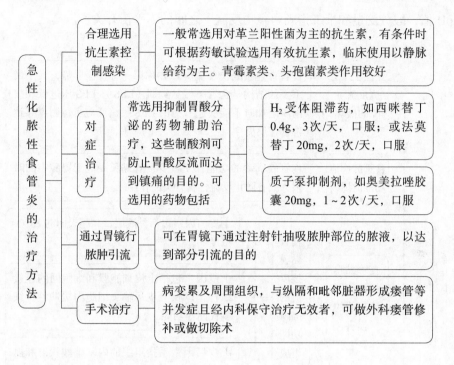

【预防】

防止异物、机械损伤对食管黏膜的破坏而引起的致病菌侵入食管壁，形成炎症。

第五节　反流性食管炎

【病因】

反流性食管炎（RE）的发病机制非常复杂，主要与食管的抗反流防御

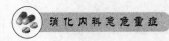

因素（抗反流屏障、食管酸清除和黏膜抵抗力）和反流物的侵袭因素（胃酸pH值、酸分泌量和十二指肠内容物反流）之间的不平衡有关。

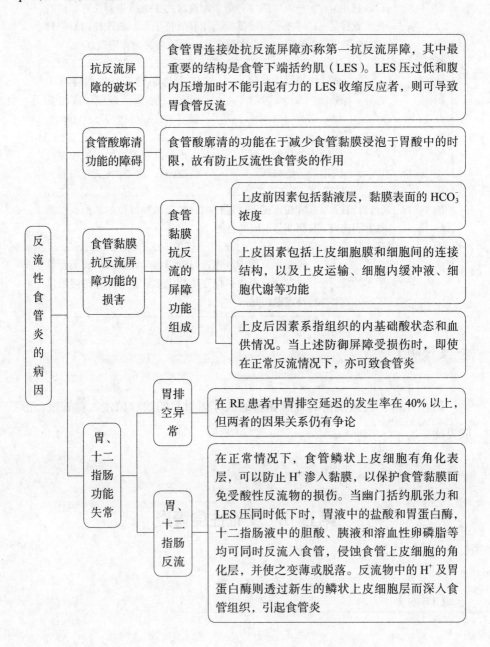

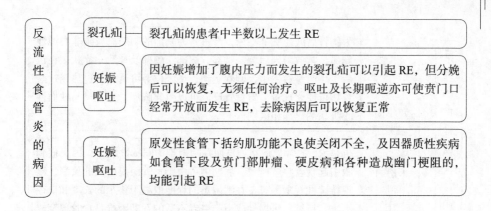

反流性食管炎的病因

- 裂孔疝：裂孔疝的患者中半数以上发生 RE
- 妊娠呕吐：因妊娠增加了腹内压力而发生的裂孔疝可以引起 RE，但分娩后可以恢复，无须任何治疗。呕吐及长期呃逆亦可使贲门口经常开放而发生 RE，去除病因后可以恢复正常
- 妊娠呕吐：原发性食管下括约肌功能不良使关闭不全，及因器质性疾病如食管下段及贲门部肿瘤、硬皮病和各种造成幽门梗阻的，均能引起 RE

【临床表现】

1. 食管症状

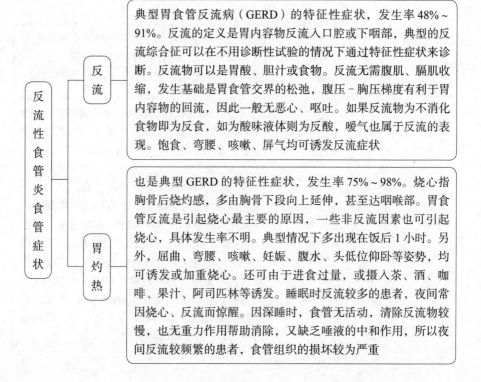

反流性食管炎食管症状

- 反流：典型胃食管反流病（GERD）的特征性症状，发生率48%～91%。反流的定义是胃内容物反流入口腔或下咽部，典型的反流综合征可以在不用诊断性试验的情况下通过特征性症状来诊断。反流物可以是胃酸、胆汁或食物。反流无需腹肌、膈肌收缩，发生基础是胃食管交界的松弛，腹压－胸压梯度有利于胃内容物的回流，因此一般无恶心、呕吐。如果反流物为不消化食物即为反食，如为酸味液体则为反酸，嗳气也属于反流的表现。饱食、弯腰、咳嗽、屏气均可诱发反流症状

- 胃灼热：也是典型 GERD 的特征性症状，发生率75%～98%。烧心指胸骨后烧灼感，多由胸骨下段向上延伸，甚至达咽喉部。胃食管反流是引起烧心最主要的原因，一些非反流因素也可引起烧心，具体发生率不明。典型情况下多出现在饭后1小时。另外，屈曲、弯腰、咳嗽、妊娠、腹水、头低位仰卧等姿势，均可诱发或加重烧心。还可由于进食过量，或摄入茶、酒、咖啡、果汁、阿司匹林等诱发。睡眠时反流较多的患者，夜间常因烧心、反流而惊醒。因深睡时，食管无活动，清除反流物较慢，也无重力作用帮助消除，又缺乏唾液的中和作用，所以夜间反流较频繁的患者，食管组织的损坏较为严重

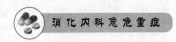

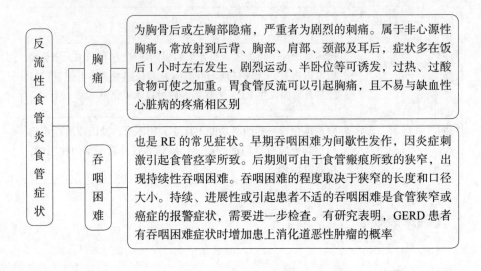

反流性食管炎食管症状

胸痛：为胸骨后或左胸部隐痛，严重者为剧烈的刺痛。属于非心源性胸痛，常放射到后背、胸部、肩部、颈部及耳后，症状多在饭后 1 小时左右发生，剧烈运动、半卧位等可诱发，过热、过酸食物可使之加重。胃食管反流可以引起胸痛，且不易与缺血性心脏病的疼痛相区别

吞咽困难：也是 RE 的常见症状。早期吞咽困难为间歇性发作，因炎症刺激引起食管痉挛所致。后期则可由于食管瘢痕所致的狭窄，出现持续性吞咽困难。吞咽困难的程度取决于狭窄的长度和口径大小。持续、进展性或引起患者不适的吞咽困难是食管狭窄或癌症的报警症状，需要进一步检查。有研究表明，GERD 患者有吞咽困难症状时增加患上消化道恶性肿瘤的概率

2. 食管外症状

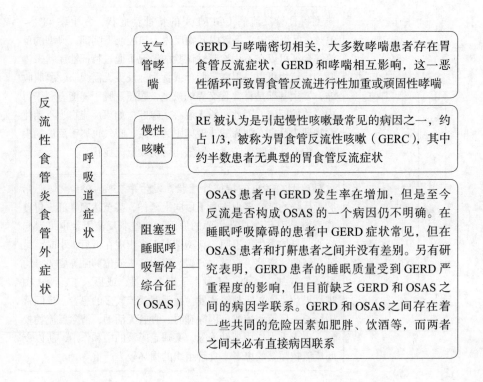

反流性食管炎食管外症状

呼吸道症状

支气管哮喘：GERD 与哮喘密切相关，大多数哮喘患者存在胃食管反流症状，GERD 和哮喘相互影响，这一恶性循环可致胃食管反流进行性加重或顽固性哮喘

慢性咳嗽：RE 被认为是引起慢性咳嗽最常见的病因之一，约占 1/3，被称为胃食管反流性咳嗽（GERC），其中约半数患者无典型的胃食管反流症状

阻塞型睡眠呼吸暂停综合征（OSAS）：OSAS 患者中 GERD 发生率在增加，但是至今反流是否构成 OSAS 的一个病因仍不明确。在睡眠呼吸障碍的患者中 GERD 症状常见，但在 OSAS 患者和打鼾患者之间并没有差别。另有研究表明，GERD 患者的睡眠质量受到 GERD 严重程度的影响，但目前缺乏 GERD 和 OSAS 之间的病因学联系。GERD 和 OSAS 之间存在着一些共同的危险因素如肥胖、饮酒等，而两者之间未必有直接病因联系

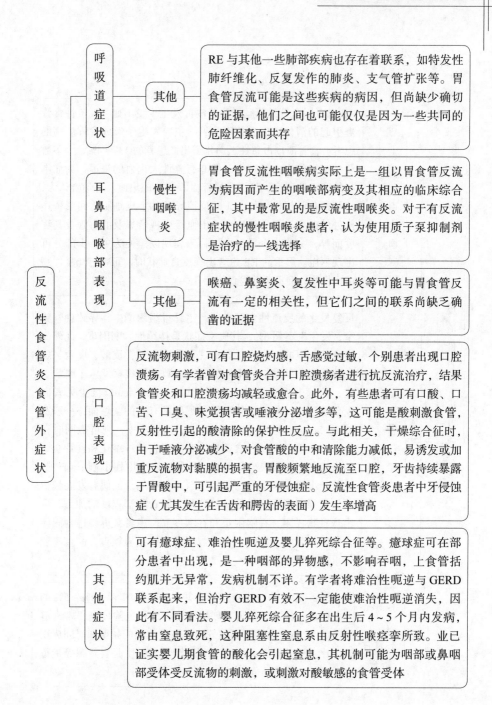

反流性食管炎食管外症状

呼吸道症状 — 其他 — RE 与其他一些肺部疾病也存在着联系，如特发性肺纤维化、反复发作的肺炎、支气管扩张等。胃食管反流可能是这些疾病的病因，但尚缺少确切的证据，他们之间也可能仅仅是因为一些共同的危险因素而共存

耳鼻咽喉部表现 — 慢性咽喉炎 — 胃食管反流性咽喉病实际上是一组以胃食管反流为病因而产生的咽喉部病变及其相应的临床综合征，其中最常见的是反流性咽喉炎。对于有反流症状的慢性咽喉炎患者，认为使用质子泵抑制剂是治疗的一线选择

其他 — 喉癌、鼻窦炎、复发性中耳炎等可能与胃食管反流有一定的相关性，但它们之间的联系尚缺乏确凿的证据

口腔表现 — 反流物刺激，可有口腔烧灼感，舌感觉过敏，个别患者出现口腔溃疡。有学者曾对食管炎合并口腔溃疡者进行抗反流治疗，结果食管炎和口腔溃疡均减轻或愈合。此外，有些患者可有口酸、口苦、口臭、味觉损害或唾液分泌增多等，这可能是酸刺激食管，反射性引起的酸清除的保护性反应。与此相关，干燥综合征时，由于唾液分泌减少，对食管酸的中和清除能力减低，易诱发或加重反流物对黏膜的损害。胃酸频繁地反流至口腔，牙齿持续暴露于胃酸中，可引起严重的牙侵蚀症。反流性食管炎患者中牙侵蚀症（尤其发生在舌齿和腭齿的表面）发生率增高

其他症状 — 可有癔球症、难治性呃逆及婴儿猝死综合征等。癔球症可在部分患者中出现，是一种咽部的异物感，不影响吞咽，上食管括约肌并无异常，发病机制不详。有学者将难治性呃逆与 GERD 联系起来，但治疗 GERD 有效不一定能使难治性呃逆消失，因此有不同看法。婴儿猝死综合征多在出生后 4～5 个月内发病，常由窒息致死，这种阻塞性窒息系由反射性喉痉挛所致。业已证实婴儿期食管的酸化会引起窒息，其机制可能为咽部或鼻咽部受体受反流物的刺激，或刺激对酸敏感的食管受体

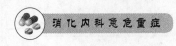

3. 并发症

上消化道出血	RE 患者因食管黏膜糜烂或溃疡可发生少量出血。反流性食管炎引起的消化道出血并不多见，主要发生于形成食管溃疡的患者。食管溃疡占急性上消化道出血患者的 1%～4%，大多数溃疡引发的出血量较少，但亦有急性大出血的报道。炎症本身的糜烂及溃疡，可损及局部血管而造成出血。有学者认为，持续的化学损伤，如由于酸反流导致的上皮细胞之间紧密连接处的改变，可导致出血。出血量则视所累及的血管及其程度而异，一般为少量出血。临床表现以黑便为主，少部分可出现呕血。严重的 RE 患者出现反食症状时，可带有咖啡样物或血性物，严重者并发食管穿孔
食管狭窄	反复发生的反流性食管炎可产生纤维组织增生，导致食管狭窄，发生率不到 5%，其典型症状是持续性吞咽困难，此外尚有呃逆、呕吐、胸痛等。出现食管狭窄后，反酸、反食、烧心等反流症状减轻或不明显。大多数食管狭窄发生于鳞状上皮、柱状上皮交界处，范围较短，为 2～4cm，极少见者向上延续达主动脉弓，狭窄处黏膜层常有小的糜烂面，一般造成 2～3cm 的狭窄。如狭窄段位于较高水平，则可能同时存在 Barrett 食管，这种食管狭窄常有紧密的纤维化和食管全周的炎症。当食管狭窄发生早、程度轻时，可无明显临床表现。一般情况下发展缓慢，需经历数月的时间，但偶有发展较快者，数周可形成明显的食管狭窄。随着狭窄程度的加重，可出现食物梗阻、吞咽困难和吞咽疼痛。患者常诉说进食固体食物时出现吞咽困难，大多数患者可进流质饮食，而且一般体重没有明显下降
Barrett 食管和食管腺癌	5%～10% 的 GERD 患者会并发 Barrett 食管。2%～5% 的 Barrett 食管患者可发展成腺癌，这种危险度是正常人群的 30 倍。食管腺癌的危险性与胃灼热的频率和时间成正比。长节段 Barrett 食管伴肠型上皮化生是食管腺癌最重要的、明确的危险因素

反流性食管炎并发症

【辅助检查】

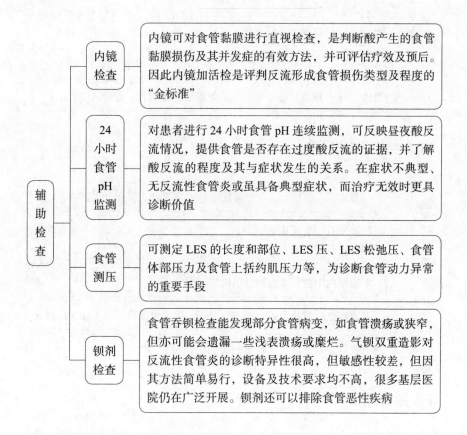

辅助检查

内镜检查　内镜可对食管黏膜进行直视检查，是判断酸产生的食管黏膜损伤及其并发症的有效方法，并可评估疗效及预后。因此内镜加活检是评判反流形成食管损伤类型及程度的"金标准"

24小时食管pH监测　对患者进行24小时食管pH连续监测，可反映昼夜酸反流情况，提供食管是否存在过度酸反流的证据，并了解酸反流的程度及其与症状发生的关系。在症状不典型、无反流性食管炎或虽具备典型症状，而治疗无效时更具诊断价值

食管测压　可测定LES的长度和部位、LES压、LES松弛压、食管体部压力及食管上括约肌压力等，为诊断食管动力异常的重要手段

钡剂检查　食管吞钡检查能发现部分食管病变，如食管溃疡或狭窄，但亦可能会遗漏一些浅表溃疡或糜烂。气钡双重造影对反流性食管炎的诊断特异性很高，但敏感性较差，但因其方法简单易行，设备及技术要求均不高，很多基层医院仍在广泛开展。钡剂还可以排除食管恶性疾病

【诊断】

电子胃镜检查是诊断RE的主要方法，内镜直视下观察、活组织学检查或卢戈（Lugol）液染色可判定RE的程度，同时在一定范围内明确可能与RE有关的异常所见及并发症，如食管裂孔疝、食管狭窄及Barrett食管等。内镜下RE的分级对病情判断和指导治疗有很大的价值。目前国内最新版的RE分级标准具体内容如下。

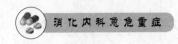

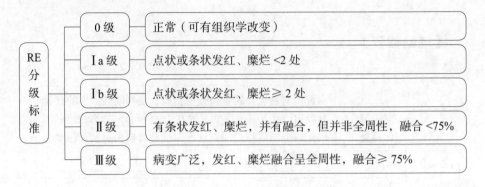

RE 分级标准
- 0 级　正常（可有组织学改变）
- Ⅰa 级　点状或条状发红、糜烂 <2 处
- Ⅰb 级　点状或条状发红、糜烂 ≥ 2 处
- Ⅱ 级　有条状发红、糜烂，并有融合，但并非全周性，融合 <75%
- Ⅲ 级　病变广泛，发红、糜烂融合呈全周性，融合 ≥ 75%

RE 的病理分级如下：

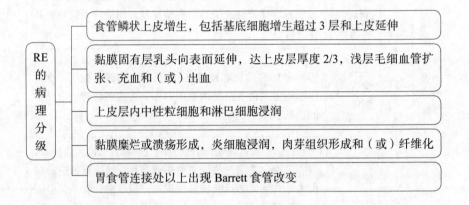

RE 的病理分级
- 食管鳞状上皮增生，包括基底细胞增生超过 3 层和上皮延伸
- 黏膜固有层乳头向表面延伸，达上皮层厚度 2/3，浅层毛细血管扩张、充血和（或）出血
- 上皮层内中性粒细胞和淋巴细胞浸润
- 黏膜糜烂或溃疡形成，炎细胞浸润，肉芽组织形成和（或）纤维化
- 胃食管连接处以上出现 Barrett 食管改变

【鉴别诊断】

反流性食管炎的鉴别诊断
- 有典型的胃灼热和反流症状，又无幽门梗阻或消化道梗阻证据，临床上可考虑是 GERD
- 有食管外症状，又有反流症状，可考虑是反流相关或可能相关的食管外症状，例如反流相关的咳嗽、反流相关的哮喘
- 仅有食管外症状，而无典型的胃灼热和反流症状，尚不能诊断 GERD。宜进一步了解食管外症状发生的时间、与进餐和体位的关系以及其他诱因。需注意有无重叠症状（如同时有 GERD 和肠易激综合征或功能性消化不良）、焦虑抑郁状态以及睡眠障碍等

虽然 RE 的症状有其特点，临床上仍应与其他病因的食管炎、消化性溃疡、各种原因的消化不良、胆道疾病以及食管动力疾病等相鉴别。胸痛为主时，应与心源性、非心源性胸痛的各种病因进行鉴别，如怀疑心绞痛，应做心电图和运动试验，在除外心源性胸痛后，再行有关食管性胸痛的检查。两种疾病的鉴别要点是：食管炎性胸痛表现为胸骨后或胸骨下烧灼痛、刺痛，也可以为钝痛；其发作与进食、体力活动、体位如卧位和弯腰等有关，进食牛乳、饮水、制酸药可缓解。而心绞痛多在夜间发病，劳累后加重，进食后不能缓解，体位对病情影响小，服用扩血管药物，如硝酸异山梨酯、硝酸甘油等明显有效。对有吞咽困难者，应与食管癌和食管贲门失弛缓症相鉴别。对有吞咽疼痛，同时内镜显示有食管炎的患者，应与感染性食管炎（如真菌性食管炎）、药物性食管炎等鉴别。

【治疗】

1. 一般治疗

改变生活方式与饮食习惯。为了减少卧位及夜间反流可将床头抬高15～20cm。避免睡前 2 小时内进食，白天进食后亦不宜立即卧床。注意减少一切引起腹压增高的因素，如肥胖、便秘、禁束腰带等。应避免进食使食管下括约肌压力降低的食物，如高脂肪、巧克力、咖啡、浓茶等。应戒烟和禁酒。避免应用降低食管下括约肌压力的药物及引起胃排空延迟的药物。如一些老年患者因食管下括约肌功能减退易出现胃食管反流，如同时合并有心血管疾患而服用硝酸甘油制剂或钙拮抗剂可加重反流症状，应适当避免。一些支气管哮喘患者如合并胃食管反流可加重或诱发哮喘症状，尽量避免应用茶碱及多巴胺受体激动剂，并加用抗反流治疗。

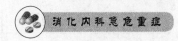

2．药物治疗

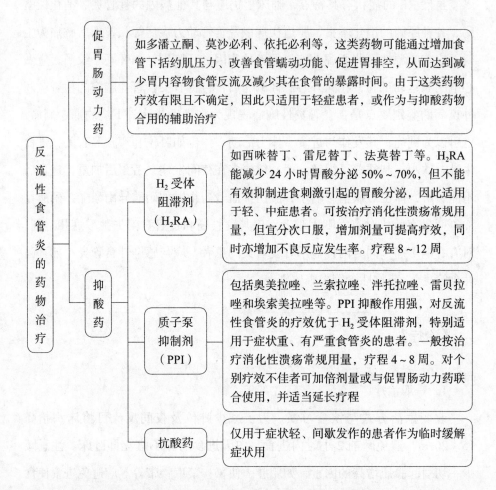

反流性食管炎的药物治疗

促胃肠动力药：如多潘立酮、莫沙必利、依托必利等，这类药物可能通过增加食管下括约肌压力、改善食管蠕动功能、促进胃排空，从而达到减少胃内容物食管反流及减少其在食管的暴露时间。由于这类药物疗效有限且不确定，因此只适用于轻症患者，或作为与抑酸药物合用的辅助治疗

抑酸药：

H₂ 受体阻滞剂（H₂RA）：如西咪替丁、雷尼替丁、法莫替丁等。H₂RA 能减少 24 小时胃酸分泌 50%～70%，但不能有效抑制进食刺激引起的胃酸分泌，因此适用于轻、中症患者。可按治疗消化性溃疡常规用量，但宜分次口服，增加剂量可提高疗效，同时亦增加不良反应发生率。疗程 8～12 周

质子泵抑制剂（PPI）：包括奥美拉唑、兰索拉唑、泮托拉唑、雷贝拉唑和埃索美拉唑等。PPI 抑酸作用强，对反流性食管炎的疗效优于 H₂ 受体阻滞剂，特别适用于症状重、有严重食管炎的患者。一般按治疗消化性溃疡常规用量，疗程 4～8 周。对个别疗效不佳者可加倍剂量或与促胃肠动力药联合使用，并适当延长疗程

抗酸药：仅用于症状轻、间歇发作的患者作为临时缓解症状用

3．维持治疗

反流性食管炎具有慢性复发倾向，为减少症状复发，防止食管炎反复发作引起的并发症，需考虑给予维持治疗。停药后很快复发且症状持续者，往往需要长程维持治疗；有食管炎并发症如食管溃疡、食管狭窄、Barrett 食管者，肯定需要长程维持治疗。H₂RA 和 PPI 均可用于维持治疗，其中以 PPI 效果最好。维持治疗的剂量因患者而异，以调整至患者无症状的最低剂量为最适剂量。

4．内镜下微创治疗

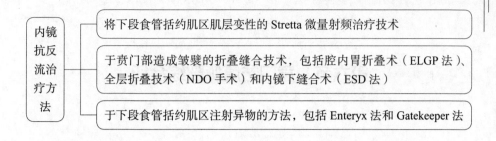

内镜抗反流治疗方法	将下段食管括约肌区肌层变性的 Stretta 微量射频治疗技术
	于贲门部造成皱襞的折叠缝合技术，包括腔内胃折叠术（ELGP 法）、全层折叠技术（NDO 手术）和内镜下缝合术（ESD 法）
	于下段食管括约肌区注射异物的方法，包括 Enteryx 法和 Gatekeeper 法

5．手术治疗

抗反流手术是不同术式的胃底折叠术，目的是阻止胃内容物反流入食管。抗反流手术的疗效与 PPI 相当，但术后有一定的并发症。对于下述适应证，可以根据患者的意愿来决定抗反流手术。

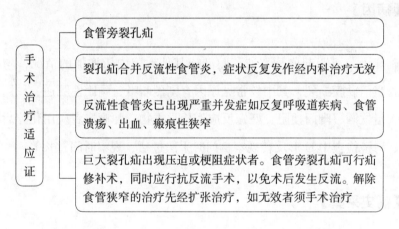

手术治疗适应证	食管旁裂孔疝
	裂孔疝合并反流性食管炎，症状反复发作经内科治疗无效
	反流性食管炎已出现严重并发症如反复呼吸道疾病、食管溃疡、出血、瘢痕性狭窄
	巨大裂孔疝出现压迫或梗阻症状者。食管旁裂孔疝可行疝修补术，同时应行抗反流手术，以免术后发生反流。解除食管狭窄的治疗先经扩张治疗，如无效者须手术治疗

6．并发症的治疗

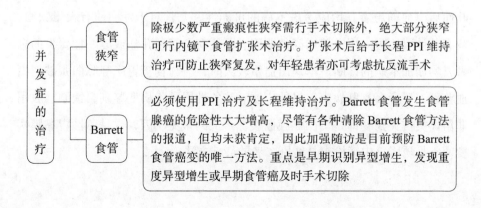

| 并发症的治疗 | 食管狭窄 | 除极少数严重瘢痕性狭窄需行手术切除外，绝大部分狭窄可行内镜下食管扩张术治疗。扩张术后给予长程 PPI 维持治疗可防止狭窄复发，对年轻患者亦可考虑抗反流手术 |
| | Barrett 食管 | 必须使用 PPI 治疗及长程维持治疗。Barrett 食管发生食管腺癌的危险性大大增高，尽管有各种清除 Barrett 食管方法的报道，但均未获肯定，因此加强随访是目前预防 Barrett 食管癌变的唯一方法。重点是早期识别异型增生，发现重度异型增生或早期食管癌及时手术切除 |

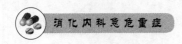

第六节 贲门黏膜撕裂综合征

贲门黏膜撕裂综合征（Mallory-Weiss 综合征）是指因为剧烈频繁恶心、呕吐引起食管内压力突然增高，导致下端食管或贲门部黏膜纵行撕裂，发生以上消化道出血为主的综合征，严重时可引起上消化道大出血及食管穿孔。

【病因】

临床上凡可引起剧烈恶心、呕吐或其他致腹内压增加的情况，均可导致食管贲门黏膜撕裂，其中较常见原因有剧烈咳嗽、顽固性呃逆、顽固性便秘、大量饮酒、幽门梗阻、妊娠反应、抬举重物、肿瘤患者应用化疗后剧烈呕吐、胃镜检查中 U 形反转观察贲门时手法过猛、观察时间过长等。

【病史采集】

贲门黏膜撕裂综合征的诊断首先依靠病史，凡因各种原因先引起剧烈呕吐而后呕血的患者，均应考虑本病的可能性。尤其对于发病前有大量饮酒，或有其他引起腹内压突然增高的原因。既往有食管裂孔疝或萎缩性胃炎的患者，均增加本病的诊断。本病出血量较大时，应与食管胃底静脉曲张破裂出血鉴别，后者多有肝病史。另外应注意与急性胃黏膜病变鉴别，饮酒、服用非甾体类抗炎药物即是贲门黏膜撕裂综合征的常见诱因，也是急性胃黏膜病变的常见诱因，内镜检查是区别二者的最佳方法。

【临床表现】

本病可发生于任何年龄，但临床以 40~50 岁的男性患者多见。典型表现为突发急性上消化道出血，且出血前有反复干呕或呕吐，继之呕血，多为新鲜血液。但也有部分患者出血前无恶心、呕吐，且有 5%~10% 的患者仅表现为黑便或便血。由于是动脉出血，少数患者特别是有多处裂伤的患者，因出血量大可导致失血性休克而死亡。

【辅助检查】

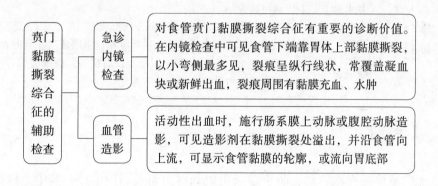

【诊断】

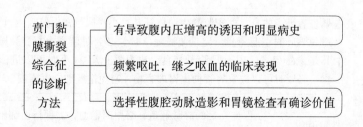

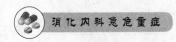

【鉴别诊断】

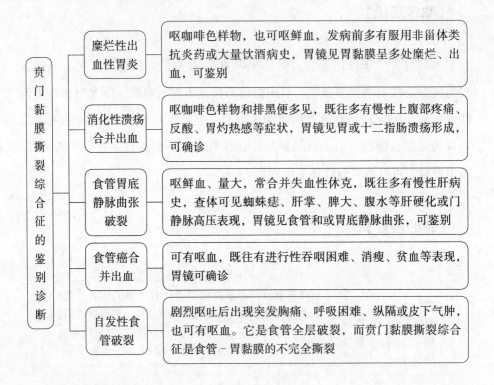

贲门黏膜撕裂综合征的鉴别诊断

糜烂性出血性胃炎	呕咖啡色样物，也可呕鲜血，发病前多有服用非甾体类抗炎药或大量饮酒病史，胃镜见胃黏膜呈多处糜烂、出血，可鉴别
消化性溃疡合并出血	呕咖啡色样物和排黑便多见，既往多有慢性上腹部疼痛、反酸、胃灼热感等症状，胃镜见胃或十二指肠溃疡形成，可确诊
食管胃底静脉曲张破裂	呕鲜血、量大，常合并失血性休克，既往多有慢性肝病史，查体可见蜘蛛痣、肝掌、脾大、腹水等肝硬化或门静脉高压表现，胃镜见食管和或胃底静脉曲张，可鉴别
食管癌合并出血	可有呕血，既往有进行性吞咽困难、消瘦、贫血等表现，胃镜可确诊
自发性食管破裂	剧烈呕吐后出现突发胸痛、呼吸困难、纵隔或皮下气肿，也可有呕血。它是食管全层破裂，而贲门黏膜撕裂综合征是食管－胃黏膜的不完全撕裂

【治疗】

应及早补充血容量、防止继续出血和再出血及病因治疗。其中，抗休克、迅速补充血容量应放在一切医疗措施的首位。

1. 一般治疗

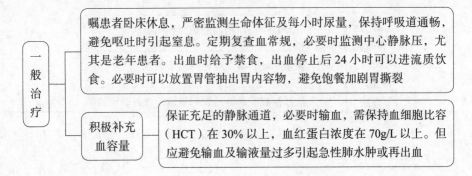

一般治疗

	嘱患者卧床休息，严密监测生命体征及每小时尿量，保持呼吸道通畅，避免呕吐时引起窒息。定期复查血常规，必要时监测中心静脉压，尤其是老年患者。出血时给予禁食，出血停止后 24 小时可以进流质饮食。必要时可以放置胃管抽出胃内容物，避免饱餐加剧胃撕裂
积极补充血容量	保证充足的静脉通道，必要时输血，需保持血细胞比容（HCT）在 30% 以上，血红蛋白浓度在 70g/L 以上。但应避免输血及输液量过多引起急性肺水肿或再出血

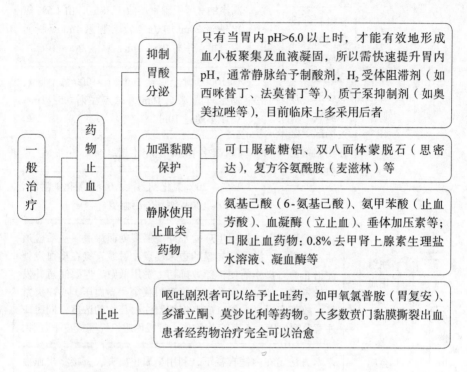

2. 内镜治疗

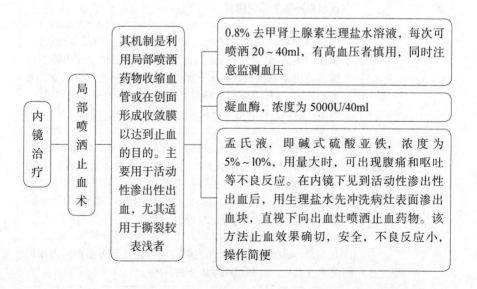

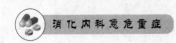

内镜治疗
├─ 注射止血术
│   其机制是通过向撕裂边缘或出血点注射药物，以压迫、收缩血管或通过局部凝血作用达到止血目的
│   ├─ 高渗钠－肾上腺素溶液（HSE），由 1.5% 氯化钠液 20ml 加 0.1% 肾上腺素 1ml 配制而成，每点注射 0.5～2ml，总量为 5～10ml
│   ├─ 1：10000 肾上腺素 1ml，1：1000 肾上腺素加生理盐水至 10ml，每点注射 0.5～1ml，总量不超过 10ml
│   ├─ 1% 聚多卡醇，总量不超过 5ml
│   └─ 15%～20% 氯化钠溶液、0.9% 氯化钠溶液、95%～100% 酒精、凝血酶
│
├─ 注射止血术
│   在内镜直视下，先用生理盐水冲洗撕裂创面渗血，从活检道插入注射针，沿撕裂黏膜的边缘逐点注射或直接在出血点处注射止血。操作简便，疗效确切，费用低廉。但要注意并发症的发生，如食管穿孔、食管贲门狭窄、高血压、心律失常等，故不宜反复注射，应严格控制注射药物的浓度，同时应注意监测血压、心率等
│
├─ 金属钛夹止血术
│   基本方法是在内镜直视下，利用金属止血夹，直接将出血血管或撕裂的黏膜夹持住，起到机械压迫止血及缝合作用，能达到立即止血及预防再出血的目的。主要适用于有活动性及再出血迹象的撕裂患者
│
├─ 微波止血术
│   微波治疗可使组织中的极性离子在瞬间发生局部高速震荡，从而产生高温，使蛋白凝固，达到止血的目的。在内镜下将微波电极紧贴出血处行固化治疗，选择功率为 30～50W，通电时间 5～8 秒，辐射后病变处出现白色凝固斑或呈棕黑色，可多点辐射，直到出血停止
│
├─ 电凝止血术
│   该方法是利用高频电流通过人体产生热效应，使组织凝固，从而止血。方法与微波止血术相似。电凝止血术疗效可达 80%～90%，其并发症主要有穿孔和出血，在操作时电凝强度不能过高，通电时间不能太长，术后给予口服肠道抗生素、止血药及黏膜保护剂等，24 小时内禁食
│
└─ 其他
    还有热探头止血术、激光光凝治疗等，其基本原理均为使局部产生高温，达到组织凝固止血目的

3. 介入治疗

对于经保守治疗和内镜治疗失败的患者，可考虑行动脉栓塞治疗，食管贲门部主要由胃左动脉供血，可栓塞胃左动脉或其食管支。采用 Seldinger 技术经股动脉穿刺插管，选择性将导管插至胃左动脉，先进行常规血管造影，观察胃左动脉及其食管支的情况，如发现造影剂外溢，则确诊血管破裂出血，使用 1mm×1mm×1mm 的吸收性明胶海绵颗粒进行栓塞止血，然后再行造影观察栓塞效果。吸收性明胶海绵约 2 周内吸收。该方法止血迅速可靠，但需要有经验的介入医师操作。

4. 手术治疗

对于经保守治疗或内镜治疗失败的患者，应行紧急手术治疗，结扎出血的血管。

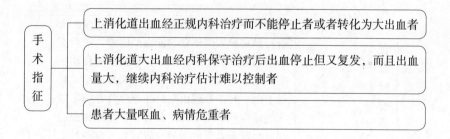

第七节　食管癌

食管癌是指从下咽到食管胃结合部之间食管上皮来源的癌，发病部位以食管中段居多，下段次之，上段最少。食管癌属于恶性肿瘤，以鳞状上皮癌多见。临床上最典型的症状是进行性吞咽困难。

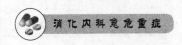

【病因及发病机制】

食管癌的发生与亚硝胺、霉菌、营养不良、微量元素缺乏、食管损伤和慢性炎症、遗传因素等多种原因有关，发病机制较为复杂。鳞癌组织发生学上表现为食管上皮基底细胞单纯增生→不典型增生→原位癌的连续过程。腺癌表现为食管 Barrett 上皮或食管胃黏膜异位→不典型增生→原位癌的过程。

【临床表现】

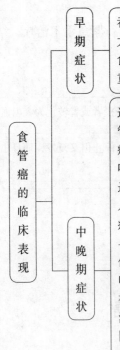

食管癌的临床表现

早期症状
吞咽时胸骨后有烧灼感或针刺样轻微疼痛，尤以进粗糙过热或过刺激性食物时为显著。食物通过缓慢或有滞留感。上述症状时轻时重，持续时间长短不一，甚至可无症状

中晚期症状
进行性吞咽困难是最常见的主诉。狭窄的食管腔最初导致固体食物的吞咽困难，随着疾病的进展管腔进一步阻塞，导致液体食物吞咽困难。吞咽困难常在管腔明显狭窄（超过 50%）时才表现出来，并导致营养物质摄入的减少和体重下降。食管癌中晚期出现的症状可能与食管肿瘤的位置有关。疼痛可能与吞咽困难或肿瘤扩展到纵隔有关；梗阻部位以上的食物或肿瘤侵入气道可以引起反流、咳嗽和误吸；声嘶或声音改变可能由于喉返神经受侵和（或）反复反流引起。有长期反流症状的患者，如最近出现进行性吞咽困难，同时反流症状减轻，则很有可能在 Barrett 食管的部位发生了腺癌。显性胃肠道出血如呕血或黑便并不常见。贫血常常出现，且慢性的、亚临床的出血正是贫血的原因。大出血很罕见，且一旦发生而内镜下治疗失败就需要外科急诊手术

【辅助检查】

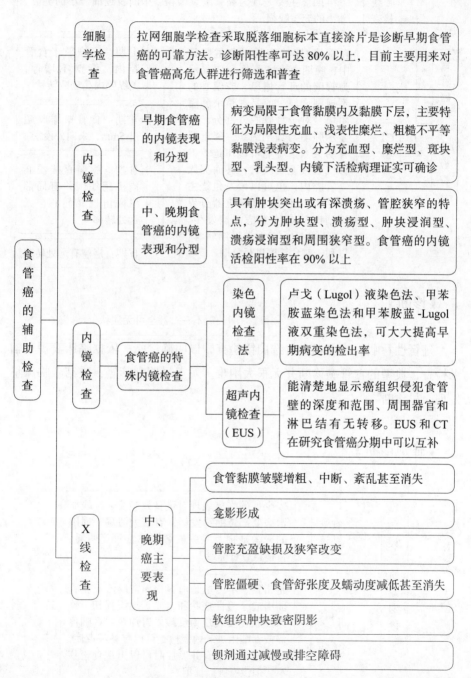

食管癌的辅助检查

细胞学检查
拉网细胞学检查采取脱落细胞标本直接涂片是诊断早期食管癌的可靠方法。诊断阳性率可达80%以上，目前主要用来对食管癌高危人群进行筛选和普查

内镜检查

早期食管癌的内镜表现和分型
病变局限于食管黏膜内及黏膜下层，主要特征为局限性充血、浅表性糜烂、粗糙不平等黏膜浅表病变。分为充血型、糜烂型、斑块型、乳头型。内镜下活检病理证实可确诊

中、晚期食管癌的内镜表现和分型
具有肿块突出或有深溃疡、管腔狭窄的特点，分为肿块型、溃疡型、肿块浸润型、溃疡浸润型和周围狭窄型。食管癌的内镜活检阳性率在90%以上

内镜检查

食管癌的特殊内镜检查

染色内镜检查法
卢戈（Lugol）液染色法、甲苯胺蓝染色法和甲苯胺蓝 -Lugol液双重染色法，可大大提高早期病变的检出率

超声内镜检查（EUS）
能清楚地显示癌组织侵犯食管壁的深度和范围、周围器官和淋巴结有无转移。EUS 和 CT 在研究食管癌分期中可以互补

X 线检查

中、晚期癌主要表现

食管黏膜皱襞增粗、中断、紊乱甚至消失

龛影形成

管腔充盈缺损及狭窄改变

管腔僵硬、食管舒张度及蠕动度减低甚至消失

软组织肿块致密阴影

钡剂通过减慢或排空障碍

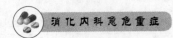

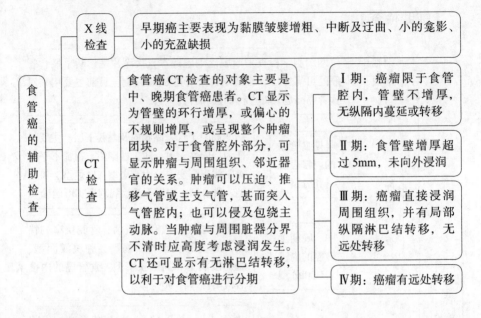

	X线检查	早期癌主要表现为黏膜皱襞增粗、中断及迂曲、小的龛影、小的充盈缺损	
食管癌的辅助检查	CT检查	食管癌CT检查的对象主要是中、晚期食管癌患者。CT显示为管壁的环行增厚，或偏心的不规则增厚，或呈现整个肿瘤团块。对于食管腔外部分，可显示肿瘤与周围组织、邻近器官的关系。肿瘤可以压迫、推移气管或主支气管，甚而突入气管腔内；也可以侵及包绕主动脉。当肿瘤与周围脏器分界不清时应高度考虑浸润发生。CT还可显示有无淋巴结转移，以利于对食管癌进行分期	Ⅰ期：癌瘤限于食管腔内，管壁不增厚，无纵隔内蔓延或转移
			Ⅱ期：食管壁增厚超过5mm，未向外浸润
			Ⅲ期：癌瘤直接浸润周围组织，并有局部纵隔淋巴结转移，无远处转移
			Ⅳ期：癌瘤有远处转移

【诊断】

进行性吞咽困难患者应首选内镜检查，以明确诊断。依据临床表现和辅助检查，典型的食管癌诊断并无很大困难。对于早期食管癌，应结合临床早发现、早诊断。

【鉴别诊断】

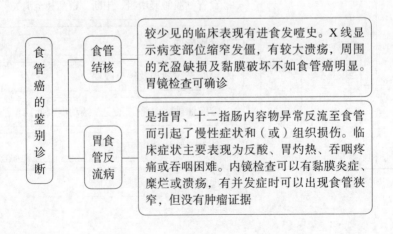

食管癌的鉴别诊断	食管结核	较少见的临床表现有进食发噎史。X线显示病变部位缩窄发僵，有较大溃疡，周围的充盈缺损及黏膜破坏不如食管癌明显。胃镜检查可确诊
	胃食管反流病	是指胃、十二指肠内容物异常反流至食管而引起了慢性症状和（或）组织损伤。临床症状主要表现为反酸、胃灼热、吞咽疼痛或吞咽困难。内镜检查可以有黏膜炎症、糜烂或溃疡，有并发症时可以出现食管狭窄，但没有肿瘤证据

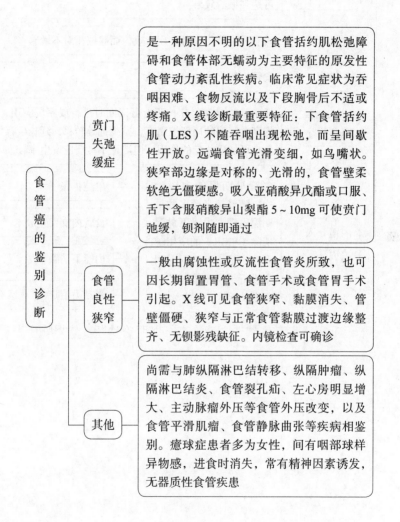

食管癌的鉴别诊断

贲门失弛缓症：是一种原因不明的以下食管括约肌松弛障碍和食管体部无蠕动为主要特征的原发性食管动力紊乱性疾病。临床常见症状为吞咽困难、食物反流以及下段胸骨后不适或疼痛。X线诊断最重要特征：下食管括约肌（LES）不随吞咽出现松弛，而呈间歇性开放。远端食管光滑变细，如鸟嘴状。狭窄部边缘是对称的、光滑的，食管壁柔软绝无僵硬感。吸入亚硝酸异戊酯或口服、舌下含服硝酸异山梨酯 5~10mg 可使贲门弛缓，钡剂随即通过

食管良性狭窄：一般由腐蚀性或反流性食管炎所致，也可因长期留置胃管、食管手术或食管胃手术引起。X线可见食管狭窄、黏膜消失、管壁僵硬、狭窄与正常食管黏膜过渡边缘整齐、无钡影残缺征。内镜检查可确诊

其他：尚需与肺纵隔淋巴结转移、纵隔肿瘤、纵隔淋巴结炎、食管裂孔疝、左心房明显增大、主动脉瘤外压等食管外压改变，以及食管平滑肌瘤、食管静脉曲张等疾病相鉴别。癔球症患者多为女性，间有咽部球样异物感，进食时消失，常有精神因素诱发，无器质性食管疾患

【治疗】

食管癌的治疗有手术、放疗、化疗、内镜下治疗和综合治疗。使用哪种方法应根据病史、病变部位、肿瘤扩展的范围以及患者的全身情况来决定。而本病的根治关键在于对食管癌的早期诊断。

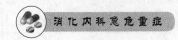
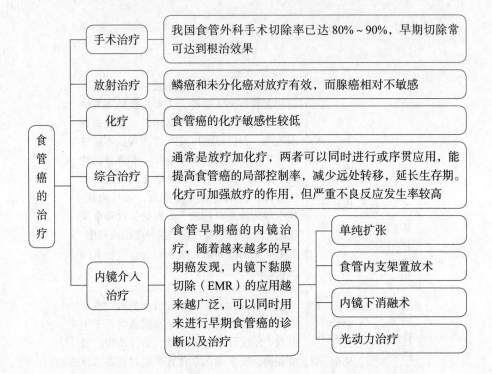

食管癌的治疗

- 手术治疗 —— 我国食管外科手术切除率已达 80%～90%，早期切除常可达到根治效果
- 放射治疗 —— 鳞癌和未分化癌对放疗有效，而腺癌相对不敏感
- 化疗 —— 食管癌的化疗敏感性较低
- 综合治疗 —— 通常是放疗加化疗，两者可以同时进行或序贯应用，能提高食管癌的局部控制率，减少远处转移，延长生存期。化疗可加强放疗的作用，但严重不良反应发生率较高
- 内镜介入治疗 —— 食管早期癌的内镜治疗，随着越来越多的早期癌发现，内镜下黏膜切除（EMR）的应用越来越广泛，可以同时用来进行早期食管癌的诊断以及治疗
  - 单纯扩张
  - 食管内支架置放术
  - 内镜下消融术
  - 光动力治疗

第三章　胃疾病急危重症

第一节　上消化道出血

一、非静脉曲张性上消化道出血

非静脉曲张性上消化道出血（NVUGIB）是发生于屈氏韧带以上消化道由非食管胃底静脉曲张疾患引起的出血。急性 NVUGIB 是消化内科和急诊科医生最常遇到的急症。积极对患者实施早期、规范化、个体化诊治，有助于控制首次出血，预防再出血，降低手术率和病死率，改善患者生存和生活质量。

【病因】

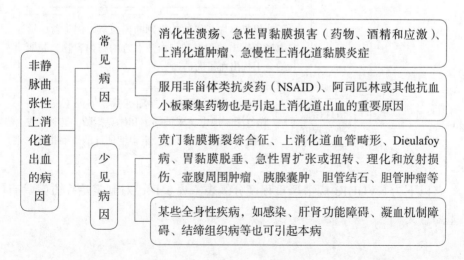

非静脉曲张性上消化道出血的病因

常见病因
- 消化性溃疡、急性胃黏膜损害（药物、酒精和应激）、上消化道肿瘤、急慢性上消化道黏膜炎症
- 服用非甾体类抗炎药（NSAID）、阿司匹林或其他抗血小板聚集药物也是引起上消化道出血的重要原因

少见病因
- 贲门黏膜撕裂综合征、上消化道血管畸形、Dieulafoy 病、胃黏膜脱垂、急性胃扩张或扭转、理化和放射损伤、壶腹周围肿瘤、胰腺囊肿、胆管结石、胆管肿瘤等
- 某些全身性疾病，如感染、肝肾功能障碍、凝血机制障碍、结缔组织病等也可引起本病

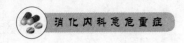

【病情评估】

对 NVUGIB 患者进行病情及预后评估可实现个体化分级治疗，实现合理分配、利用医疗资源，制定正确的治疗方案，及时给予患者最合理、有效的处理。评估流程需要综合患者出血情况以及相关基础资料进行。

1. 出血情况评估

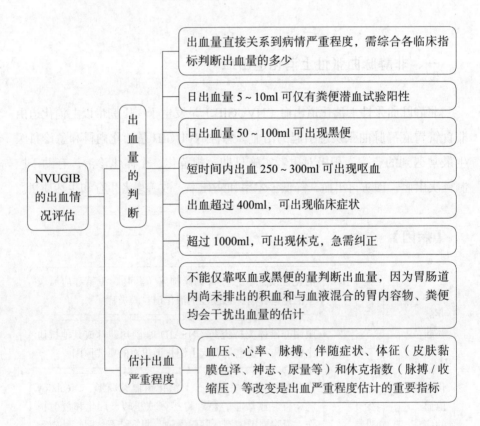

以下为 NVUGIB 病情严重程度分级表（表 3-1），对制定治疗方案具有重要意义。

表 3-1 NVUGIB 病情严重程度分级

分级	失血量（ml）	血压（mmHg）	脉搏	血红蛋白（g/L）	伴发病	年龄（岁）	症状	休克指数
轻度	<500	基本正常	正常	正常	无	<60	头晕	0.5
中度	500～1000	下降	>100	70～100	无	<60	晕厥、口渴、少尿	1.0
中度	>1500	收缩压<80	>120	<70	有	>60	意识模糊、肢冷、少尿	>1.5

2. 出血是否停止或再出血风险的判断

对进一步治疗方案的实施具有重要指导意义。

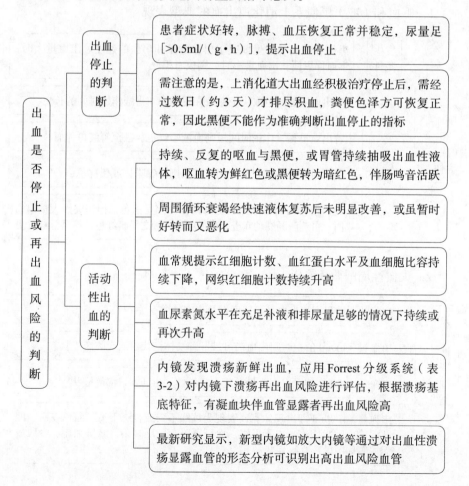

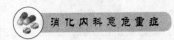

表 3-2　内镜下出血性消化性溃疡改良 Forrest 分级

分级	溃疡病变	再出血率（%）	分级	溃疡病变	再出血率（%）
Ⅰa	喷射样出血	55	Ⅱb	血凝块附着	22
Ⅰb	活动性渗血	55	Ⅱc	黑色基底	10
Ⅱa	血管裸露	43	Ⅲ	基底洁净	5

【临床表现】

NVUGIB 临床表现的轻重取决于出血的量和出血速度。轻者可仅有粪便潜血试验阳性或缺铁性贫血，重者则可表现为急性大出血而休克。

1. 呕血和（或）黑便系上消化道出血的典型表现

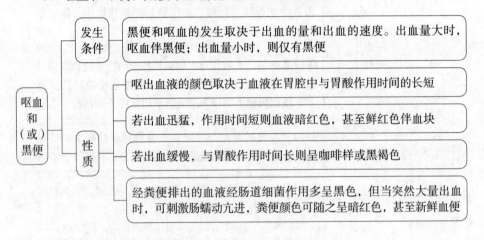

2. 失血性周围循环障碍

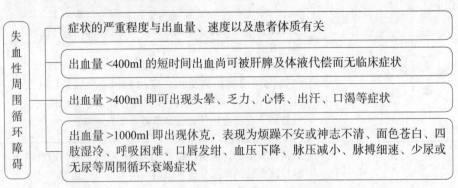

3. 氮质血症

根据不同致病机制，氮质血症可分为：

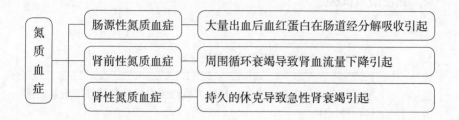

4. 血象改变与贫血

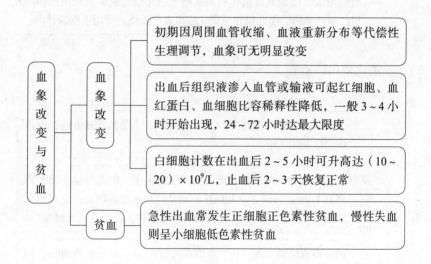

5. 发热

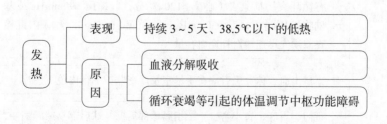

【辅助检查】

1. 粪便潜血试验

粪便潜血试验
- 5～10ml 出血即可出现阳性，简便有效
- 多采用免疫学方法，目前应用抗人血红蛋白抗体和抗红细胞基质抗体两种抗体
- 应用抗人血红蛋白抗体检测，上消化道出血与下消化道出血均阳性；而应用抗红细胞基质抗体检测，因上消化道出血时消化酶的作用耗尽红细胞基质，因此仅在下消化道出血呈阳性，可用于鉴别诊断

2. 上消化道内镜检查

上消化道内镜检查
- 急诊内镜检查（出血后 24～48 小时内）为诊断首选方法，也是病因诊断的关键
- 其优势在于明确出血来源的同时及时止血。根据内镜下出血表现和 Forrest 分级，可明确区分活动性出血或近期出血，对患者进行预后评估，从而更好地甄别低危人群，改善高危人群转归
- 内镜检查强调早期进行，争取在出血后 24～48 小时内进行，同时做好内镜下止血准备
- 有循环衰竭征象者（心率 >120 次/分，收缩压 <90mmHg 或基础收缩压降低幅度 >30mmHg，血红蛋白 <50g/L 等），内镜检查前须先迅速输血补充血容量
- 大量出血、休克患者应在手术室及严密监护下行内镜下诊疗
- 贲门、胃底、胃小弯、十二指肠球部后壁及球后部易遗漏病变，应仔细检查，对到达十二指肠降段仍找不到出血灶者可换小肠镜检查，发现 2 个以上病变时应判断哪个是出血病灶

3. 上消化道钡餐透视

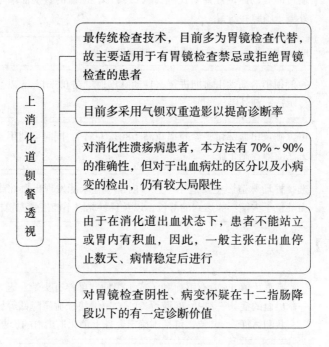

上消化道钡餐透视

- 最传统检查技术，目前多为胃镜检查代替，故主要适用于有胃镜检查禁忌或拒绝胃镜检查的患者
- 目前多采用气钡双重造影以提高诊断率
- 对消化性溃疡病患者，本方法有 70% ~ 90% 的准确性，但对于出血病灶的区分以及小病变的检出，仍有较大局限性
- 由于在消化道出血状态下，患者不能站立或胃内有积血，因此，一般主张在出血停止数天、病情稳定后进行
- 对胃镜检查阴性、病变怀疑在十二指肠降段以下的有一定诊断价值

4. 放射性核素检查

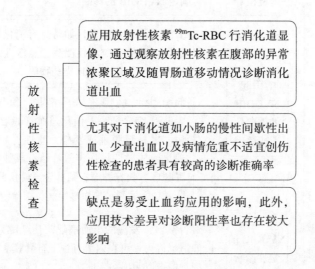

放射性核素检查

- 应用放射性核素 ^{99m}Tc-RBC 行消化道显像，通过观察放射性核素在腹部的异常浓聚区域及随胃肠道移动情况诊断消化道出血
- 尤其对下消化道如小肠的慢性间歇性出血、少量出血以及病情危重不适宜创伤性检查的患者具有较高的诊断准确率
- 缺点是易受止血药应用的影响，此外，应用技术差异对诊断阳性率也存在较大影响

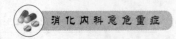
5．选择性动脉造影

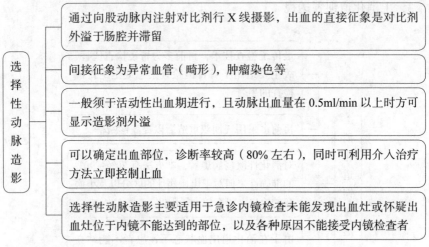

选择性动脉造影

通过向股动脉内注射对比剂行 X 线摄影，出血的直接征象是对比剂外溢于肠腔并滞留

间接征象为异常血管（畸形），肿瘤染色等

一般须于活动性出血期进行，且动脉出血量在 0.5ml/min 以上时方可显示造影剂外溢

可以确定出血部位，诊断率较高（80% 左右），同时可利用介入治疗方法立即控制止血

选择性动脉造影主要适用于急诊内镜检查未能发现出血灶或怀疑出血灶位于内镜不能达到的部位，以及各种原因不能接受内镜检查者

【诊断】

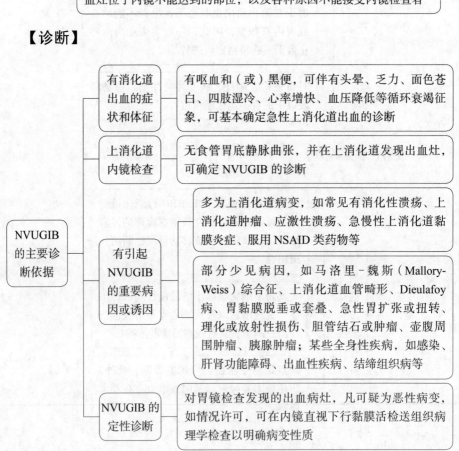

NVUGIB 的主要诊断依据

有消化道出血的症状和体征

有呕血和（或）黑便，可伴有头晕、乏力、面色苍白、四肢湿冷、心率增快、血压降低等循环衰竭征象，可基本确定急性上消化道出血的诊断

上消化道内镜检查

无食管胃底静脉曲张，并在上消化道发现出血灶，可确定 NVUGIB 的诊断

有引起 NVUGIB 的重要病因或诱因

多为上消化道病变，如常见有消化性溃疡、上消化道肿瘤、应激性溃疡、急慢性上消化道黏膜炎症、服用 NSAID 类药物等

部分少见病因，如马洛里－魏斯（Mallory-Weiss）综合征、上消化道血管畸形、Dieulafoy 病、胃黏膜脱垂或套叠、急性胃扩张或扭转、理化或放射性损伤、胆管结石或肿瘤、壶腹周围肿瘤、胰腺肿瘤；某些全身性疾病，如感染、肝肾功能障碍、出血性疾病、结缔组织病等

NVUGIB 的定性诊断

对胃镜检查发现的出血病灶，凡可疑为恶性病变，如情况许可，可在内镜直视下行黏膜活检送组织病理学检查以明确病变性质

【鉴别诊断】

在 NVUGIB 诊断过程中须注意与以下情况鉴别：

1. 排除消化道以外的出血

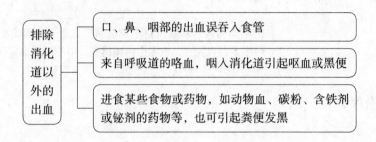

排除消化道以外的出血
- 口、鼻、咽部的出血误吞入食管
- 来自呼吸道的咯血，咽入消化道引起呕血或黑便
- 进食某些食物或药物，如动物血、碳粉、含铁剂或铋剂的药物等，也可引起粪便发黑

2. 判断是上消化道出血还是下消化道出血

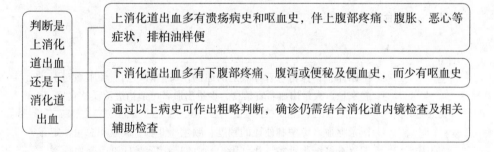

判断是上消化道出血还是下消化道出血
- 上消化道出血多有溃疡病史和呕血史，伴上腹部疼痛、腹胀、恶心等症状，排柏油样便
- 下消化道出血多有下腹部疼痛、腹泻或便秘及便血史，而少有呕血史
- 通过以上病史可作出粗略判断，确诊仍需结合消化道内镜检查及相关辅助检查

3. 不明原因消化道出血的诊断

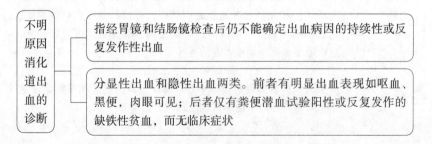

不明原因消化道出血的诊断
- 指经胃镜和结肠镜检查后仍不能确定出血病因的持续性或反复发作性出血
- 分显性出血和隐性出血两类。前者有明显出血表现如呕血、黑便，肉眼可见；后者仅有粪便潜血试验阳性或反复发作的缺铁性贫血，而无临床症状

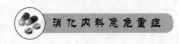

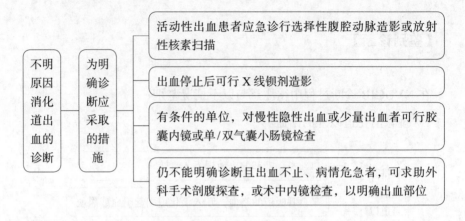

不明原因消化道出血的诊断 — 为明确诊断应采取的措施：

- 活动性出血患者应急诊行选择性腹腔动脉造影或放射性核素扫描
- 出血停止后可行 X 线钡剂造影
- 有条件的单位，对慢性隐性出血或少量出血者可行胶囊内镜或单/双气囊小肠镜检查
- 仍不能明确诊断且出血不止、病情危急者，可求助外科手术剖腹探查，或术中内镜检查，以明确出血部位

【治疗】

应及早补充血容量，防止继续出血和再出血及病因治疗。其中，抗休克、迅速补充血容量应放在一切医疗措施的首位。

1．一般治疗

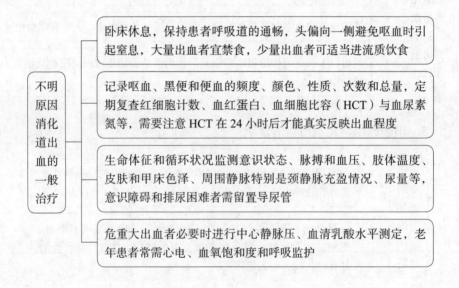

不明原因消化道出血的一般治疗：

- 卧床休息，保持患者呼吸道的通畅，头偏向一侧避免呕血时引起窒息，大量出血者宜禁食，少量出血者可适当进流质饮食
- 记录呕血、黑便和便血的频度、颜色、性质、次数和总量，定期复查红细胞计数、血红蛋白、血细胞比容（HCT）与血尿素氮等，需要注意 HCT 在 24 小时后才能真实反映出血程度
- 生命体征和循环状况监测意识状态、脉搏和血压、肢体温度、皮肤和甲床色泽、周围静脉特别是颈静脉充盈情况、尿量等，意识障碍和排尿困难者需留置导尿管
- 危重大出血者必要时进行中心静脉压、血清乳酸水平测定，老年患者常需心电、血氧饱和度和呼吸监护

2. 液体复苏

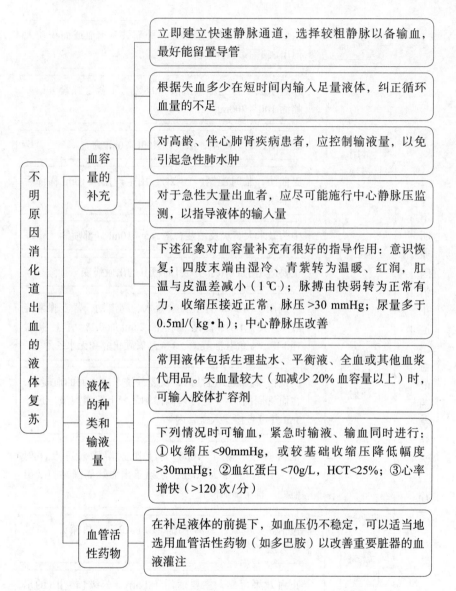

3. 止血措施

内镜下止血：起效迅速、疗效确切，应作为治疗的首选。推荐对 Forrest 分级Ⅰa~Ⅱb 的出血病变行内镜下止血治疗。常用的内镜止血方法包括药物喷洒、药物局部注射、热凝止血和机械止血等。

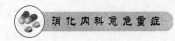

（1）药物喷洒

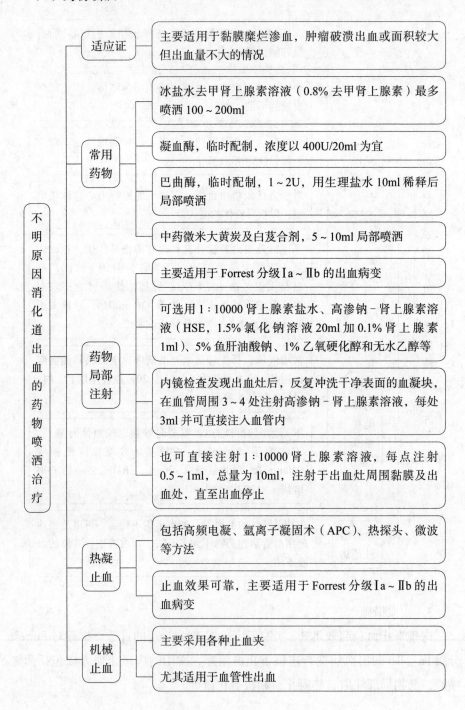

不明原因消化道出血的药物喷洒治疗

适应证　　主要适用于黏膜糜烂渗血，肿瘤破溃出血或面积较大但出血量不大的情况

常用药物
- 冰盐水去甲肾上腺素溶液（0.8% 去甲肾上腺素）最多喷洒 100 ~ 200ml
- 凝血酶，临时配制，浓度以 400U/20ml 为宜
- 巴曲酶，临时配制，1 ~ 2U，用生理盐水 10ml 稀释后局部喷洒
- 中药微米大黄炭及白芨合剂，5 ~ 10ml 局部喷洒

药物局部注射
- 主要适用于 Forrest 分级Ⅰa ~ Ⅱb 的出血病变
- 可选用 1∶10000 肾上腺素盐水、高渗钠－肾上腺素溶液（HSE，1.5% 氯化钠溶液 20ml 加 0.1% 肾上腺素 1ml）、5% 鱼肝油酸钠、1% 乙氧硬化醇和无水乙醇等
- 内镜检查发现出血灶后，反复冲洗干净表面的血凝块，在血管周围 3 ~ 4 处注射高渗钠－肾上腺素溶液，每处 3ml 并可直接注入血管内
- 也可直接注射 1∶10000 肾上腺素溶液，每点注射 0.5 ~ 1ml，总量为 10ml，注射于出血灶周围黏膜及出血处，直至出血停止

热凝止血
- 包括高频电凝、氩离子凝固术（APC）、热探头、微波等方法
- 止血效果可靠，主要适用于 Forrest 分级Ⅰa ~ Ⅱb 的出血病变

机械止血
- 主要采用各种止血夹
- 尤其适用于血管性出血

临床证据表明，在药物注射治疗的基础上，联合一种热凝或机械止血方法，可以进一步提高局部病灶的止血效果。

（2）抑酸药物

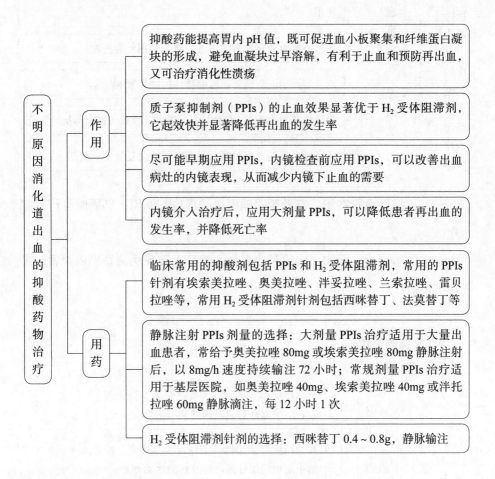

不明原因消化道出血的抑酸药物治疗

作用
- 抑酸药能提高胃内 pH 值，既可促进血小板聚集和纤维蛋白凝块的形成，避免血凝块过早溶解，有利于止血和预防再出血，又可治疗消化性溃疡
- 质子泵抑制剂（PPIs）的止血效果显著优于 H_2 受体阻滞剂，它起效快并显著降低再出血的发生率
- 尽可能早期应用 PPIs，内镜检查前应用 PPIs，可以改善出血病灶的内镜表现，从而减少内镜下止血的需要
- 内镜介入治疗后，应用大剂量 PPIs，可以降低患者再出血的发生率，并降低死亡率

用药
- 临床常用的抑酸剂包括 PPIs 和 H_2 受体阻滞剂，常用的 PPIs 针剂有埃索美拉唑、奥美拉唑、泮妥拉唑、兰索拉唑、雷贝拉唑等，常用 H_2 受体阻滞剂针剂包括西咪替丁、法莫替丁等
- 静脉注射 PPIs 剂量的选择：大剂量 PPIs 治疗适用于大量出血患者，常给予奥美拉唑 80mg 或埃索美拉唑 80mg 静脉注射后，以 8mg/h 速度持续输注 72 小时；常规剂量 PPIs 治疗适用于基层医院，如奥美拉唑 40mg、埃索美拉唑 40mg 或泮托拉唑 60mg 静脉滴注，每 12 小时 1 次
- H_2 受体阻滞剂针剂的选择：西咪替丁 0.4 ~ 0.8g，静脉输注

（3）生长抑素类药物

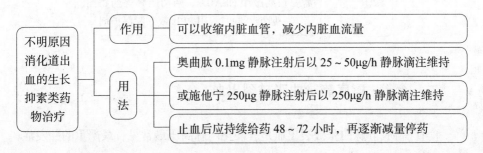

不明原因消化道出血的生长抑素类药物治疗

作用
- 可以收缩内脏血管，减少内脏血流量

用法
- 奥曲肽 0.1mg 静脉注射后以 25 ~ 50μg/h 静脉滴注维持
- 或施他宁 250μg 静脉注射后以 250μg/h 静脉滴注维持
- 止血后应持续给药 48 ~ 72 小时，再逐渐减量停药

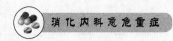

（4）其他止血药物

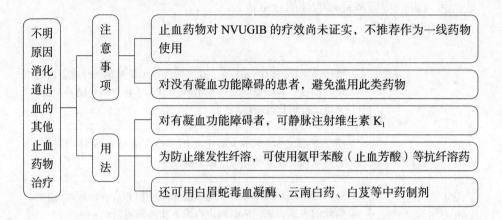

不明原因消化道出血的其他止血药物治疗	注意事项	止血药物对 NVUGIB 的疗效尚未证实，不推荐作为一线药物使用
		对没有凝血功能障碍的患者，避免滥用此类药物
	用法	对有凝血功能障碍者，可静脉注射维生素 K_1
		为防止继发性纤溶，可使用氨甲苯酸（止血芳酸）等抗纤溶药
		还可用白眉蛇毒血凝酶、云南白药、白芨等中药制剂

（5）选择性血管造影：有助于明确出血的部位与原因，必要时可行栓塞治疗。

（6）手术治疗：药物、内镜和放射介入治疗失败或病情特别凶险者，可考虑手术治疗。

4. 原发病的治疗

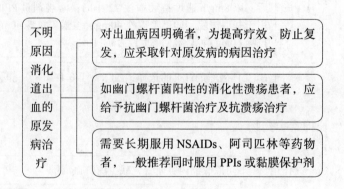

不明原因消化道出血的原发病治疗	对出血病因明确者，为提高疗效、防止复发，应采取针对原发病的病因治疗
	如幽门螺杆菌阳性的消化性溃疡患者，应给予抗幽门螺杆菌治疗及抗溃疡治疗
	需要长期服用 NSAIDs、阿司匹林等药物者，一般推荐同时服用 PPIs 或黏膜保护剂

二、食管-胃底静脉曲张破裂出血

食管-胃底静脉曲张破裂出血是肝硬化门脉高压最常见、最严重的并发症，病死率高，也是肝硬化主要的死亡原因之一。肝硬化患者中有 40% 出现食管 - 胃底静脉曲张，而食管 - 胃底静脉曲张的患者中有 50%~60% 并发大出血，其突出特点为起病急、出血量大、病死率高，严重者可因无法制止的大出血而迅速出现休克，直接导致死亡。若不进行积极预防，一年内再出血风险极高。

【病因及发病机制】

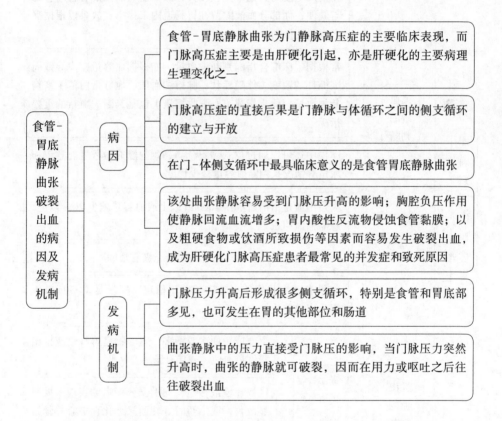

【病情评估】

由于食管 - 胃底静脉曲张破裂出血的患者出血量大，病情凶险，病死率高，因此救治时应首先判断出血量。

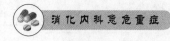

1. 准确判断出血严重度

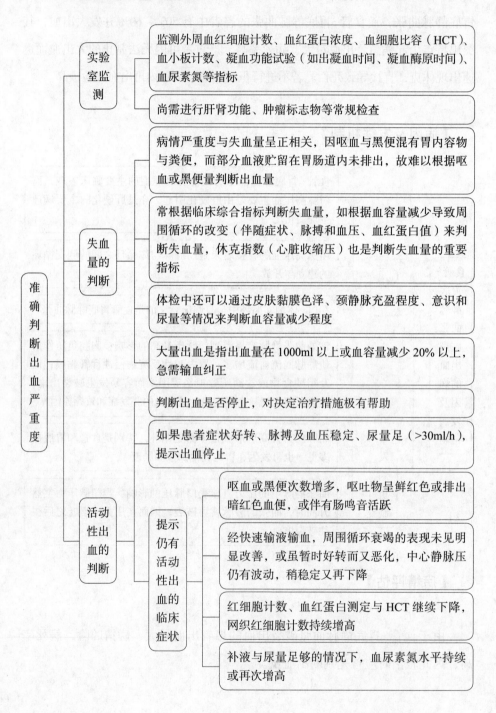

2. 尽量早期内镜确诊，明确病因

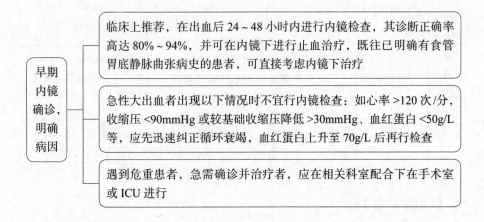

早期内镜确诊，明确病因

临床上推荐，在出血后 24～48 小时内进行内镜检查，其诊断正确率高达 80%～94%，并可在内镜下进行止血治疗，既往已明确有食管胃底静脉曲张病史的患者，可直接考虑内镜下治疗

急性大出血者出现以下情况时不宜行内镜检查：如心率 >120 次/分，收缩压 <90mmHg 或较基础收缩压降低 >30mmHg、血红蛋白 <50g/L 等，应先迅速纠正循环衰竭，血红蛋白上升至 70g/L 后再行检查

遇到危重患者，急需确诊并治疗者，应在相关科室配合下在手术室或 ICU 进行

【临床表现】

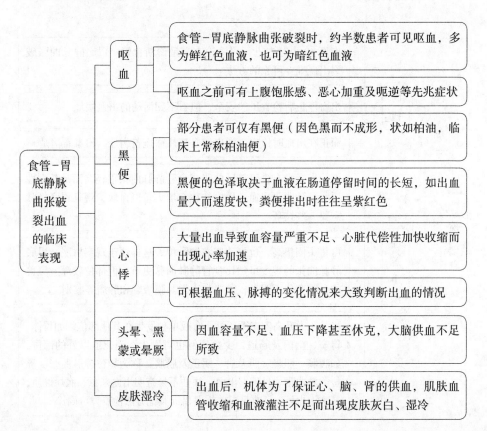

食管-胃底静脉曲张破裂出血的临床表现

呕血

食管-胃底静脉曲张破裂时，约半数患者可见呕血，多为鲜红色血液，也可为暗红色血液

呕血之前可有上腹饱胀感、恶心加重及呃逆等先兆症状

黑便

部分患者可仅有黑便（因色黑而不成形，状如柏油，临床上常称柏油便）

黑便的色泽取决于血液在肠道停留时间的长短，如出血量大而速度快，粪便排出时往往呈紫红色

心悸

大量出血导致血容量严重不足、心脏代偿性加快收缩而出现心率加速

可根据血压、脉搏的变化情况来大致判断出血的情况

头晕、黑蒙或晕厥

因血容量不足、血压下降甚至休克，大脑供血不足所致

皮肤湿冷

出血后，机体为了保证心、脑、肾的供血，肌肤血管收缩和血液灌注不足而出现皮肤灰白、湿冷

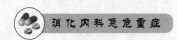

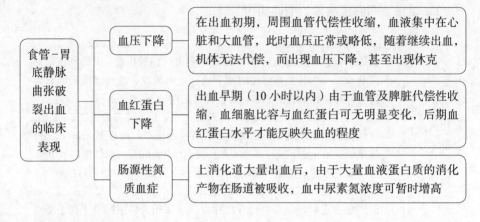

食管-胃底静脉曲张破裂出血的临床表现

血压下降：在出血初期，周围血管代偿性收缩，血液集中在心脏和大血管，此时血压正常或略低，随着继续出血，机体无法代偿，而出现血压下降，甚至出现休克

血红蛋白下降：出血早期（10小时以内）由于血管及脾脏代偿性收缩，血细胞比容与血红蛋白可无明显变化，后期血红蛋白水平才能反映失血的程度

肠源性氮质血症：上消化道大量出血后，由于大量血液蛋白质的消化产物在肠道被吸收，血中尿素氮浓度可暂时增高

【辅助检查】

1. 胃镜检查

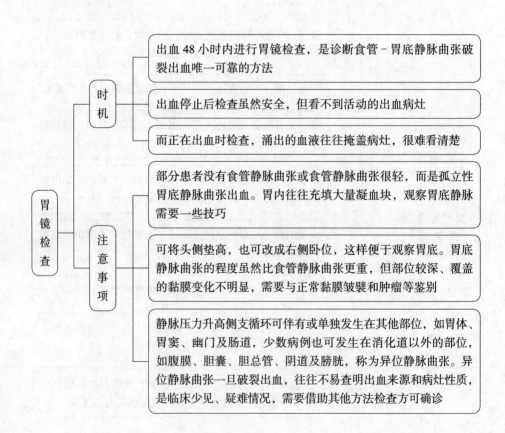

胃镜检查

时机
- 出血48小时内进行胃镜检查，是诊断食管-胃底静脉曲张破裂出血唯一可靠的方法
- 出血停止后检查虽然安全，但看不到活动的出血病灶
- 而正在出血时检查，涌出的血液往往掩盖病灶，很难看清楚

注意事项
- 部分患者没有食管静脉曲张或食管静脉曲张很轻，而是孤立性胃底静脉曲张出血。胃内往往充填大量凝血块，观察胃底静脉需要一些技巧
- 可将头侧垫高，也可改成右侧卧位，这样便于观察胃底。胃底静脉曲张的程度虽然比食管静脉曲张更重，但部位较深、覆盖的黏膜变化不明显，需要与正常黏膜皱襞和肿瘤等鉴别
- 静脉压力升高侧支循环可伴有或单独发生在其他部位，如胃体、胃窦、幽门及肠道，少数病例也可发生在消化道以外的部位，如腹膜、胆囊、胆总管、阴道及膀胱，称为异位静脉曲张。异位静脉曲张一旦破裂出血，往往不易查明出血来源和病灶性质，是临床少见、疑难情况，需要借助其他方法检查方可确诊

2. 血管造影

血管造影

作用

如果胃镜检查失败，或因病情不能做胃镜检查时，应考虑行血管造影

动脉血管造影可检查到的最小出血速度为 0.5ml/min。如果看到造影剂溢出，则可以决定出血的部位

间接门静脉造影还可见到门静脉、肠系膜上静脉和脾静脉开放的基本情况，对于确诊一些特殊的病例加肝动静脉瘘、脾静脉狭窄有绝对的优势

对食管胃底静脉曲张破裂出血的患者，虽然造影剂到达静脉系统时已有稀释，但仍可见到造影剂从曲张静脉溢出的现象

动脉血管造影在判断异位曲张出血时尤其有价值

经皮经肝门静脉造影，对门静脉、脾静脉和门－体侧支循环显示良好，能较好地显示出血血管，但操作技术较为复杂，有一定的风险。一些学者通过这一途径注入栓塞剂来闭塞出血血管达到止血目的，即经皮经肝静脉栓塞术（PTVE）

注意事项

经股静脉、肘前正中静脉或颈静脉插管，通过腔静脉进入肝静脉，可进行肝静脉造影和逆向门静脉造影

注入造影剂观察肝静脉及其分支的情况，有助于诊断布加综合征等

再将导管推进至嵌入位置，可以进行肝静脉压力梯度（HVPG，又称肝静脉楔压）的测定，HVPG 正常值为 3~5mmHg，高于 10mmHg 是门静脉高压的重要支持指标，而 HVPG>20mmHg 往往提示药物和内镜治疗效果不佳

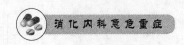

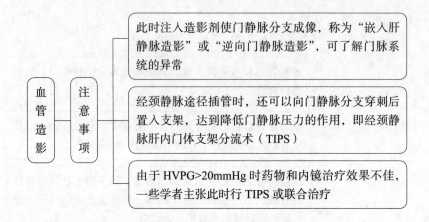

血管造影 — 注意事项

- 此时注入造影剂使门静脉分支成像，称为"嵌入肝静脉造影"或"逆向门静脉造影"，可了解门脉系统的异常
- 经颈静脉途径插管时，还可以向门静脉分支穿刺后置入支架，达到降低门静脉压力的作用，即经颈静脉肝内门体支架分流术（TIPS）
- 由于 HVPG>20mmHg 时药物和内镜治疗效果不佳，一些学者主张此时行 TIPS 或联合治疗

3. X 线、CT 检查及 CT 血管重建

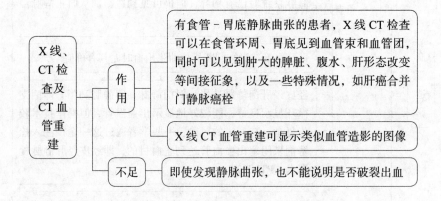

X 线、CT 检查及 CT 血管重建

- 作用
  - 有食管－胃底静脉曲张的患者，X 线 CT 检查可以在食管环周、胃底见到血管束和血管团，同时可以见到肿大的脾脏、腹水、肝形态改变等间接征象，以及一些特殊情况，如肝癌合并门静脉癌栓
  - X 线 CT 血管重建可显示类似血管造影的图像
- 不足
  - 即使发现静脉曲张，也不能说明是否破裂出血

4. 放射性核素扫描

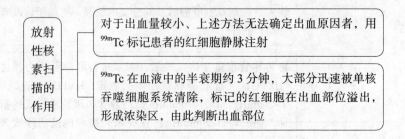

放射性核素扫描的作用

- 对于出血量较小、上述方法无法确定出血原因者，用 ^{99m}Tc 标记患者的红细胞静脉注射
- ^{99m}Tc 在血液中的半衰期约 3 分钟，大部分迅速被单核吞噬细胞系统清除，标记的红细胞在出血部位溢出，形成浓染区，由此判断出血部位

【诊断】

食管－胃底静脉曲张破裂出血的诊断
- 急性大量失血的患者往往难以详细诉说病史，护送人员提供的资料可能不全或不可靠，只能按上消化道出血进行禁食、补液、输血、抑制胃酸、止血药物等先期紧急处理，掌握时机进行必要的检查
- 待病情比较稳定时再详细询问病史，安排进一步检查
- 患者是否曾患肝炎，或是肝功能或氨基转移酶反复异常者
- 患者是否为长期携带肝炎病毒特别乙型、丙型肝炎病毒者
- 患者是否曾接受输血或血液制品
- 患者是否有胆石症或胆系慢性感染史
- 患者是否有血吸虫病史或血吸虫疫水接触史
- 患者是否长期嗜酒
- 患者是否长期用药或接触毒物
- 患者是否有腹部创伤或手术史等
- 有以上病史者，应首先考虑食管－胃底静脉曲张破裂出血的可能

【治疗】

1. 一般治疗

一般治疗
- 卧床休息、禁食，密切观察血压及脉率
- 烦躁不安者可给予异丙嗪或地西泮（安定），禁用吗啡或哌替啶（杜冷丁），肝功能差者慎用镇静药
- 大量出血可致失血性休克，并进一步加重肝细胞损害，诱发肝性脑病，故应立即输入右旋糖酐或新鲜血，纠正低血容量，后者含有较多的凝血因子，有利于止血

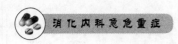

2. 急性出血的药物治疗

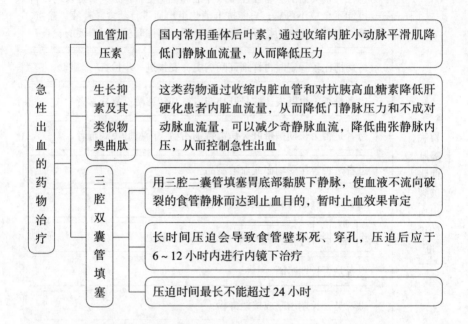

急性出血的药物治疗	血管加压素	国内常用垂体后叶素，通过收缩内脏小动脉平滑肌降低门静脉血流量，从而降低压力
	生长抑素及其类似物奥曲肽	这类药物通过收缩内脏血管和对抗胰高血糖素降低肝硬化患者内脏血流量，从而降低门静脉压力和不成对动脉血流量，可以减少奇静脉血流，降低曲张静脉内压，从而控制急性出血
	三腔双囊管填塞	用三腔二囊管填塞胃底部黏膜下静脉，使血液不流向破裂的食管静脉而达到止血目的，暂时止血效果肯定
		长时间压迫会导致食管壁坏死、穿孔，压迫后应于 6~12 小时内进行内镜下治疗
		压迫时间最长不能超过 24 小时

3. 食管-胃底静脉曲张破裂出血的内镜治疗

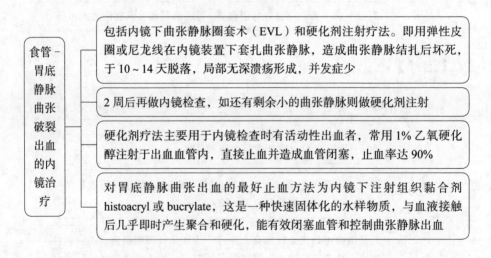

食管-胃底静脉曲张破裂出血的内镜治疗	包括内镜下曲张静脉圈套术（EVL）和硬化剂注射疗法。即用弹性皮圈或尼龙线在内镜装置下套扎曲张静脉，造成曲张静脉结扎后坏死，于 10~14 天脱落，局部无深溃疡形成，并发症少
	2 周后再做内镜检查，如还有剩余小的曲张静脉则做硬化剂注射
	硬化剂疗法主要用于内镜检查时有活动性出血者，常用 1% 乙氧硬化醇注射于出血血管内，直接止血并造成血管闭塞，止血率达 90%
	对胃底静脉曲张出血的最好止血方法为内镜下注射组织黏合剂 histoacryl 或 bucrylate，这是一种快速固体化的水样物质，与血液接触后几乎即时产生聚合和硬化，能有效闭塞血管和控制曲张静脉出血

4. 经颈静脉肝内门体分流术（TIPS）

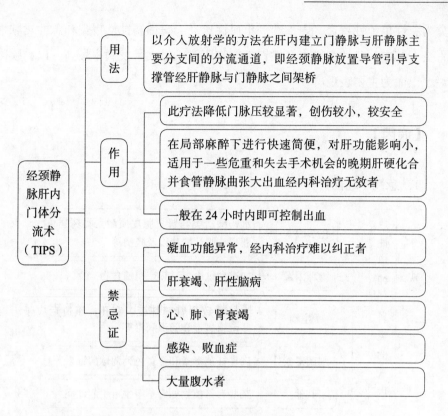

经颈静脉肝内门体分流术（TIPS）

用法：以介入放射学的方法在肝内建立门静脉与肝静脉主要分支间的分流通道，即经颈静脉放置导管引导支撑管经肝静脉与门静脉之间架桥

作用：
- 此疗法降低门脉压较显著，创伤较小，较安全
- 在局部麻醉下进行快速简便，对肝功能影响小，适用于一些危重和失去手术机会的晚期肝硬化合并食管静脉曲张大出血经内科治疗无效者
- 一般在 24 小时内即可控制出血

禁忌证：
- 凝血功能异常，经内科治疗难以纠正者
- 肝衰竭、肝性脑病
- 心、肺、肾衰竭
- 感染、败血症
- 大量腹水者

5. 食管 – 胃底静脉曲张破裂出血的手术治疗

如经积极的非手术疗法仍不能止血时，可考虑手术治疗。

6. 肝移植

在国外已作为常规手段治疗终末期肝硬化患者，其合并门静脉高压通过药物及内镜治疗仍有反复发作的胃食管静脉曲张出血，移植后可使门静脉压力恢复正常。

第二节　急性胃炎

急性胃炎是指由各种原因所致的急性胃黏膜炎性病变。急性胃炎临床上

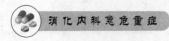

分为急性单纯性胃炎、急性糜烂出血性胃炎、急性腐蚀性胃炎和急性化脓性
胃炎。其中，急性糜烂出血性胃炎的临床意义最大且发病率最高，以黏膜糜
烂、出血为主要表现。

【病因】

1. 急性单纯性胃炎

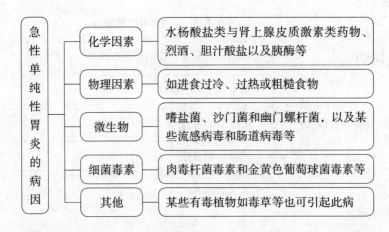

2. 急性糜烂出血性胃炎

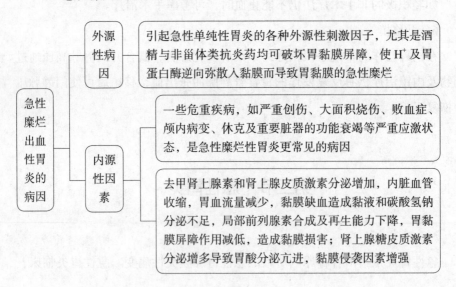

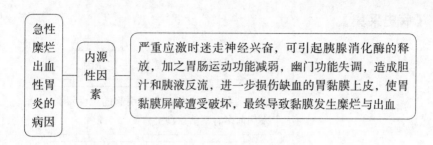

3. 急性腐蚀性胃炎

急性腐蚀性胃炎是由于吞服强酸、强碱或其他腐蚀剂所引起的胃黏膜腐蚀性炎症。其病因包括：

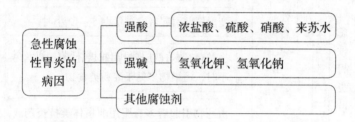

4. 急性化脓性胃炎

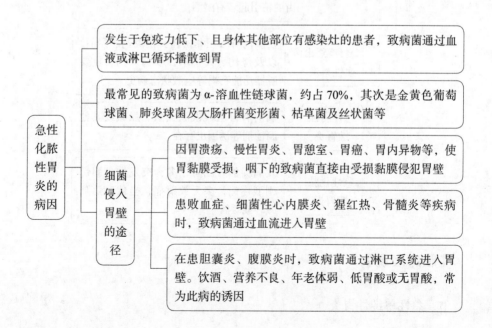

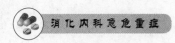

【病史采集】

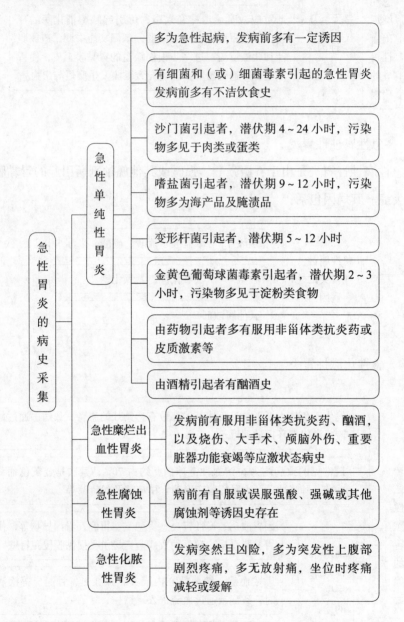

急性胃炎的病史采集

急性单纯性胃炎
- 多为急性起病，发病前多有一定诱因
- 有细菌和（或）细菌毒素引起的急性胃炎发病前多有不洁饮食史
- 沙门菌引起者，潜伏期 4～24 小时，污染物多见于肉类或蛋类
- 嗜盐菌引起者，潜伏期 9～12 小时，污染物多为海产品及腌渍品
- 变形杆菌引起者，潜伏期 5～12 小时
- 金黄色葡萄球菌毒素引起者，潜伏期 2～3 小时，污染物多见于淀粉类食物
- 由药物引起者多有服用非甾体类抗炎药或皮质激素等
- 由酒精引起者有酗酒史

急性糜烂出血性胃炎
- 发病前有服用非甾体类抗炎药、酗酒，以及烧伤、大手术、颅脑外伤、重要脏器功能衰竭等应激状态病史

急性腐蚀性胃炎
- 病前有自服或误服强酸、强碱或其他腐蚀剂等诱因史存在

急性化脓性胃炎
- 发病突然且凶险，多为突发性上腹部剧烈疼痛，多无放射痛，坐位时疼痛减轻或缓解

【临床表现】

1. 急性单纯性胃炎

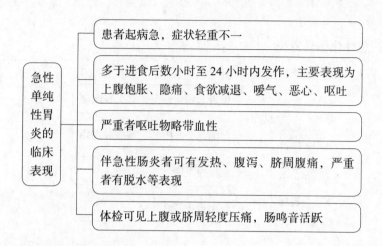

急性单纯性胃炎的临床表现
- 患者起病急，症状轻重不一
- 多于进食后数小时至 24 小时内发作，主要表现为上腹饱胀、隐痛、食欲减退、嗳气、恶心、呕吐
- 严重者呕吐物略带血性
- 伴急性肠炎者可有发热、腹泻、脐周腹痛，严重者有脱水等表现
- 体检可见上腹或脐周轻度压痛，肠鸣音活跃

2. 急性糜烂出血性胃炎

急性糜烂出血性胃炎的临床表现
- 临床症状多为上腹部隐痛或剧痛，伴恶心等症状
- 少数患者由于原发病症状较重，因此出血前的胃肠道症状如上腹部隐痛不适、烧灼感，常被忽视或无明显症状，常以上消化道出血为首发症状，表现为呕血和（或）柏油样便，出血常为间歇性
- 部分患者表现为急性大量出血，病情较重，可出现失血性休克

3. 急性腐蚀性胃炎

急性腐蚀性胃炎的临床表现
- 患者均有吞服强酸、强碱等腐蚀剂史
- 患者在吞服腐蚀剂后，最早可出现口腔、咽喉、胸骨后和上腹部剧烈疼痛，常伴有吞咽疼痛、咽下困难、恶心呕吐、呕吐物呈血样等症状，严重者可出现食管或胃穿孔，甚至发生虚脱、休克
- 查体可发现唇、口腔、咽喉因接触各种腐蚀剂而产生颜色不同的灼痂，强碱致透明性水肿等
- 上腹部明显压痛，胃穿孔者可出现腹膜炎体征

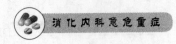

4. 急性化脓性胃炎

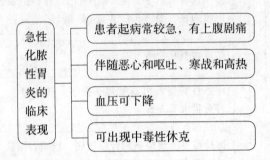

【辅助检查】

1. 急性单纯性胃炎

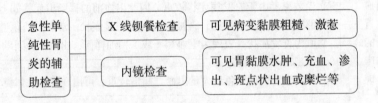

2. 急性糜烂出血性胃炎

（1）实验室检查

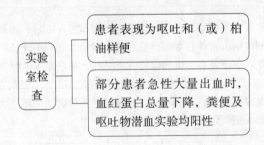

（2）X线检查

| | 胃肠道钡餐检查常不能发现糜烂性病变，且不适用于急性活动性出血患者，因为钡剂可涂布于黏膜表面，使近期不能做内镜或血管造影检查 |
|X线检查| 在急性上消化道出血时肠系膜上动脉超选择性血管造影术可做出出血的定位诊断，出血间歇时则常为阴性 |

（3）急诊内镜检查

急诊内镜检查

- 确诊本病最安全、可靠的手段
- 一般在出血后的 24～48 小时内进行
- 出血后 12～24 小时内，胃镜检查阳性率为 95%，活动性出血率为 77.4%
- 24～48 小时内阳性率为 85%，活动出血率为 57%
- 48 小时后阳性率及活动出血率更低，因此内镜检查应在 48 小时内进行
- 镜下表现为胃黏膜局限性或弥漫性充血、水肿、糜烂、表面覆有黏液和炎性渗出物
- 以出血为主要表现者，常可见黏膜有点、片状糜烂，黏膜表面有新鲜出血和黑色血痂，同时可见黏膜下出血表现，胃液为鲜红色或咖啡色
- 由应激因素引起的病变，多局限在胃底和胃体部，而药物引起者，则病变多在胃窦部
- 胃黏膜活检组织学表现为胃小凹间有大量红细胞渗出，表面上皮脱落，覆盖有纤维素渗出物，黏膜及黏膜下层血管充血，可见糜烂或浅表性溃疡

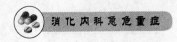

3. 急性腐蚀性胃炎

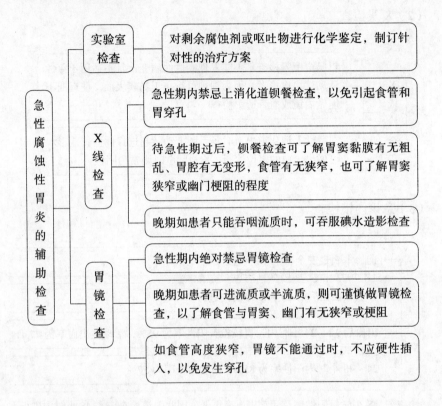

急性腐蚀性胃炎的辅助检查

- 实验室检查 —— 对剩余腐蚀剂或呕吐物进行化学鉴定，制订针对性的治疗方案

- X线检查
  - 急性期内禁忌上消化道钡餐检查，以免引起食管和胃穿孔
  - 待急性期过后，钡餐检查可了解胃窦黏膜有无粗乱、胃腔有无变形，食管有无狭窄，也可了解胃窦狭窄或幽门梗阻的程度
  - 晚期如患者只能吞咽流质时，可吞服碘水造影检查

- 胃镜检查
  - 急性期内绝对禁忌胃镜检查
  - 晚期如患者可进流质或半流质，则可谨慎做胃镜检查，以了解食管与胃窦、幽门有无狭窄或梗阻
  - 如食管高度狭窄，胃镜不能通过时，不应硬性插入，以免发生穿孔

4. 急性化脓性胃炎

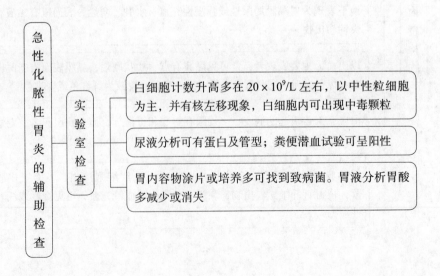

急性化脓性胃炎的辅助检查

- 实验室检查
  - 白细胞计数升高多在 $20 \times 10^9/L$ 左右，以中性粒细胞为主，并有核左移现象，白细胞内可出现中毒颗粒
  - 尿液分析可有蛋白及管型；粪便潜血试验可呈阳性
  - 胃内容物涂片或培养多可找到致病菌。胃液分析胃酸多减少或消失

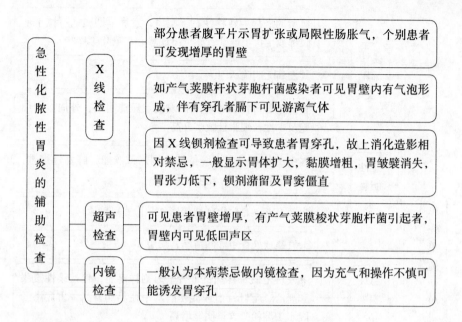

急性化脓性胃炎的辅助检查

X线检查
- 部分患者腹平片示胃扩张或局限性肠胀气，个别患者可发现增厚的胃壁
- 如产气荚膜杆状芽胞杆菌感染者可见胃壁内有气泡形成，伴有穿孔者膈下可见游离气体
- 因X线钡剂检查可导致患者胃穿孔，故上消化造影相对禁忌，一般显示胃体扩大，黏膜增粗，胃皱襞消失，胃张力低下，钡剂潴留及胃窦僵直

超声检查
- 可见患者胃壁增厚，有产气荚膜梭状芽胞杆菌引起者，胃壁内可见低回声区

内镜检查
- 一般认为本病禁忌做内镜检查，因为充气和操作不慎可能诱发胃穿孔

【诊断】

主要由病史和症状做出拟诊，而经胃镜检查发现糜烂及出血病灶得以确诊。但吞服腐蚀物质者禁忌胃镜检查。有长期服 NSAID 药物、酗酒以及临床重危患者，均应想到急性胃炎可能。

【鉴别诊断】

1. 急性单纯性胃炎

根据病史和症状、体征一般可做出诊断。但若伴有上消化道出血，尤其有酗酒或服水杨酸盐制剂等诱因者，应考虑急性糜烂性胃炎的可能。以上腹痛为主要症状者应与急性阑尾炎、急性胰腺炎、胆囊炎、胆石症等疾病相鉴别。

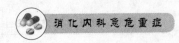

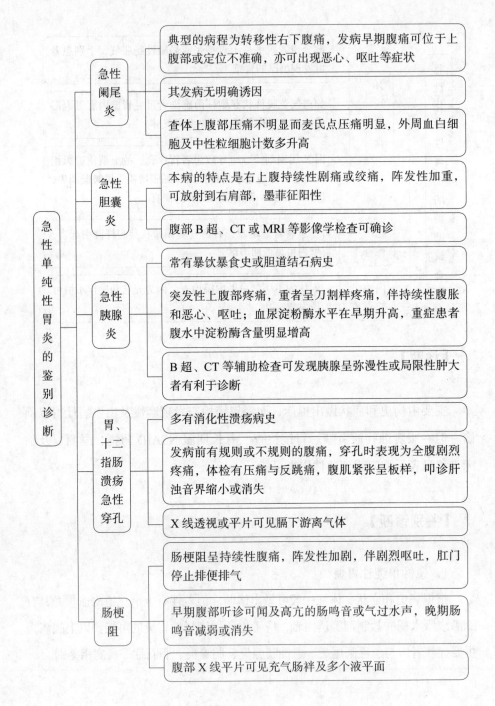

急性单纯性胃炎的鉴别诊断

急性阑尾炎
- 典型的病程为转移性右下腹痛,发病早期腹痛可位于上腹部或定位不准确,亦可出现恶心、呕吐等症状
- 其发病无明确诱因
- 查体上腹部压痛不明显而麦氏点压痛明显,外周血白细胞及中性粒细胞计数多升高

急性胆囊炎
- 本病的特点是右上腹持续性剧痛或绞痛,阵发性加重,可放射到右肩部,墨菲征阳性
- 腹部 B 超、CT 或 MRI 等影像学检查可确诊

急性胰腺炎
- 常有暴饮暴食史或胆道结石病史
- 突发性上腹部疼痛,重者呈刀割样疼痛,伴持续性腹胀和恶心、呕吐;血尿淀粉酶水平在早期升高,重症患者腹水中淀粉酶含量明显增高
- B 超、CT 等辅助检查可发现胰腺呈弥漫性或局限性肿大者有利于诊断

胃、十二指肠溃疡急性穿孔
- 多有消化性溃疡病史
- 发病前有规则或不规则的腹痛,穿孔时表现为全腹剧烈疼痛,体检有压痛与反跳痛,腹肌紧张呈板样,叩诊肝浊音界缩小或消失
- X 线透视或平片可见膈下游离气体

肠梗阻
- 肠梗阻呈持续性腹痛,阵发性加剧,伴剧烈呕吐,肛门停止排便排气
- 早期腹部听诊可闻及高亢的肠鸣音或气过水声,晚期肠鸣音减弱或消失
- 腹部 X 线平片可见充气肠袢及多个液平面

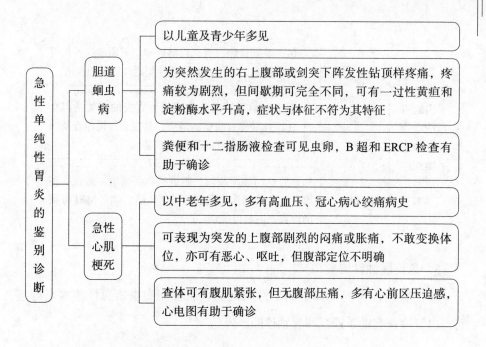

2. 急性糜烂出血性胃炎

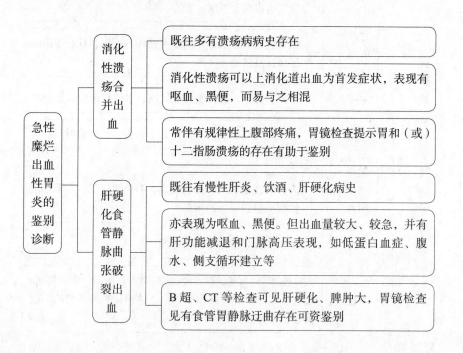

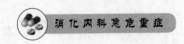

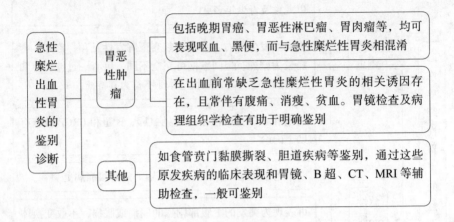

```
急性          ┌─ 包括晚期胃癌、胃恶性淋巴瘤、胃肉瘤等,均可
糜烂    胃恶   │  表现呕血、黑便,而与急性糜烂性胃炎相混淆
出血    性肿
性胃    瘤    └─ 在出血前常缺乏急性糜烂性胃炎的相关诱因存
炎的           在,且常伴有腹痛、消瘦、贫血。胃镜检查及病
鉴别           理组织学检查有助于明确鉴别
诊断
        其他 ─── 如食管贲门黏膜撕裂、胆道疾病等鉴别,通过这些
                原发疾病的临床表现和胃镜、B 超、CT、MRI 等辅
                助检查,一般可鉴别
```

3. 急性腐蚀性胃炎

急性腐蚀性胃炎应和早期急性阑尾炎、急性胆囊炎、急性胰腺炎等鉴别,内镜检查有助于诊断和鉴别诊断。

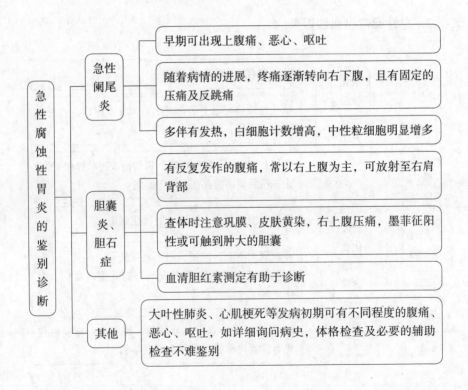

```
急              ┌─ 早期可出现上腹痛、恶心、呕吐
性       急性   │
腐       阑尾   ├─ 随着病情的进展,疼痛逐渐转向右下腹,且有固定的
蚀       炎    │  压痛及反跳痛
性              │
胃              └─ 多伴有发热,白细胞计数增高,中性粒细胞明显增多
炎
的      胆囊   ┌─ 有反复发作的腹痛,常以右上腹为主,可放射至右肩
鉴       炎、   │  背部
别       胆石   │
诊       症    ├─ 查体时注意巩膜、皮肤黄染,右上腹压痛,墨菲征阳
断              │  性或可触到肿大的胆囊
                │
                └─ 血清胆红素测定有助于诊断

        其他 ─── 大叶性肺炎、心肌梗死等发病初期可有不同程度的腹痛、
                恶心、呕吐,如详细询问病史,体格检查及必要的辅助
                检查不难鉴别
```

4. 急性化脓性胃炎

本病易与消化性溃疡穿孔、急性胆囊炎及急性胰腺炎混淆。

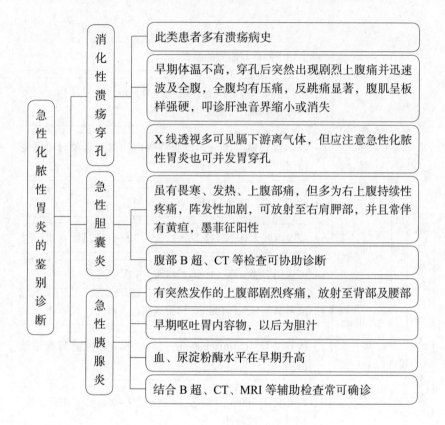

急性化脓性胃炎的鉴别诊断

消化性溃疡穿孔
- 此类患者多有溃疡病史
- 早期体温不高，穿孔后突然出现剧烈上腹痛并迅速波及全腹，全腹均有压痛，反跳痛显著，腹肌呈板样强硬，叩诊肝浊音界缩小或消失
- X线透视多可见膈下游离气体，但应注意急性化脓性胃炎也可并发胃穿孔

急性胆囊炎
- 虽有畏寒、发热、上腹部痛，但多为右上腹持续性疼痛，阵发性加剧，可放射至右肩胛部，并且常伴有黄疸，墨菲征阳性
- 腹部 B 超、CT 等检查可协助诊断

急性胰腺炎
- 有突然发作的上腹部剧烈疼痛，放射至背部及腰部
- 早期呕吐胃内容物，以后为胆汁
- 血、尿淀粉酶水平在早期升高
- 结合 B 超、CT、MRI 等辅助检查常可确诊

【治疗】

1. 急性单纯性胃炎

（1）一般治疗

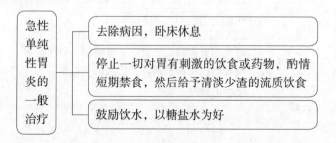

急性单纯性胃炎的一般治疗
- 去除病因，卧床休息
- 停止一切对胃有刺激的饮食或药物，酌情短期禁食，然后给予清淡少渣的流质饮食
- 鼓励饮水，以糖盐水为好

（2）对症治疗

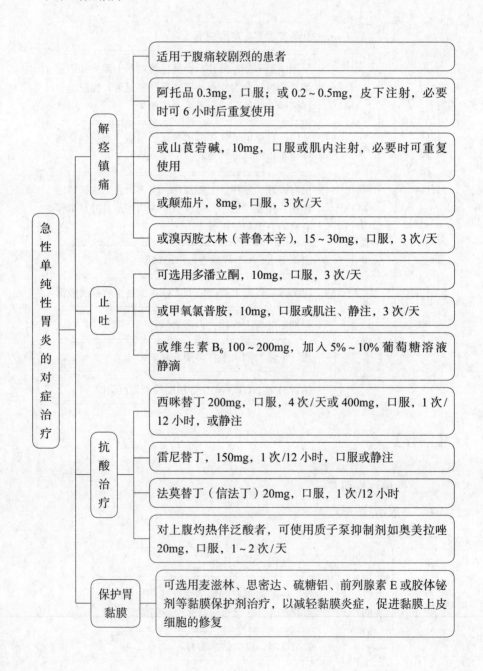

急性单纯性胃炎的对症治疗

解痉镇痛
- 适用于腹痛较剧烈的患者
- 阿托品 0.3mg，口服；或 0.2～0.5mg，皮下注射，必要时可 6 小时后重复使用
- 或山莨菪碱，10mg，口服或肌内注射，必要时可重复使用
- 或颠茄片，8mg，口服，3 次/天
- 或溴丙胺太林（普鲁本辛），15～30mg，口服，3 次/天

止吐
- 可选用多潘立酮，10mg，口服，3 次/天
- 或甲氧氯普胺，10mg，口服或肌注、静注，3 次/天
- 或维生素 B_6 100～200mg，加入 5%～10% 葡萄糖溶液静滴

抗酸治疗
- 西咪替丁 200mg，口服，4 次/天或 400mg，口服，1 次/12 小时，或静注
- 雷尼替丁，150mg，1 次/12 小时，口服或静注
- 法莫替丁（信法丁）20mg，口服，1 次/12 小时
- 对上腹灼热伴泛酸者，可使用质子泵抑制剂如奥美拉唑 20mg，口服，1～2 次/天

保护胃黏膜
- 可选用麦滋林、思密达、硫糖铝、前列腺素 E 或胶体铋剂等黏膜保护剂治疗，以减轻黏膜炎症，促进黏膜上皮细胞的修复

（3）抗感染治疗

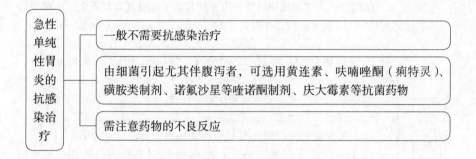

急性单纯性胃炎的抗感染治疗
- 一般不需要抗感染治疗
- 由细菌引起尤其伴腹泻者，可选用黄连素、呋喃唑酮（痢特灵）、磺胺类制剂、诺氟沙星等喹诺酮制剂、庆大霉素等抗菌药物
- 需注意药物的不良反应

（4）维持水、电解质及酸碱平衡

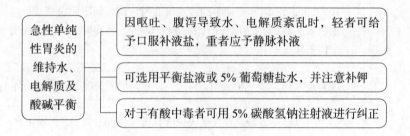

急性单纯性胃炎的维持水、电解质及酸碱平衡
- 因呕吐、腹泻导致水、电解质紊乱时，轻者可给予口服补液盐，重者应予静脉补液
- 可选用平衡盐液或 5% 葡萄糖盐水，并注意补钾
- 对于有酸中毒者可用 5% 碳酸氢钠注射液进行纠正

2. 急性糜烂出血性胃炎

（1）一般治疗

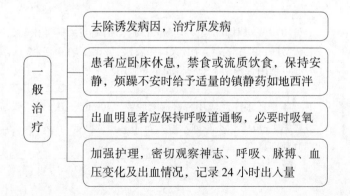

一般治疗
- 去除诱发病因，治疗原发病
- 患者应卧床休息，禁食或流质饮食，保持安静，烦躁不安时给予适量的镇静药如地西泮
- 出血明显者应保持呼吸道通畅，必要时吸氧
- 加强护理，密切观察神志、呼吸、脉搏、血压变化及出血情况，记录 24 小时出入量

（2）抗酸治疗：根据病情可选用或联合使用下述药物。

抗酸治疗

> 制酸剂：出血期应用较少，出血控制后可选服复方氢氧化铝（胃舒平）、复方铝酸铋（胃必治）、胃速乐，2~3片，3~4次/天

> H_2受体阻滞剂：可选服西咪替丁，200mg，4次/天或400mg，1次/12小时；雷尼替丁150mg，1次/12小时；法莫替丁20mg，1次/12小时。不能进食者可予静脉注射

> 质子泵抑制剂（PPI）：可口服奥美拉唑20mg，1次/天或1次/12小时；兰索拉唑30mg，1次/天或1次/12小时；泮托拉唑40mg，1次/天或1次/12小时等

> 近年来抑酸作用更强的制剂已应用于临床，主要有雷贝拉唑10~20mg/d，因其药动学的特点属非酶代谢（即不完全依赖肝细胞色素P450同工酶CYP2C19进行代谢），故其抑酸效果无显著个体差异性

> 埃索美拉唑，20~40mg/d，口服，该药是奥美拉唑的左旋异构体

> 必要时可静注或静脉输注奥美拉唑，每次40mg，1次/天或1次/8小时

（3）保护胃黏膜

保护胃黏膜

> 可口服麦滋林0.67g，3次/天；硫糖铝1.0g，3~4次/天；铝碳酸镁，3片，3~4次/天；果胶铋、思密达3.0克，3次/天；亦可选用吉福士、安胃得胶浆等服用

> 近年来还多广泛应用替普瑞酮胶囊，50mg，3次/天；或前列腺素E_2衍生物米索前列醇，常用量为200μg，4次/天，餐前和睡前口服

（4）大出血者应积极采取以下治疗措施

1）补充血容量

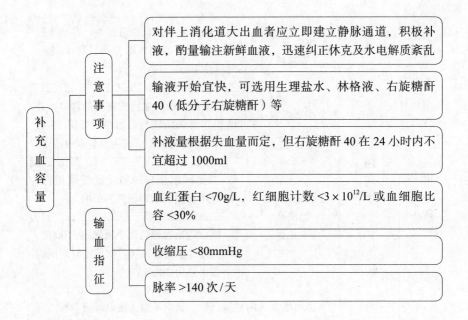

2）局部止血

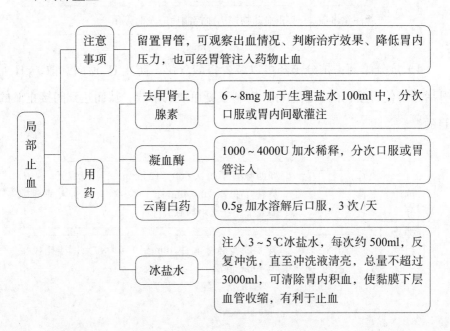

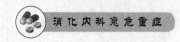

3）止血药

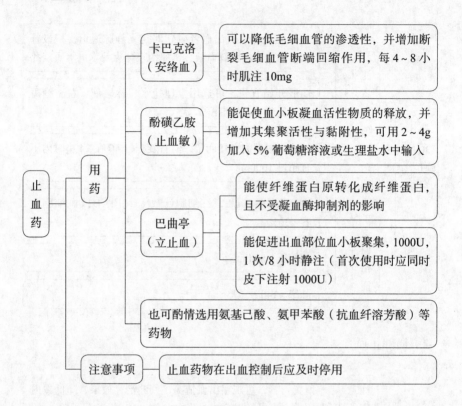

4）抗分泌药：抗分泌药可以减少胃酸分泌，防止 H^+ 逆向弥散，pH 上升后，可使胃蛋白酶失去活性，有利于凝血块的形成，从而达到间接止血的目的。

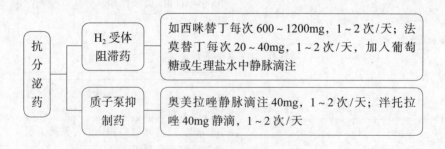

5）中药

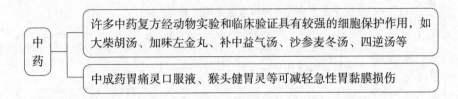

中药：
许多中药复方经动物实验和临床验证具有较强的细胞保护作用，如大柴胡汤、加味左金丸、补中益气汤、沙参麦冬汤、四逆汤等

中成药胃痛灵口服液、猴头健胃灵等可减轻急性胃黏膜损伤

6）生长抑素

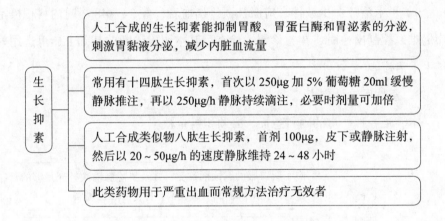

生长抑素：
人工合成的生长抑素能抑制胃酸、胃蛋白酶和胃泌素的分泌，刺激胃黏液分泌，减少内脏血流量

常用有十四肽生长抑素，首次以250μg加5%葡萄糖20ml缓慢静脉推注，再以250μg/h静脉持续滴注，必要时剂量可加倍

人工合成类似物八肽生长抑素，首剂100μg，皮下或静脉注射，然后以20～50μg/h的速度静脉维持24～48小时

此类药物用于严重出血而常规方法治疗无效者

7）内镜下止血

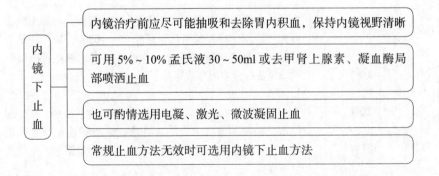

内镜下止血：
内镜治疗前应尽可能抽吸和去除胃内积血，保持内镜视野清晰

可用5%～10%孟氏液30～50ml或去甲肾上腺素、凝血酶局部喷洒止血

也可酌情选用电凝、激光、微波凝固止血

常规止血方法无效时可选用内镜下止血方法

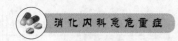

8）选择性动脉内灌注垂体后叶素

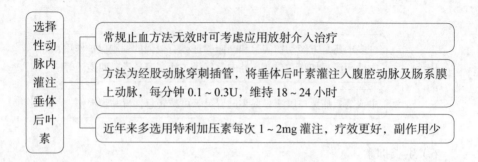

选择性动脉内灌注垂体后叶素	常规止血方法无效时可考虑应用放射介入治疗
	方法为经股动脉穿刺插管，将垂体后叶素灌注入腹腔动脉及肠系膜上动脉，每分钟 0.1～0.3U，维持 18～24 小时
	近年来多选用特利加压素每次 1～2mg 灌注，疗效更好，副作用少

9）手术治疗：少数伴有应激性溃疡出血者，经 24～48 小时内科积极治疗仍难以控制出血时，在急诊胃镜检查后基本明确诊断的基础上，可选用外科手术治疗。

3. 急性腐蚀性胃炎

本病是一种严重的内科急症，必须积极抢救。

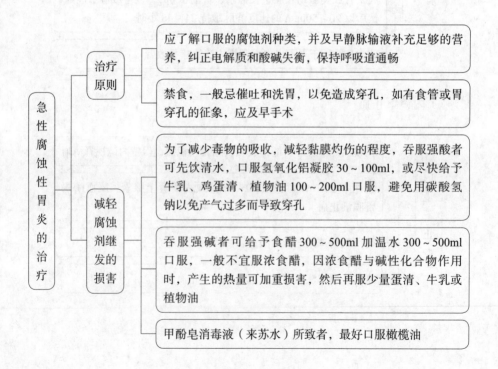

急性腐蚀性胃炎的治疗	治疗原则	应了解口服的腐蚀剂种类，并及早静脉输液补充足够的营养，纠正电解质和酸碱失衡，保持呼吸道通畅
		禁食，一般忌催吐和洗胃，以免造成穿孔，如有食管或胃穿孔的征象，应及早手术
	减轻腐蚀剂继发的损害	为了减少毒物的吸收，减轻黏膜灼伤的程度，吞服强酸者可先饮清水，口服氢氧化铝凝胶 30～100ml，或尽快给予牛乳、鸡蛋清、植物油 100～200ml 口服，避免用碳酸氢钠以免产气过多而导致穿孔
		吞服强碱者可给予食醋 300～500ml 加温水 300～500ml 口服，一般不宜服浓食醋，因浓食醋与碱性化合物作用时，产生的热量可加重损害，然后再服少量蛋清、牛乳或植物油
		甲酚皂消毒液（来苏水）所致者，最好口服橄榄油

急性腐蚀性胃炎的治疗

对症治疗

- 剧痛者可酌情使用镇痛剂如布桂嗪（强痛定）50～100mg，肌注；或盐酸哌替啶50mg，肌注；或吗啡10mg，肌注，用药期间应严密观察病情，以免有掩盖穿孔等并发症存在的可能

- 呼吸困难者给予氧气吸入，已有喉头水肿、呼吸道严重阻塞者，应及早做气管切开，并应用广谱抗生素防止继发感染

- 可酌情在发病24小时内，使用糖皮质激素，如氢化可的松100～200mg或地塞米松5～10mg静脉滴注，数天后可改成泼尼松片口服，以减轻咽喉局部水肿，并可减少胶原及纤维瘢痕组织的形成

- 但不应长期服用，且使用皮质激素时应并用抗生素

并发症的治疗

- 如并发食管狭窄、幽门梗阻者可行内镜下气囊扩张治疗

- 食管局部狭窄时，可植入支架治疗，不宜行扩张或支架治疗者应行手术治疗。尚无资料提示早期（2周内）的预防性食管扩张对患者有益，反而使食管损害进一步加重，而且并不能阻止狭窄的发生。病情好转后，可行食管球囊扩张以预防食管狭窄

- 对于明显狭窄，影响进食，则可行探条或球囊扩张或放置支架，值得注意的是扩张的并发症——食管破裂所致的纵隔炎是相当严重的

4. 急性化脓性胃炎

急性化脓性胃炎的治疗

- 急性化脓性胃炎治疗成功的关键在于早期诊断

- 治疗措施主要包括应用适当足量的抗生素以控制感染，纠正休克及水、电解质紊乱，以及一般支持疗法等，也可选择胃黏膜保护剂及抑酸剂治疗

- 如并发胃穿孔，经抗生素积极治疗无效时，如全身一般情况尚好，可行外科手术治疗，如胃蜂窝织炎的引流术或部分胃切除术（切除病变）

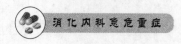

第三节 应激性溃疡

应激是指机体受各种刺激因素的干扰，使正常生理平衡处于紧张状态，所引起的反应。在应激状态下，引起的胃黏膜溃疡、糜烂，称为应激性溃疡，又称为急性胃黏膜病变。严重者可并发上消化道大出血，进一步进展为失血性休克。休克是一种极其危险而凶险的临床疾病，起病急，病情发展迅速，随时危及患者生命。确诊需进行急诊胃镜检查，并可在内镜下进行止血治疗。

【病因】

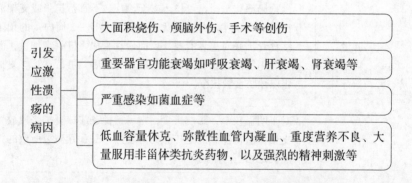

引发应激性溃疡的病因
- 大面积烧伤、颅脑外伤、手术等创伤
- 重要器官功能衰竭如呼吸衰竭、肝衰竭、肾衰竭等
- 严重感染如菌血症等
- 低血容量休克、弥散性血管内凝血、重度营养不良、大量服用非甾体类抗炎药物，以及强烈的精神刺激等

【发病机制】

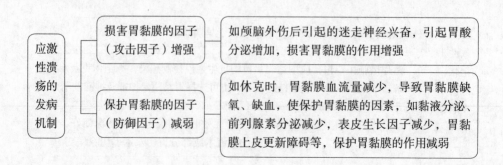

应激性溃疡的发病机制
- 损害胃黏膜的因子（攻击因子）增强：如颅脑外伤后引起的迷走神经兴奋，引起胃酸分泌增加，损害胃黏膜的作用增强
- 保护胃黏膜的因子（防御因子）减弱：如休克时，胃黏膜血流量减少，导致胃黏膜缺氧、缺血，使保护胃黏膜的因素，如黏液分泌、前列腺素分泌减少，表皮生长因子减少，胃黏膜上皮更新障碍等，保护胃黏膜的作用减弱

上述任意一种因素，结果都会导致 H^+ 从胃腔向胃的黏膜扩散，最终造成胃黏膜的损害，发生胃黏膜糜烂、坏死及溃疡形成。

【病史采集及病情评估】

1．询问病史

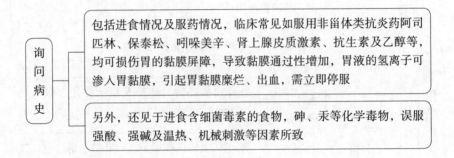

询问病史
- 包括进食情况及服药情况，临床常见如服用非甾体类抗炎药阿司匹林、保泰松、吲哚美辛、肾上腺皮质激素、抗生素及乙醇等，均可损伤胃的黏膜屏障，导致黏膜通过性增加，胃液的氢离子可渗入胃黏膜，引起胃黏膜糜烂、出血，需立即停服
- 另外，还见于进食含细菌毒素的食物，砷、汞等化学毒物，误服强酸、强碱及温热、机械刺激等因素所致

2．判断原发病

如因严重感染、严重创伤、颅内高压、严重烧伤、大手术后、休克、过度紧张劳累等引起的应激状态下急性胃黏膜病变，需进行原发病的积极治疗。

3．准确判断出血严重程度

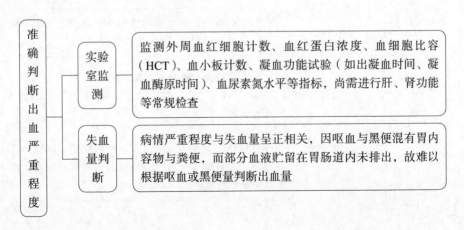

准确判断出血严重程度
- 实验室监测：监测外周血红细胞计数、血红蛋白浓度、血细胞比容（HCT）、血小板计数、凝血功能试验（如出凝血时间、凝血酶原时间）、血尿素氮水平等指标，尚需进行肝、肾功能等常规检查
- 失血量判断：病情严重程度与失血量呈正相关，因呕血与黑便混有胃内容物与粪便，而部分血液贮留在胃肠道内未排出，故难以根据呕血或黑便量判断出血量

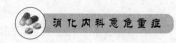

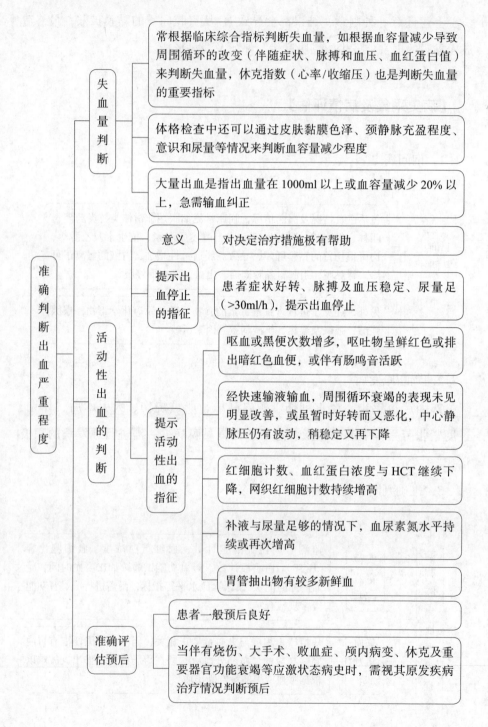

准确判断出血严重程度

失血量判断
- 常根据临床综合指标判断失血量，如根据血容量减少导致周围循环的改变（伴随症状、脉搏和血压、血红蛋白值）来判断失血量，休克指数（心率/收缩压）也是判断失血量的重要指标
- 体格检查中还可以通过皮肤黏膜色泽、颈静脉充盈程度、意识和尿量等情况来判断血容量减少程度
- 大量出血是指出血量在 1000ml 以上或血容量减少 20% 以上，急需输血纠正

活动性出血的判断
- 意义 —— 对决定治疗措施极有帮助
- 提示出血停止的指征 —— 患者症状好转、脉搏及血压稳定、尿量足（>30ml/h），提示出血停止
- 提示活动性出血的指征
  - 呕血或黑便次数增多，呕吐物呈鲜红色或排出暗红色血便，或伴有肠鸣音活跃
  - 经快速输液输血，周围循环衰竭的表现未见明显改善，或虽暂时好转而又恶化，中心静脉压仍有波动，稍稳定又再下降
  - 红细胞计数、血红蛋白浓度与 HCT 继续下降，网织红细胞计数持续增高
  - 补液与尿量足够的情况下，血尿素氮水平持续或再次增高
  - 胃管抽出物有较多新鲜血

准确评估预后
- 患者一般预后良好
- 当伴有烧伤、大手术、败血症、颅内病变、休克及重要器官功能衰竭等应激状态病史时，需视其原发疾病治疗情况判断预后

【临床表现】

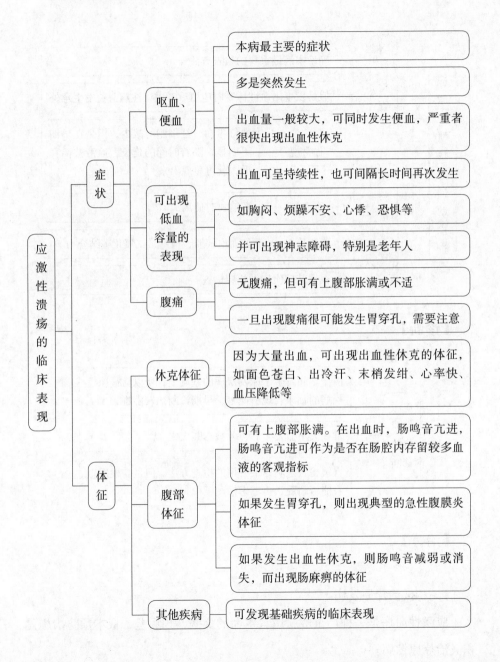

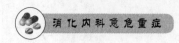

【辅助检查】

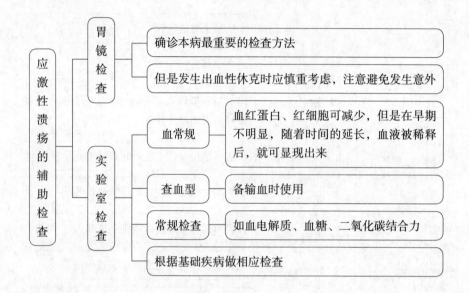

【诊断】

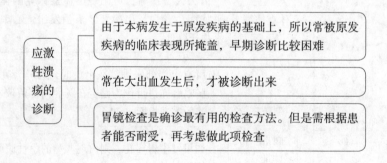

【治疗】

1. 积极治疗原发病

应激性溃疡是一种严重威胁患者生命的疾病，预后差，根本预防措施是积极治疗原发病。

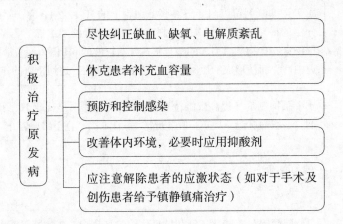

积极治疗原发病
- 尽快纠正缺血、缺氧、电解质紊乱
- 休克患者补充血容量
- 预防和控制感染
- 改善体内环境,必要时应用抑酸剂
- 应注意解除患者的应激状态(如对于手术及创伤患者给予镇静镇痛治疗)

2. 药物治疗

(1)改善黏膜微循环,提高胃黏膜血流量:某些大量失血、失液引起休克的患者应尽早使用前列腺素、山莨菪碱、硝酸甘油等血管活性药物改善胃黏膜微循环,对抗因应激引起的胃肠道黏膜及黏膜下微血管的强烈收缩,提高胃黏膜血流量。

(2)抑酸药

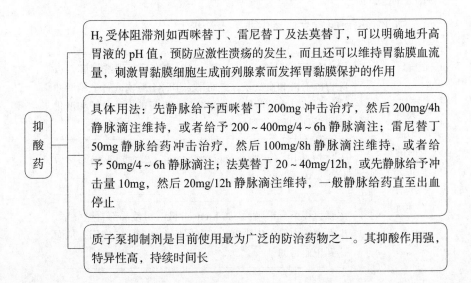

抑酸药
- H_2受体阻滞剂如西咪替丁、雷尼替丁及法莫替丁,可以明确地升高胃液的 pH 值,预防应激性溃疡的发生,而且还可以维持胃黏膜血流量,刺激胃黏膜细胞生成前列腺素而发挥胃黏膜保护的作用
- 具体用法:先静脉给予西咪替丁 200mg 冲击治疗,然后 200mg/4h 静脉滴注维持,或者给予 200～400mg/4～6h 静脉滴注;雷尼替丁 50mg 静脉给药冲击治疗,然后 100mg/8h 静脉滴注维持,或者给予 50mg/4～6h 静脉滴注;法莫替丁 20～40mg/12h,或先静脉给予冲击量 10mg,然后 20mg/12h 静脉滴注维持,一般静脉给药直至出血停止
- 质子泵抑制剂是目前使用最为广泛的防治药物之一。其抑酸作用强,特异性高,持续时间长

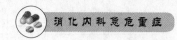

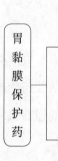

抑酸药	质子泵抑制剂可以阻断胃黏膜壁细胞上的 H^+-K^+-ATP 酶，阻断胃酸分泌的最后通道，所以能抑制基础胃酸的分泌及组胺、乙酰胆碱、胃泌素和食物刺激引起的酸分泌，升高胃液的 pH 值，使胃液酸度接近中性，而使形成的血凝块不被胃液迅速消化，达到止血的作用
	质子泵抑制剂在提高及维持胃内 pH 值的作用明显优于 H_2 受体阻滞剂。一般静脉给予奥美拉唑 40mg，每日 1 次，直至出血停止

（3）胃黏膜保护药

胃黏膜保护药	硫糖铝是硫酸化二糖和氢氧化铝的复合物，在酸性胃液中，凝聚成糊状黏稠物，可附着于胃、十二指肠黏膜表面，与溃疡面附着作用尤为显著，覆盖于溃疡面上之后，阻止胃酸、胃蛋白酶继续侵袭溃疡面，有利于黏膜上皮细胞的再生和阻止氢离子向黏膜内逆弥散，从而促进溃疡的愈合
	米索前列醇具有抑制胃酸分泌、增加胃黏膜血流量及修复胃黏液 – 碳酸氢盐屏障的作用，腹泻是其常见的不良反应，又因该药可以引起子宫收缩，故孕妇禁用

3．止血处理

（1）消化道出血时首先应考虑非手术治疗。

大量出血时的非手术治疗	置入较粗的胃管，先以 10~14℃冰水反复灌洗胃腔，去除胃内血液和血凝块，继而用去甲肾上腺素或肾上腺素冲洗，可使其血管收缩、血流减少，并可使胃的分泌和消化功能受到抑制
	也可以使用凝血酶 30000U 溶于 30ml 生理盐水中，经胃管注入出血部位
	内镜直视下局部喷洒 5% Monsell 液，可使局部胃壁痉挛，出血周围血管发生收缩，并有促使血液凝固的作用，从而达到止血目的

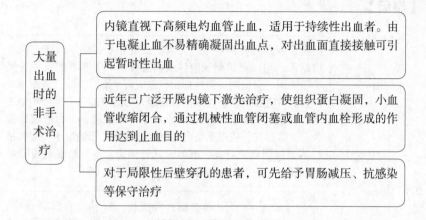

大量出血时的非手术治疗
- 内镜直视下高频电灼血管止血，适用于持续性出血者。由于电凝止血不易精确凝固出血点，对出血面直接接触可引起暂时性出血
- 近年已广泛开展内镜下激光治疗，使组织蛋白凝固，小血管收缩闭合，通过机械性血管闭塞或血管内血栓形成的作用达到止血目的
- 对于局限性后壁穿孔的患者，可先给予胃肠减压、抗感染等保守治疗

（2）经内科治疗 24 小时后出血仍不停止，或一时止血又复发者，应采用手术治疗。

（3）输全血：当血红蛋白浓度低于 90g/L，收缩血压 <90mmHg（12kPa）时，应立即输入足够量的全血。

第四节　急性胃扩张

急性胃扩张是指胃及十二指肠在短期内有大量内容物不能排出，而发生的极度扩张，导致反复呕吐，进而出现水电解质紊乱，甚至休克、死亡。本病多在手术后发生，亦可因暴饮暴食所致。儿童和成人均可发病，男性多见。通常由于创伤、麻醉和外科手术，特别是迷走神经切断术后，引起胃自主神经功能失调，造成胃平滑肌麻痹、胃急性扩张。也可因为胃扭转、嵌顿性食管裂孔疝，以及各种原因所致的十二指肠壅积症、十二指肠肿瘤、异物、暴饮暴食等都可引起胃潴留和急性胃扩张。

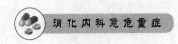

【病因】

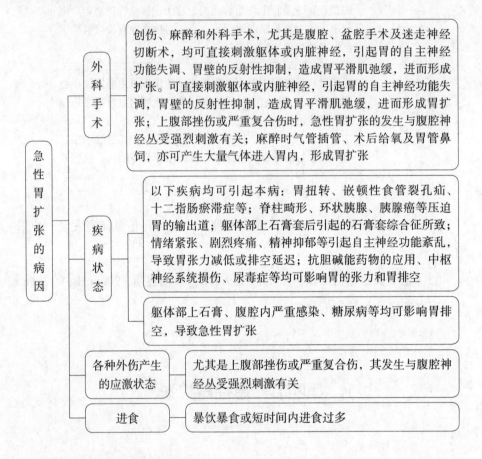

急性胃扩张的病因

外科手术 —— 创伤、麻醉和外科手术，尤其是腹腔、盆腔手术及迷走神经切断术，均可直接刺激躯体或内脏神经，引起胃的自主神经功能失调、胃壁的反射性抑制，造成胃平滑肌弛缓，进而形成扩张。可直接刺激躯体或内脏神经，引起胃的自主神经功能失调，胃壁的反射性抑制，造成胃平滑肌弛缓，进而形成胃扩张；上腹部挫伤或严重复合伤时，急性胃扩张的发生与腹腔神经丛受强烈刺激有关；麻醉时气管插管、术后给氧及胃管鼻饲，亦可产生大量气体进入胃内，形成胃扩张

疾病状态 —— 以下疾病均可引起本病：胃扭转、嵌顿性食管裂孔疝、十二指肠瘀滞症等；脊柱畸形、环状胰腺、胰腺癌等压迫胃的输出道；躯体部上石膏套后引起的石膏套综合征所致；情绪紧张、剧烈疼痛、精神抑郁等引起自主神经功能紊乱，导致胃张力减低或排空延迟；抗胆碱能药物的应用、中枢神经系统损伤、尿毒症等均可影响胃的张力和胃排空

躯体部上石膏、腹腔内严重感染、糖尿病等均可影响胃排空，导致急性胃扩张

各种外伤产生的应激状态 —— 尤其是上腹部挫伤或严重复合伤，其发生与腹腔神经丛受强烈刺激有关

进食 —— 暴饮暴食或短时间内进食过多

【病史采集及体格检查】

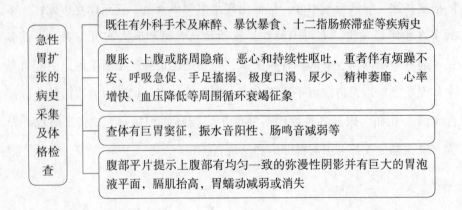

急性胃扩张的病史采集及体格检查

既往有外科手术及麻醉、暴饮暴食、十二指肠瘀滞症等疾病史

腹胀、上腹或脐周隐痛、恶心和持续性呕吐，重者伴有烦躁不安、呼吸急促、手足搐搦、极度口渴、尿少、精神萎靡、心率增快、血压降低等周围循环衰竭征象

查体有巨胃窦征，振水音阳性、肠鸣音减弱等

腹部平片提示上腹部有均匀一致的弥漫性阴影并有巨大的胃泡液平面，膈肌抬高，胃蠕动减弱或消失

【临床表现】

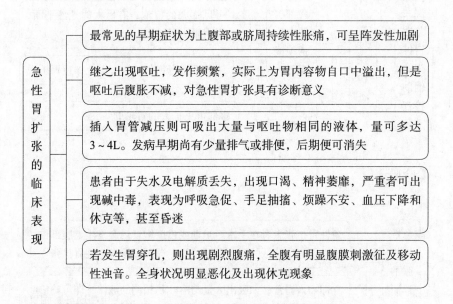

急性胃扩张的临床表现

- 最常见的早期症状为上腹部或脐周持续性胀痛，可呈阵发性加剧
- 继之出现呕吐，发作频繁，实际上为胃内容物自口中溢出，但是呕吐后腹胀不减，对急性胃扩张具有诊断意义
- 插入胃管减压则可吸出大量与呕吐物相同的液体，量可多达3～4L。发病早期尚有少量排气或排便，后期便可消失
- 患者由于失水及电解质丢失，出现口渴、精神萎靡，严重者可出现碱中毒，表现为呼吸急促、手足抽搐、烦躁不安、血压下降和休克等，甚至昏迷
- 若发生胃穿孔，则出现剧烈腹痛，全腹有明显腹膜刺激征及移动性浊音。全身状况明显恶化及出现休克现象

【辅助检查】

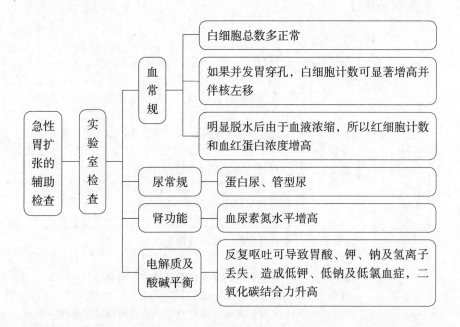

急性胃扩张的辅助检查 — 实验室检查

- 血常规
  - 白细胞总数多正常
  - 如果并发胃穿孔，白细胞计数可显著增高并伴核左移
  - 明显脱水后由于血液浓缩，所以红细胞计数和血红蛋白浓度增高
- 尿常规 — 蛋白尿、管型尿
- 肾功能 — 血尿素氮水平增高
- 电解质及酸碱平衡 — 反复呕吐可导致胃酸、钾、钠及氢离子丢失，造成低钾、低钠及低氯血症，二氧化碳结合力升高

171

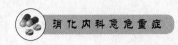

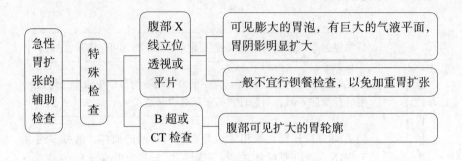

【诊断】

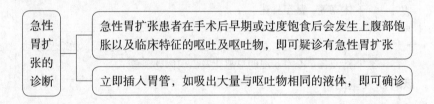

【鉴别诊断】

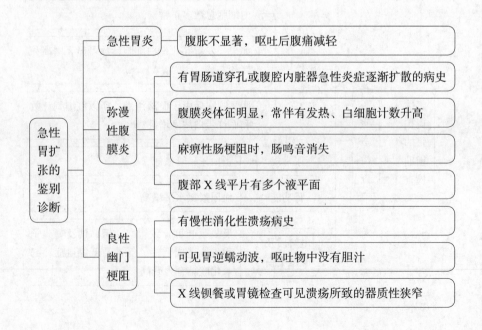

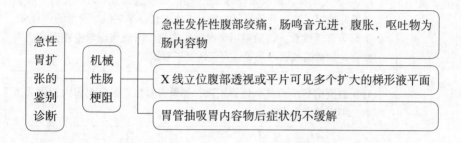

【治疗】

急性胃扩张开始主要表现为大量气体和液体在胃及十二指肠上段潴留，所以治疗关键主要有禁食、禁水、胃肠减压和保持水电解质及酸碱平衡。

1. 内科治疗

该病以大量的液体和气体潴留于胃和十二指肠上段为特征，一方面体液大量丢失，出现水电解质紊乱和酸碱平衡失调；另一方面胃壁受压，出现面积大小不等的缺血、坏死，导致急性出血或穿孔。因此，急性胃扩张患者，如无严重的并发症，首先采用内科治疗。

（1）禁食、禁水、胃肠减压

```
          ┌─ 首先应给予严格禁食、禁水，同时可放置胃管起到持续胃肠减压的作
          │  用，吸出胃内全部积液及气体，每隔半小时用等渗温生理盐水冲洗，
          │  直至胃液颜色变淡，量逐渐减少，胃肠道功能完全恢复为止
          │
禁食、    ├─ 对非暴饮暴食者，只要引流管位置恰当，均能通畅引流
禁水、    │
胃肠      ├─ 暴饮暴食后的急性胃扩张，应选用粗大鼻胃管，并密切观察通畅与否，
减压      │  如堵塞，可用少量温盐水自胃管注入，冲开堵塞物，但不可用力过猛
          │  冲洗，以免胃穿孔；或保持负压下拔出胃管，带出堵塞物，再行插入
          │
          └─ 病情好转24小时后可向胃里注入少量液体，试饮少量糖水或白开水
```

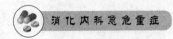

禁食、禁水、胃肠减压

经 3～5 天禁食、禁水和胃肠减压等治疗，如患者无呕吐、腹胀、腹痛等异常情况，即可开始恢复少量、多次进食，早期拟进食米汤、豆浆、牛奶等流质饮食，以后根据情况逐渐加量，由流质逐渐过渡到半流质饮食，如稀粥或软面条等，直至恢复正常饮食

对于过度饱餐所致的急性胃扩张，如果胃管难以抽吸出胃内食物残渣者，则应考虑手术治疗

（2）保持水、电解质和酸碱平衡

保持水、电解质和酸碱平衡

每天记录 24 小时出入量，动态观察血钾、钠、氯、二氧化碳结合力、肌酐、尿素氮及血常规等

血钾水平低者，注意补钾，避免因低钾导致肠麻痹，而再度出现腹胀，低血钾常可因血液浓缩而被掩盖，应予以注意。此类患者往往有代谢性碱中毒倾向，补碱应慎重

注意充分输液，防止休克等并发症的发生，维持营养，必要时给予胃肠外营养或全胃肠外营养，补充足够的热量、蛋白质、维生素及微量元素

如出现休克，则应快速从静脉输入生理盐水及 10% 葡萄糖液，使尿量正常，必要时输入全血

（3）体位疗法

急性胃扩张的体位疗法

经常改变卧位姿势，以解除十二指肠横部的受压

如病情许可，可采用俯卧位，头转向侧方，床脚抬高约 30cm，可减轻小肠系膜的紧张，并防止其对十二指肠的压迫，以利于胃内容物进入远侧消化道

（4）胃肠动力药：必要时应用促进胃肠蠕动恢复的药物，同时应避免短

时间内进食过多。

（5）吸氧：高浓度吸氧对改善状况和促进胃肠道功能恢复有一定帮助。

（6）积极治疗原发病：外科手术、麻醉，各种急性外伤、颅外伤、背部损伤，暴饮暴食，胃肠扭转，食管裂孔疝，膈疝，十二指肠壅积症、肿瘤、异物，幽门附近病变、急性胰腺炎，严重感染，长期吸氧；或者自主神经功能紊乱、精神性疾病、糖尿病神经病变、尿毒症、使用抗胆碱能药物等均可导致胃排空延迟，引起急性胃扩张，应同时或症状缓解后积极予以纠正。

（7）抗生素的使用：可以视病情轻重使用抗生素防治继发感染。

2．手术治疗

如果保守治疗失败、效果不佳，临床出现胃壁坏死穿孔表现或怀疑胃穿孔时，应及时中转手术探查或手术治疗。

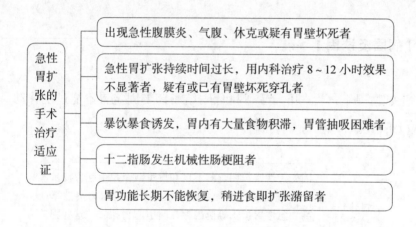

急性胃扩张的手术治疗适应证

- 出现急性腹膜炎、气腹、休克或疑有胃壁坏死者
- 急性胃扩张持续时间过长，用内科治疗 8~12 小时效果不显著者，疑有或已有胃壁坏死穿孔者
- 暴饮暴食诱发，胃内有大量食物积滞，胃管抽吸困难者
- 十二指肠发生机械性肠梗阻者
- 胃功能长期不能恢复，稍进食即扩张潴留者

第五节　急性胃肠扭转

胃肠扭转是指胃或肠沿不同的轴向发生移位，导致异常扭转。根据发病

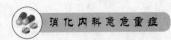

时间有急性和慢性的区别。急性胃肠扭转是严重的急腹症之一，由于其临床症状往往是非特异性的，常由于延迟诊断而导致致命性后果，包括肠缺血和梗死。因此及早认识、及时诊断、恰当处理，是避免这些不良后果的根本。

一、胃扭转

胃扭转是指因维持胃正常位置的固定机制发生障碍，或胃邻近脏器病变使胃移位而致胃本身沿不同轴向发生异常扭转。轻者无症状，重者可致梗阻及血运障碍引起急性腹痛和休克，甚至危及生命。本病可发生于任何年龄，但多见于 40 ~ 60 岁，常与食管旁裂孔疝同时存在，膈疝被认为是胃扭转的病因。急性胃扭转的病死率可高达 30% ~ 50%。

【病因及诱因】

正常情况下，胃-肝、胃-脾和胃-结肠韧带固定胃不能过度移动。但出现以下情况时，会诱发胃扭转。

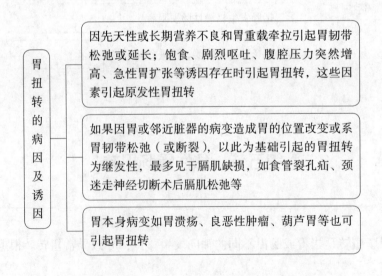

胃扭转的病因及诱因

- 因先天性或长期营养不良和胃重载牵拉引起胃韧带松弛或延长；饱食、剧烈呕吐、腹腔压力突然增高、急性胃扩张等诱因存在时引起胃扭转，这些因素引起原发性胃扭转
- 如果因胃或邻近脏器的病变造成胃的位置改变或系胃韧带松弛（或断裂），以此为基础引起的胃扭转为继发性，最多见于膈肌缺损，如食管裂孔疝、颈迷走神经切断术后膈肌松弛等
- 胃本身病变如胃溃疡、良恶性肿瘤、葫芦胃等也可引起胃扭转

【胃扭转的类型】

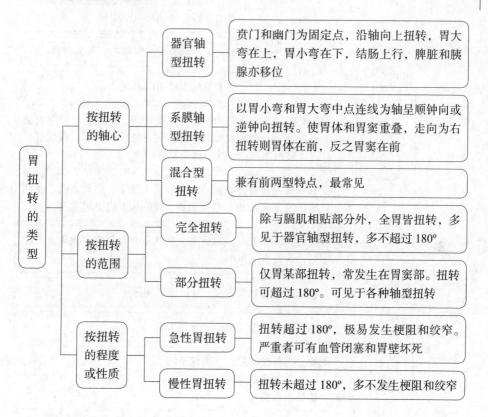

【临床表现】

博尔夏特（Borchardt）于 1904 年提出了协助诊断胃扭转的三联征，在其基础上凯特（Cater）等又补充 3 点，详细内容如下。

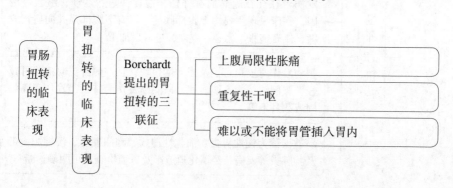

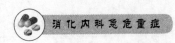

```
                            ┌─ 当胃经膈肌缺损处进入胸腔或膈肌膨隆严
                            │  重时，腹部体征可以不明显
                   Cater 所 ─┼─ 胸片显示胸腔或上腹部有充气的脏器
                   补充胃扭   │
                   转症状    └─ 有上消化道梗阻的表现

         胃
         扭
         转        ┌─ 如果同时出现消化道出血、腹膜炎表现、休克、腹腔穿刺抽
         的        │  出胃内容物、胸腔积液时，应想到胃绞窄的可能，胃绞窄一
         临        │  旦发生常因休克、急性心肺功能衰竭而死亡
         床        │
         表        └─ 绞窄型胃扭转常合并膈疝，在胃发生绞窄、穿孔之前，往往
         现           有明显的 Borchardt 三联征表现，在临床上应引起重视

                   ┌─ 急性胃扭转很少见，起病急、症状重、有急腹症表现，可伴
                   │  休克，病死率达 30%
                   │
                   ├─ 上腹部剧痛放射至背部、左肋缘和胸部
  胃               │
  肠      急       ├─ 早期呕吐，少量无胆汁，继而干呕
  扭      性       │
  转      胃       ├─ 上腹部进行性膨胀，下腹部平软
  的      扭       │
  临      转       ├─ 不能插入胃管
  床               │
  表               └─ 严重者可伴休克
  现
                   ┌─ 临床表现常不典型，可持续多年不发生症状，仅钡剂检查时
                   │  偶然发现
                   │
                   ├─ 发病者往往在起病前有外伤、饱食、剧烈运动、呕吐等诱
                   │  因，临床表现主要为上腹部胀痛，可有下腹部痛并向肩背放
         慢        │  射，伴有饱胀、恶心、呕吐，进食后加重
         性        │
         胃        ├─ 腹痛发作时上腹可扪及张力性包块，且左侧卧位时症状可减
         扭        │  轻，服制酸药物不能缓解，以间断发作为特征，发作间隔数
         转        │  周或数月不等
                   │
                   └─ 易被误诊为慢性胃炎、消化性溃疡、幽门梗阻、慢性胆囊炎
                      及胰腺炎等疾病，经消化道造影及胃镜检查后可明确诊断
```

【辅助检查】

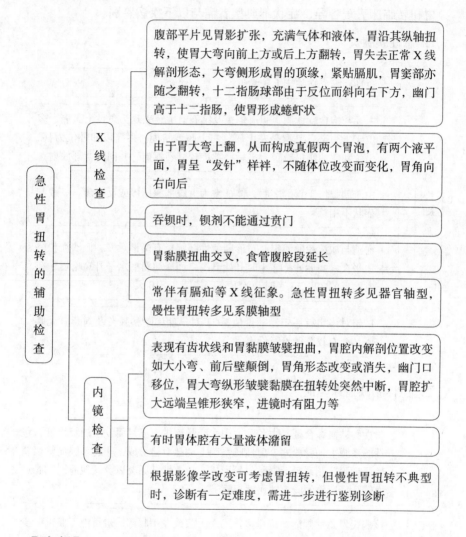

急性胃扭转的辅助检查

X 线检查

- 腹部平片见胃影扩张，充满气体和液体，胃沿其纵轴扭转，使胃大弯向前上方或后上方翻转，胃失去正常 X 线解剖形态，大弯侧形成胃的顶缘，紧贴膈肌，胃窦部亦随之翻转，十二指肠球部由于反位而斜向右下方，幽门高于十二指肠，使胃形成蜷虾状

- 由于胃大弯上翻，从而构成真假两个胃泡，有两个液平面，胃呈"发针"样祥，不随体位改变而变化，胃角向右向后

- 吞钡时，钡剂不能通过贲门

- 胃黏膜扭曲交叉，食管腹腔段延长

- 常伴有膈疝等 X 线征象。急性胃扭转多见器官轴型，慢性胃扭转多见系膜轴型

内镜检查

- 表现有齿状线和胃黏膜皱襞扭曲，胃腔内解剖位置改变如大小弯、前后壁颠倒，胃角形态改变或消失，幽门口移位，胃大弯纵形皱襞黏膜在扭转处突然中断，胃腔扩大远端呈锥形狭窄，进镜时有阻力等

- 有时胃体腔有大量液体潴留

- 根据影像学改变可考虑胃扭转，但慢性胃扭转不典型时，诊断有一定难度，需进一步进行鉴别诊断

【诊断】

根据胃扭转典型的症状及体征，结合下列的影像学检查，一般不难诊断。

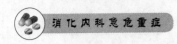

【鉴别诊断】

胃扭转临床表现各异，症状不典型者需与以下疾病鉴别。

1. 急性胰腺炎

急性胰腺炎

- 急性胰腺炎在临床上较常见

- 主要与饱食、饮酒、胆道蛔虫及结石有关，表现为急性上腹痛，多位于上腹部，其次是左上腹、右上腹或脐周。疼痛以仰卧位为甚，坐位和向前倾可减轻，多呈持续性较剧烈疼痛，并向腰背部放射

- 由于胰腺位于胃部之后，体征常为上腹部深压痛或反跳痛，一般与症状不相符

- 血清与尿淀粉酶测定，对诊断急性胰腺炎有确诊意义，血清淀粉酶水平在发病后 6 ~ 12 小时开始升高，而尿淀粉酶水平升高略迟，在发病后的 12 ~ 14 小时开始升高，持续 7 ~ 10 天

- B 超对该病有一定诊断价值，CT 对早期诊断胰腺炎及判断有无胰腺坏死有较高的诊断价值

2. 急性肠缺血综合征

急性肠缺血综合征

- 急性肠缺血综合征是由各种原因引起肠道供血不足而发生的综合征，包括肠系膜上动脉栓塞、急性肠系膜上动脉血栓形成、非肠系膜血管堵塞性肠梗阻、肠系膜上静脉血栓形成、缺血性结肠炎以及其他原因的肠道血管病变所致的肠道缺血性疾病等

- 该病突发急性腹痛，疼痛多位于左上腹或左中腹部，也可位于脐部，少数扩散至全腹。临床表现无特异性，首发症状常为难以忍受的剧烈腹痛，动脉缺血起病急骤，静脉缺血起病徐缓，常有数日的非特异前驱症状，解痉剂及阿片类强烈镇痛药效果差，早期腹痛与体征不服，易误诊

- 该病发展迅速，如不及时治疗，很快出现感染性休克，病死率高。多普勒超声、MRI 和选择性肠系膜血管造影等对腹腔血管病变诊断意义较大

急性肠缺血综合征

- 彩色多普勒超声可显示肠系膜血管情况，如测定血流速度、血流量和截面积
- CT 能直接显示肠壁及血管内栓子；血管造影可显示病变区域血管狭窄或中断，以及充盈缺损等相应的影像学改变
- 对疑似病例应尽早行血管造影，选择性肠系膜血管造影是诊断肠系膜动脉缺血最可靠的方法

3. 胃、十二指肠溃疡急性穿孔

胃、十二指肠溃疡急性穿孔

- 胃、十二指肠溃疡急性穿孔的疼痛大多数突然发作，疼痛的性质很不一致，通常以持续性剧痛为多，可非常剧烈，疼痛先开始于上腹部，然后随着胃或十二指肠内容物迅速由穿孔处溢流入腹腔，变为全腹剧痛，有时以右下腹部最为剧烈，有些患者甚至发生休克
- 根据典型的胃、十二指肠溃疡病史或反复发作的胃痛史，诊断多无困难
- X 线检查发现膈下游离气体可协助诊断
- 如无气腹发现，必要时可用胃管抽空胃液后注入空气 300ml，空气可自穿孔处逸出，形成膈下气影，有助于胃、十二指肠溃疡穿孔的诊断

4. 急性脾扭转

急性脾扭转

- 急性脾扭转罕见，多发生于游动脾的基础上，患者出现暴发性急腹症症状，由于腹肌紧张，以致未能触及脾脏的形状
- 此病诊断困难

5. 急性胃扩张

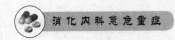

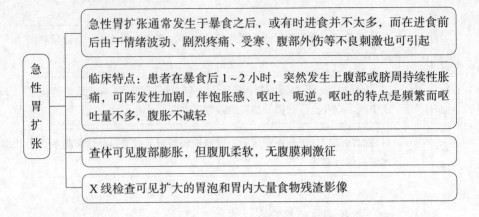

急性胃扩张 — 急性胃扩张通常发生于暴食之后，或有时进食并不太多，而在进食前后由于情绪波动、剧烈疼痛、受寒、腹部外伤等不良刺激也可引起

临床特点：患者在暴食后1～2小时，突然发生上腹部或脐周持续性胀痛，可阵发性加剧，伴饱胀感、呕吐、呃逆。呕吐的特点是频繁而呕吐量不多，腹胀不减轻

查体可见腹部膨胀，但腹肌柔软，无腹膜刺激征

X线检查可见扩大的胃泡和胃内大量食物残渣影像

【治疗】

1. 急性胃扭转

急性胃扭转是一种极为严重的急腹症，有时不易做出早期诊断，病死率高，一经发现应及时处理。多数病例需急诊手术治疗，少数经非手术治疗也能缓解。

（1）非手术治疗

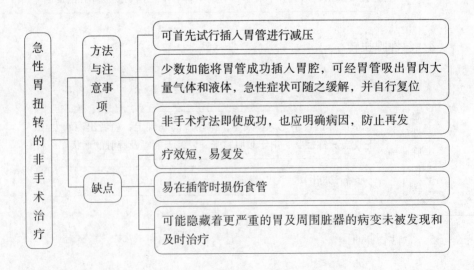

急性胃扭转的非手术治疗 — 方法与注意事项 — 可首先试行插入胃管进行减压

少数如能将胃管成功插入胃腔，可经胃管吸出胃内大量气体和液体，急性症状可随之缓解，并自行复位

非手术疗法即使成功，也应明确病因，防止再发

缺点 — 疗效短，易复发

易在插管时损伤食管

可能隐藏着更严重的胃及周围脏器的病变未被发现和及时治疗

（2）紧急手术治疗：大多数患者胃管不能成功插入，应积极做好准备，及早手术治疗。

（3）辅助治疗

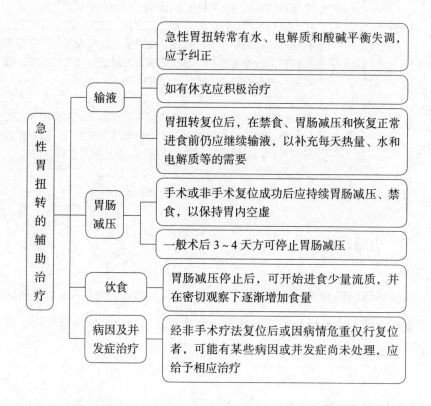

2．慢性胃扭转

慢性胃扭转症状差异较大，病因各不相同，多数无需急诊手术。非手术疗法常能奏效，必要时择期手术。

非手术疗法对症状轻、无并发症的原发性慢性胃扭转或继发性胃扭转而病因无需手术治疗者，可采用非手术治疗法。非手术疗法主要包括以下几项。

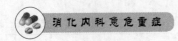

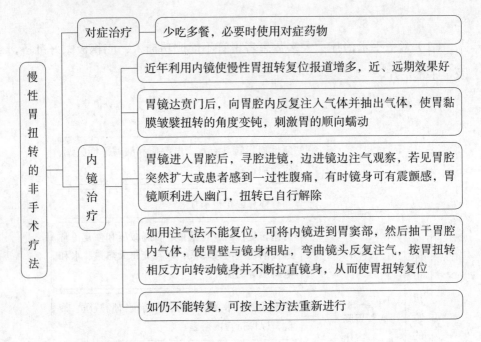

慢性胃扭转的非手术疗法
- 对症治疗 —— 少吃多餐，必要时使用对症药物
- 内镜治疗
  - 近年利用内镜使慢性胃扭转复位报道增多，近、远期效果好
  - 胃镜达贲门后，向胃腔内反复注入气体并抽出气体，使胃黏膜皱襞扭转的角度变钝，刺激胃的顺向蠕动
  - 胃镜进入胃腔后，寻腔进镜，边进镜边注气观察，若见胃腔突然扩大或患者感到一过性腹痛，有时镜身可有震颤感，胃镜顺利进入幽门，扭转已自行解除
  - 如用注气法不能复位，可将内镜进到胃窦部，然后抽干胃腔内气体，使胃壁与镜身相贴，弯曲镜头反复注气，按胃扭转相反方向转动镜身并不断拉直镜身，从而使胃扭转复位
  - 如仍不能转复，可按上述方法重新进行

二、小肠扭转

肠扭转常因肠袢及其系膜过长，在自身重力或外力推动下发生肠扭转致肠腔受压、狭窄而形成机械性肠梗阻。小肠扭转起病急、病情进展快、并发症多、病死率高。

【病因及发病机制】

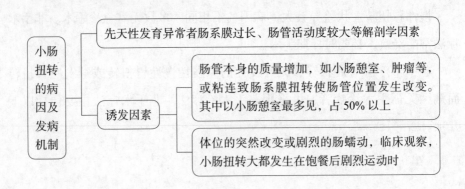

小肠扭转的病因及发病机制
- 先天性发育异常者肠系膜过长、肠管活动度较大等解剖学因素
- 诱发因素
  - 肠管本身的质量增加，如小肠憩室、肿瘤等，或粘连致肠系膜扭转使肠管位置发生改变。其中以小肠憩室最多见，占50%以上
  - 体位的突然改变或剧烈的肠蠕动，临床观察，小肠扭转大都发生在饱餐后剧烈运动时

【病史采集】

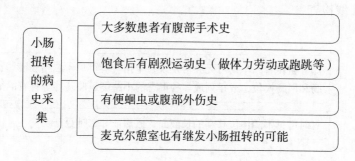

小肠扭转的病史采集

- 大多数患者有腹部手术史
- 饱食后有剧烈运动史（做体力劳动或跑跳等）
- 有便蛔虫或腹部外伤史
- 麦克尔憩室也有继发小肠扭转的可能

【体格检查】

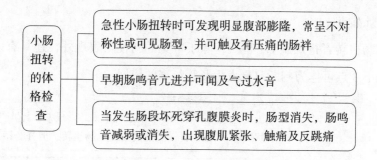

小肠扭转的体格检查

- 急性小肠扭转时可发现明显腹部膨隆，常呈不对称性或可见肠型，并可触及有压痛的肠袢
- 早期肠鸣音亢进并可闻及气过水音
- 当发生肠段坏死穿孔腹膜炎时，肠型消失，肠鸣音减弱或消失，出现腹肌紧张、触痛及反跳痛

【临床表现】

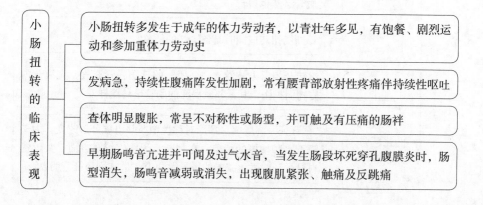

小肠扭转的临床表现

- 小肠扭转多发生于成年的体力劳动者，以青壮年多见，有饱餐、剧烈运动和参加重体力劳动史
- 发病急，持续性腹痛阵发性加剧，常有腰背部放射性疼痛伴持续性呕吐
- 查体明显腹胀，常呈不对称性或肠型，并可触及有压痛的肠袢
- 早期肠鸣音亢进并可闻及过气水音，当发生肠段坏死穿孔腹膜炎时，肠型消失，肠鸣音减弱或消失，出现腹肌紧张、触痛及反跳痛

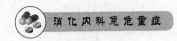

【辅助检查】

1. X线检查

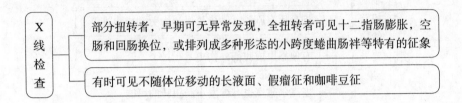

X线检查 ── 部分扭转者，早期可无异常发现，全扭转者可见十二指肠膨胀，空肠和回肠换位，或排列成多种形态的小跨度蜷曲肠袢等特有的征象

有时可见不随体位移动的长液面、假瘤征和咖啡豆征

2. CT检查

近年来，随着CT的广泛应用和技术的进步，显示出比X线平片有更强的优势，尤其是螺旋CT可以获得连续层面图像，可以避免层面扫描中所致的小病灶漏查。

小肠扭转者行螺旋CT检查，除了常见的肠梗阻表现外，还具有以下特征，以下3点可作为判断有无发生肠管绞窄的依据。

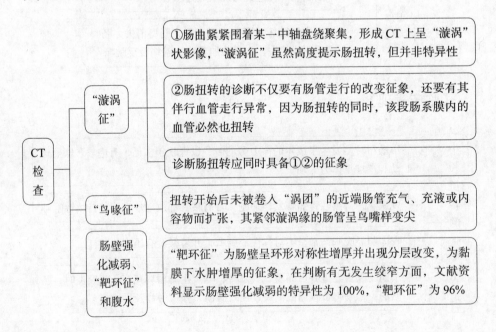

CT检查

"漩涡征" ── ①肠曲紧紧围着某一中轴盘绕聚集，形成CT上呈"漩涡"状影像，"漩涡征"虽然高度提示肠扭转，但并非特异性

②肠扭转的诊断不仅要有肠管走行的改变征象，还要有其伴行血管走行异常，因为肠扭转的同时，该段肠系膜内的血管必然也扭转

诊断肠扭转应同时具备①②的征象

"鸟喙征" ── 扭转开始后未被卷入"涡团"的近端肠管充气、充液或内容物而扩张，其紧邻漩涡缘的肠管呈鸟嘴样变尖

肠壁强化减弱、"靶环征"和腹水 ── "靶环征"为肠壁呈环形对称性增厚并出现分层改变，为黏膜下水肿增厚的征象，在判断有无发生绞窄方面，文献资料显示肠壁强化减弱的特异性为100%，"靶环征"为96%

3．肠系膜上动脉造影

对小肠扭转患者行肠系膜上动脉造影，可以发现肠系膜上动静脉呈螺旋状征，回肠动静脉与空肠动静脉换位等特征性表现。

4．实验室检查

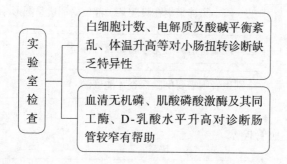

【诊断】

结合此病典型的临床表现、体征及相关检查确诊并不困难，但有少数病例，特别是既往无腹部手术史、肠梗阻症状不典型或病史述说不清者诊断较困难。

【鉴别诊断】

小肠扭转结合病史、临床表现和相关检查，诊断并不困难。因小肠扭转极易发生肠管绞窄，病情进展迅速，病死率高，多数需要行手术治疗以挽救生命，所以早期确诊尤为重要。故临床医生对出现肠梗阻者，尤其对出现粘连性肠梗阻者，要高度警惕此病，并迅速地与其他可引起剧烈腹痛、呕吐和肠梗阻的疾病做出鉴别，提高诊断的准确率和速度，为有效治疗奠定基础。

1．腹内疝

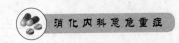

腹内疝
- 与部分肠扭转的临床表现极其相似，急骤起病，迅速出现绞窄性肠梗阻的症状
- X线检查和选择性血管造影是鉴别的主要手段
- X线腹部平片可见充气样的肠袢聚集一团，钡剂检查可见一团小肠袢聚集在腹腔某一部位，周边呈圆形
- 选择性血管造影可见小肠动脉弓移位
- 个别患者则需要剖腹探查才能确诊

2. 肠系膜血管栓塞

肠系膜血管栓塞
- 患者往往有冠心病或心房颤动史，多数有动脉硬化表现
- 选择性肠系膜上动脉造影不仅可以确诊，而且还可以帮助早期鉴别肠系膜栓塞，血栓形成或血管痉挛
- 根据病史和影像学的特异性改变，可以鉴别

3. 回肠远端憩室炎（Meckel 憩室炎）

回肠远端憩室炎（Meckel憩室炎）
- 发病年龄以幼儿与青少年较多，男性占绝大多数
- 主要临床表现为腹痛、呕吐、右下腹压痛、腹肌紧张；发热和白细胞计数增高，可合并肠梗阻
- 如小儿或年轻患者出现上述症状并有便血，或原因未明的急性机械性肠梗阻又无剖腹病史者，应注意回肠远端憩室炎的可能
- 在无消化道梗阻时，可行全消化道 X 线气钡双重造影、胶囊内镜和双气囊小肠镜检查有助于明确诊断
- 合并肠梗阻者，可行 CT 检查观察肠管及伴行血管形态及走行以明确诊断，少部分患者须靠手术探查方能确诊

4. 急性肠穿孔

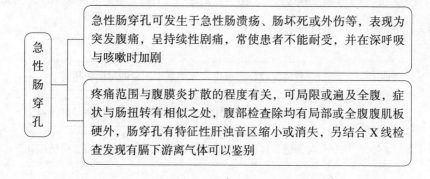

急性肠穿孔

急性肠穿孔可发生于急性肠溃疡、肠坏死或外伤等，表现为突发腹痛，呈持续性剧痛，常使患者不能耐受，并在深呼吸与咳嗽时加剧

疼痛范围与腹膜炎扩散的程度有关，可局限或遍及全腹，症状与肠扭转有相似之处，腹部检查除均有局部或全腹腹肌板硬外，肠穿孔有特征性肝浊音区缩小或消失，另结合 X 线检查发现有膈下游离气体可以鉴别

5. 肠套叠

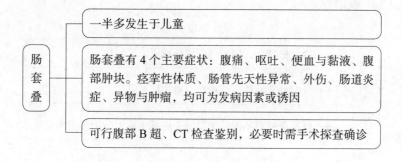

肠套叠

一半多发生于儿童

肠套叠有 4 个主要症状：腹痛、呕吐、便血与黏液、腹部肿块。痉挛性体质、肠管先天性异常、外伤、肠道炎症、异物与肿瘤，均可为发病因素或诱因

可行腹部 B 超、CT 检查鉴别，必要时需手术探查确诊

6. 急性假性肠梗阻

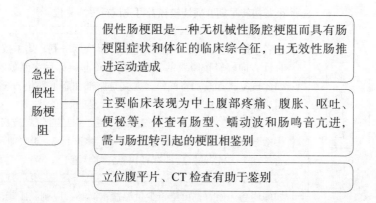

急性假性肠梗阻

假性肠梗阻是一种无机械性肠腔梗阻而具有肠梗阻症状和体征的临床综合征，由无效性肠推进运动造成

主要临床表现为中上腹部疼痛、腹胀、呕吐、便秘等，体查有肠型、蠕动波和肠鸣音亢进，需与肠扭转引起的梗阻相鉴别

立位腹平片、CT 检查有助于鉴别

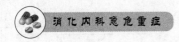

【治疗】

小肠扭转的诊断明确后，一般应及时手术治疗，避免发生肠坏死。对符合以下条件者，可试行保守治疗。

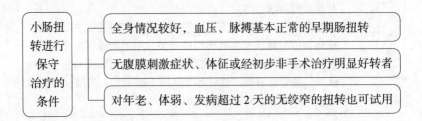

小肠扭转进行保守治疗的条件
- 全身情况较好，血压、脉搏基本正常的早期肠扭转
- 无腹膜刺激症状、体征或经初步非手术治疗明显好转者
- 对年老、体弱、发病超过2天的无绞窄的扭转也可试用

1. 保守治疗法

（1）一般治疗

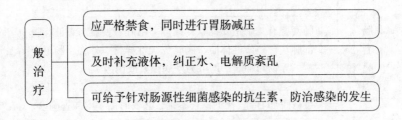

一般治疗
- 应严格禁食，同时进行胃肠减压
- 及时补充液体，纠正水、电解质紊乱
- 可给予针对肠源性细菌感染的抗生素，防治感染的发生

（2）手法复位

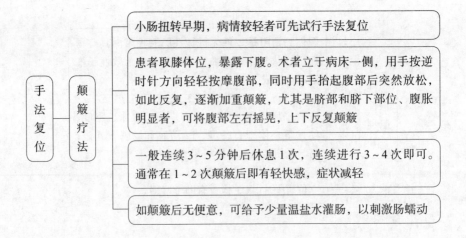

手法复位 —— 颠簸疗法
- 小肠扭转早期，病情较轻者可先试行手法复位
- 患者取膝体位，暴露下腹。术者立于病床一侧，用手按逆时针方向轻轻按摩腹部，同时用手抬起腹部后突然放松，如此反复，逐渐加重颠簸，尤其是脐部和脐下部位、腹胀明显者，可将腹部左右摇晃，上下反复颠簸
- 一般连续3~5分钟后休息1次，连续进行3~4次即可。通常在1~2次颠簸后即有轻快感，症状减轻
- 如颠簸后无便意，可给予少量温盐水灌肠，以刺激肠蠕动

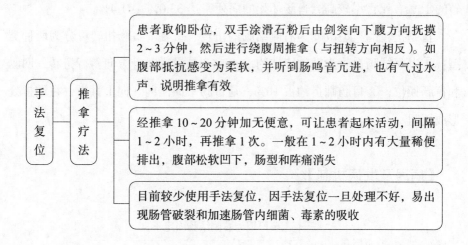

手法复位 ── 推拿疗法

患者取仰卧位，双手涂滑石粉后由剑突向下腹方向抚摸2～3分钟，然后进行绕腹周推拿（与扭转方向相反）。如腹部抵抗感变为柔软，并听到肠鸣音亢进，也有气过水声，说明推拿有效

经推拿10～20分钟加无便意，可让患者起床活动，间隔1～2小时，再推拿1次。一般在1～2小时内有大量稀便排出，腹部松软凹下，肠型和阵痛消失

目前较少使用手法复位，因手法复位一旦处理不好，易出现肠管破裂和加速肠管内细菌、毒素的吸收

2. 手术治疗

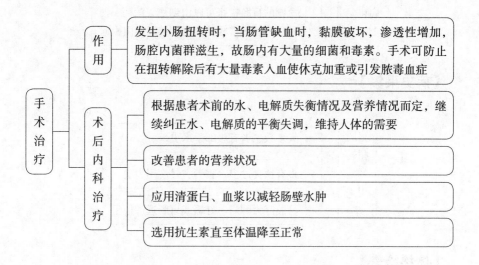

手术治疗 ── 作用

发生小肠扭转时，当肠管缺血时，黏膜破坏，渗透性增加，肠腔内菌群滋生，故肠内有大量的细菌和毒素。手术可防止在扭转解除后有大量毒素入血使休克加重或引发脓毒血症

术后内科治疗

根据患者术前的水、电解质失衡情况及营养情况而定，继续纠正水、电解质的平衡失调，维持人体的需要

改善患者的营养状况

应用清蛋白、血浆以减轻肠壁水肿

选用抗生素直至体温降至正常

三、盲肠扭转

盲肠扭转实际上是指盲肠、回肠末端和升结肠的扭转。正常情况下，盲肠附着在后腹壁，不会发生扭转。任何年龄都可能发生盲肠扭转，多见于40岁以下青年人，男性较女性多见。发病率占全部肠梗阻的1%，占结肠扭

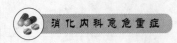

转的 15%。死亡率较高,盲肠坏死的病死率达 33.0% ~ 41.4%。

盲肠扭转的典型改变为右侧结肠的扭转、折叠。盲肠扭转可分为两种类型:①以回结肠血管为轴的旋转约占 90%,是沿逆时针方向斜行扭转,回肠和盲肠换位;②盲肠翻折约占 10%,是盲肠平面向前、向上翻折,在翻折处形成梗阻。

【病因及发病机制】

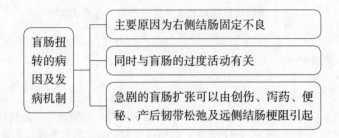

【病史采集】

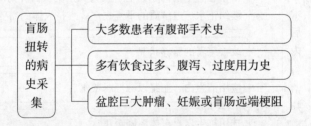

【体格检查】

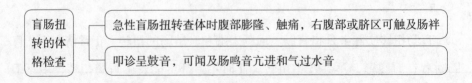

【临床表现】

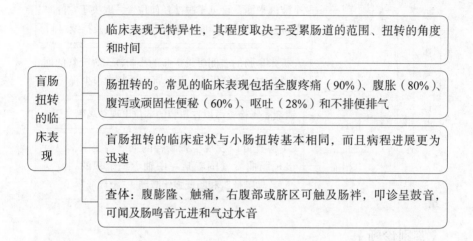

盲肠扭转的临床表现

- 临床表现无特异性，其程度取决于受累肠道的范围、扭转的角度和时间
- 肠扭转的。常见的临床表现包括全腹疼痛（90%）、腹胀（80%）、腹泻或顽固性便秘（60%）、呕吐（28%）和不排便排气
- 盲肠扭转的临床症状与小肠扭转基本相同，而且病程进展更为迅速
- 查体：腹膨隆、触痛，右腹部或脐区可触及肠襻，叩诊呈鼓音，可闻及肠鸣音亢进和气过水音

【辅助检查】

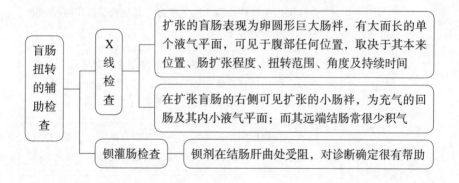

盲肠扭转的辅助检查

- X线检查
  - 扩张的盲肠表现为卵圆形巨大肠襻，有大而长的单个液气平面，可见于腹部任何位置，取决于其本来位置、肠扩张程度、扭转范围、角度及持续时间
  - 在扩张盲肠的右侧可见扩张的小肠襻，为充气的回肠及其内小液气平面；而其远端结肠常很少积气
- 钡灌肠检查
  - 钡剂在结肠肝曲处受阻，对诊断确定很有帮助

【诊断】

盲肠扭转的临床表现缺乏特异性，单从病史和临床表现入手很难确诊，50% 的盲肠梗阻可以通过腹部系统性检查确诊。

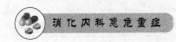

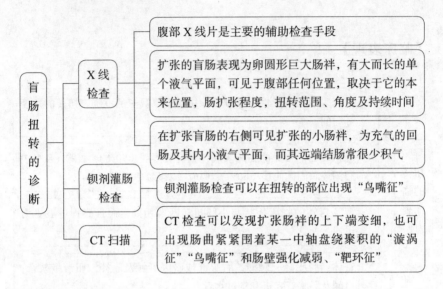

盲肠扭转的诊断
- X 线检查
  - 腹部 X 线片是主要的辅助检查手段
  - 扩张的盲肠表现为卵圆形巨大肠袢，有大而长的单个液气平面，可见于腹部任何位置，取决于它的本来位置，肠扩张程度，扭转范围、角度及持续时间
  - 在扩张盲肠的右侧可见扩张的小肠袢，为充气的回肠及其内小液气平面，而其远端结肠常很少积气
- 钡剂灌肠检查
  - 钡剂灌肠检查可以在扭转的部位出现"鸟嘴征"
- CT 扫描
  - CT 检查可以发现扩张肠袢的上下端变细，也可出现肠曲紧紧围着某一中轴盘绕聚积的"漩涡征""鸟嘴征"和肠壁强化减弱、"靶环征"

【鉴别诊断】

盲肠扭转的诊断需与以下疾病鉴别。

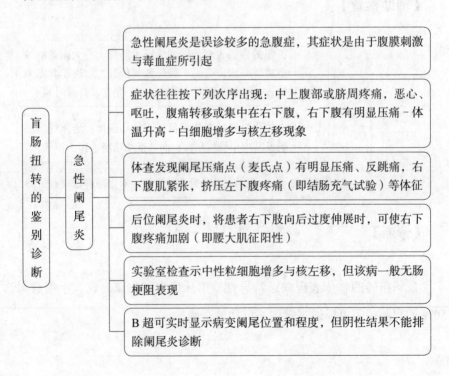

盲肠扭转的鉴别诊断
- 急性阑尾炎
  - 急性阑尾炎是误诊较多的急腹症，其症状是由于腹膜刺激与毒血症所引起
  - 症状往往按下列次序出现：中上腹部或脐周疼痛，恶心、呕吐，腹痛转移或集中在右下腹，右下腹有明显压痛 - 体温升高 - 白细胞增多与核左移现象
  - 体查发现阑尾压痛点（麦氏点）有明显压痛、反跳痛，右下腹肌紧张，挤压左下腹疼痛（即结肠充气试验）等体征
  - 后位阑尾炎时，将患者右下肢向后过度伸展时，可使右下腹疼痛加剧（即腰大肌征阳性）
  - 实验室检查示中性粒细胞增多与核左移，但该病一般无肠梗阻表现
  - B 超可实时显示病变阑尾位置和程度，但阴性结果不能排除阑尾炎诊断

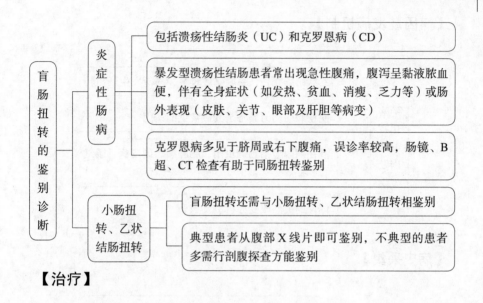

【治疗】

手术是盲肠扭转的主要治疗手段。非手术治疗方法，如钡灌肠、结肠镜等，对盲肠扭转的疗效比乙状结肠扭转较差，且导致盲肠穿孔的危险性比乙状结肠大。

四、乙状结肠扭转

乙状结肠扭转是结肠绞窄性梗阻较为多见的一种，主要原因是乙状结肠冗长而系膜相对较短，又或由于炎症粘连引起。结肠袢以其系膜为固定点沿系膜的长轴旋转，所致的肠腔部分或完全闭塞，称为肠扭转。扭转一般呈顺时针方向，扭转在180°以上时即可发生梗阻。轻度扭转可以不到1周，重者可达2~3周。发病后一方面可以出现肠腔狭窄和梗阻，另外可因系膜血管受压而发生绞窄。

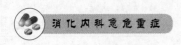

【病因及发病机制】

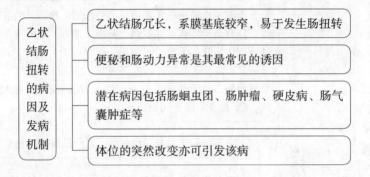

乙状结肠扭转的病因及发病机制
- 乙状结肠冗长，系膜基底较窄，易于发生肠扭转
- 便秘和肠动力异常是其最常见的诱因
- 潜在病因包括肠蛔虫团、肠肿瘤、硬皮病、肠气囊肿症等
- 体位的突然改变亦可引发该病

【病史采集】

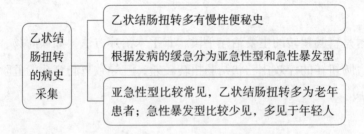

乙状结肠扭转的病史采集
- 乙状结肠扭转多有慢性便秘史
- 根据发病的缓急分为亚急性型和急性暴发型
- 亚急性型比较常见，乙状结肠扭转多为老年患者；急性暴发型比较少见，多见于年轻人

【体格检查】

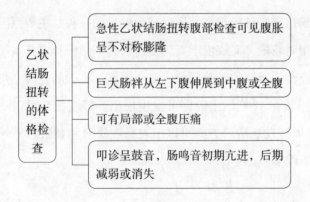

乙状结肠扭转的体格检查
- 急性乙状结肠扭转腹部检查可见腹胀呈不对称膨隆
- 巨大肠袢从左下腹伸展到中腹或全腹
- 可有局部或全腹压痛
- 叩诊呈鼓音，肠鸣音初期亢进，后期减弱或消失

【临床表现】

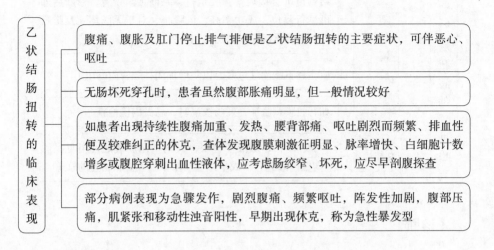

乙状结肠扭转的临床表现
- 腹痛、腹胀及肛门停止排气排便是乙状结肠扭转的主要症状，可伴恶心、呕吐
- 无肠坏死穿孔时，患者虽然腹部胀痛明显，但一般情况较好
- 如患者出现持续性腹痛加重、发热、腰背部痛、呕吐剧烈而频繁、排血性便及较难纠正的休克，查体发现腹膜刺激征明显、脉率增快、白细胞计数增多或腹腔穿刺出血性液体，应考虑肠绞窄、坏死，应尽早剖腹探查
- 部分病例表现为急骤发作，剧烈腹痛、频繁呕吐，阵发性加剧，腹部压痛，肌紧张和移动性浊音阳性，早期出现休克，称为急性暴发型

【辅助检查】

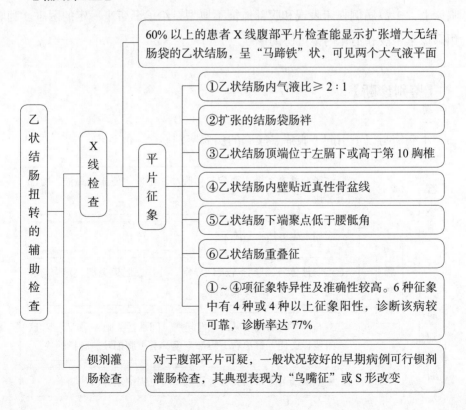

乙状结肠扭转的辅助检查
- X线检查
  - 60%以上的患者X线腹部平片检查能显示扩张增大无结肠袋的乙状结肠，呈"马蹄铁"状，可见两个大气液平面
  - 平片征象
    - ①乙状结肠内气液比≥2∶1
    - ②扩张的结肠袋肠袢
    - ③乙状结肠顶端位于左膈下或高于第10胸椎
    - ④乙状结肠内壁贴近真性骨盆线
    - ⑤乙状结肠下端聚点低于腰骶角
    - ⑥乙状结肠重叠征
    - ①~④项征象特异性及准确性较高。6种征象中有4种或4种以上征象阳性，诊断该病较可靠，诊断率达77%
- 钡剂灌肠检查
  - 对于腹部平片可疑，一般状况较好的早期病例可行钡剂灌肠检查，其典型表现为"鸟嘴征"或S形改变

197

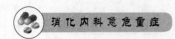

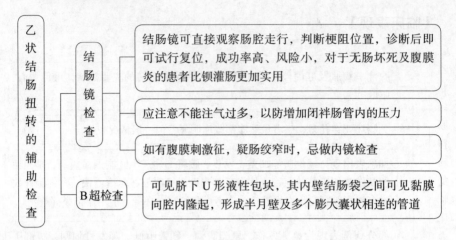

【诊断】

根据病史和临床表现，结合特征性的腹部体征，一般不难做出诊断。但临床上大多数病例临床表现和腹部体征不典型，给诊断带来一定的困难。利用影像学手段和消化内镜可协助诊断。

【鉴别诊断】

本病需与以下引起下腹痛、腹胀的疾病鉴别。

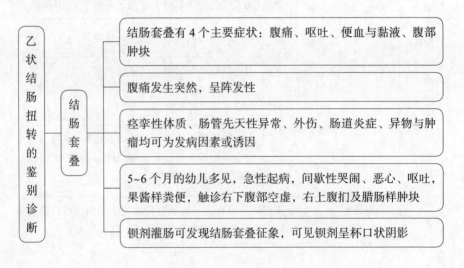

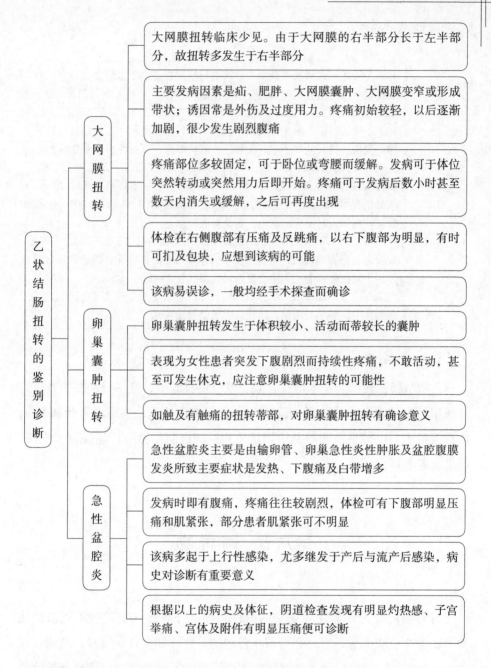

大网膜扭转临床少见。由于大网膜的右半部分长于左半部分，故扭转多发生于右半部分

主要发病因素是疝、肥胖、大网膜囊肿、大网膜变窄或形成带状；诱因常是外伤及过度用力。疼痛初始较轻，以后逐渐加剧，很少发生剧烈腹痛

疼痛部位多较固定，可于卧位或弯腰而缓解。发病可于体位突然转动或突然用力后即开始。疼痛可于发病后数小时甚至数天内消失或缓解，之后可再度出现

体检在右侧腹部有压痛及反跳痛，以右下腹部为明显，有时可扪及包块，应想到该病的可能

该病易误诊，一般均经手术探查而确诊

卵巢囊肿扭转发生于体积较小、活动而蒂较长的囊肿

表现为女性患者突发下腹剧烈而持续性疼痛，不敢活动，甚至可发生休克，应注意卵巢囊肿扭转的可能性

如触及有触痛的扭转蒂部，对卵巢囊肿扭转有确诊意义

急性盆腔炎主要是由输卵管、卵巢急性炎性肿胀及盆腔腹膜发炎所致主要症状是发热、下腹痛及白带增多

发病时即有腹痛，疼痛往往较剧烈，体检可有下腹部明显压痛和肌紧张，部分患者肌紧张可不明显

该病多起于上行性感染，尤多继发于产后与流产后感染，病史对诊断有重要意义

根据以上的病史及体征，阴道检查发现有明显灼热感、子宫举痛、宫体及附件有明显压痛便可诊断

【治疗】

乙状结肠扭转治疗分为非手术治疗和手术治疗。

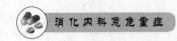

1. 非手术治疗

非手术治疗

- 对于无肠坏死及腹膜炎征象者，若全身情况较差，手术耐受欠佳者，目前比较一致的意见是先试行非手术疗法

- 非手术疗法目前多采用结肠镜复位法。该种方法适用于乙状结肠扭转早期的复位。与其他非手术疗法相比，成功率高、盲目性小、安全性大

- 操作方法：在直视下把结肠镜插入到梗阻处，一般距肛门15～25cm，该处的黏膜如无坏死和溃疡，可通过乙状结肠镜，插入约60cm的肛管，注意插入时不应用暴力，避免穿破腔壁

- 肛管穿过梗阻部位后，常有稀便和气体猛力喷出，患者立即感到异常轻松，为复位的标志，为防止复发可保留肛管2～3天

- 在操作中，要小心谨慎，防止发生肠壁损伤穿孔

2. 手术治疗

乙状结肠扭转如非手术治疗无效，或可疑有绞窄，应尽早剖腹探查，进行肠扭转复位术和（或）肠切除术。术后应加强护理，实施"胃肠减压"；注意保持水、电解平衡和静脉应用抗生素，积极防治感染；加强营养支持，促进患者康复。

第六节 胃异物

胃异物可分为外源性异物和内源性异物。外源性异物是指不能被消化的异物被有意或无意吞服，并滞留在胃内的异物，如食具、玩具、义齿、纽扣、戒指等。内源性异物是指在体内逐渐形成的不能通过消化道自身排除的异物，也称胃石。依据胃石的核心成分，可分为植物性胃石、毛发性胃石、混合型胃石。

【病因】

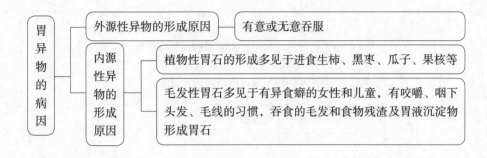

```
        ┌─ 外源性异物的形成原因 ──── 有意或无意吞服
胃异物的病因 ┤
        │         ┌─ 植物性胃石的形成多见于进食生柿、黑枣、瓜子、果核等
        └─ 内源性异物的形成原因 ┤
                  └─ 毛发性胃石多见于有异食癖的女性和儿童，有咀嚼、咽下
                     头发、毛线的习惯，吞食的毛发和食物残渣及胃液沉淀物
                     形成胃石
```

【临床表现】

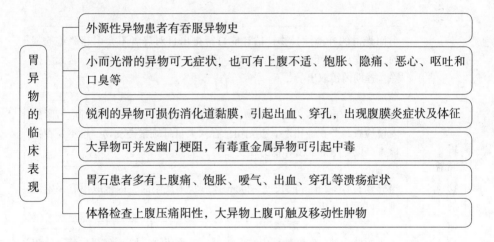

```
胃异物的临床表现
  ├─ 外源性异物患者有吞服异物史
  ├─ 小而光滑的异物可无症状，也可有上腹不适、饱胀、隐痛、恶心、呕吐和
  │  口臭等
  ├─ 锐利的异物可损伤消化道黏膜，引起出血、穿孔，出现腹膜炎症状及体征
  ├─ 大异物可并发幽门梗阻，有毒重金属异物可引起中毒
  ├─ 胃石患者多有上腹痛、饱胀、嗳气、出血、穿孔等溃疡症状
  └─ 体格检查上腹压痛阳性，大异物上腹可触及移动性肿物
```

【辅助检查】

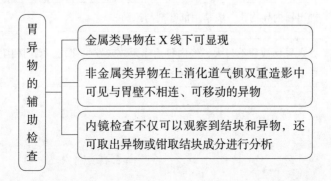

```
胃异物的辅助检查
  ├─ 金属类异物在 X 线下可显现
  ├─ 非金属类异物在上消化道气钡双重造影中
  │  可见与胃壁不相连、可移动的异物
  └─ 内镜检查不仅可以观察到结块和异物，还
     可取出异物或钳取结块成分进行分析
```

【诊断】

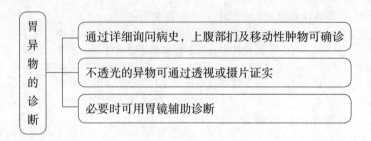

胃异物的诊断
- 通过详细询问病史，上腹部扪及移动性肿物可确诊
- 不透光的异物可通过透视或摄片证实
- 必要时可用胃镜辅助诊断

【治疗】

胃异物的治疗

- 小而光滑的外源性异物，估计能自行排出且对患者不会引起严重危害的，可先口服润肠剂（液状石蜡、蓖麻油等）待其自行排出，若无法排除，择期内镜取出

- 直径超过 2cm 以及有毒的异物，在确定没有穿孔的情况下，都应行紧急内镜检查，并积极钳取。事先切忌吞入大量纤维素类食物，也不要吞钡检查，以免增加取出异物的难度

- 当异物直径 >2.5cm 或长度 >20cm 且形状不规则时，内镜取出有一定困难，可手术取出

- 对小的植物性、动物性胃内结石，可先口服药物，如 α-糜蛋白酶、胰酶片、食醋等溶解。药物治疗无效时再择期内镜取出

- 排出胃内异物，一般禁用催吐剂与泻药

- 吞入异物或胃石过大，经内科治疗无效或发生穿孔、幽门梗阻等并发症者，可采取腹部手术探查取出

第四章 肠道疾病急危重症

第一节 急性出血坏死性小肠炎

急性出血坏死性小肠炎（AHNE）简称坏死性肠炎，是以小肠的广泛出血、坏死为特征的肠道急性蜂窝织炎，病变主要累及空、回肠，偶尔也可侵犯十二指肠和结肠，甚至累及全消化道，以急性腹痛、腹泻、便血、发热、呕吐及腹胀为主要临床表现，重症者出现败血症、中毒性休克或肠穿孔等并发症。发病以夏秋多见，儿童、青少年发病率高于成年人。

【病因】

目前认为急性出血坏死性小肠炎是多因素相互影响、共同作用的结果，主要与产生 β 毒素的 C 型产气荚膜梭状芽胞杆菌感染有关，肠道中蛋白酶活性低下也是较明确的病因。

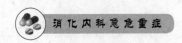

【临床分型】

根据患者不同的病变程度与病情发展的速度，临床上可分为 5 型，但各型之间可以互相转化或合并出现。

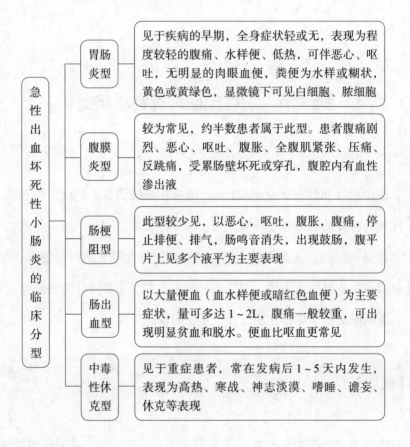

急性出血坏死性小肠炎的临床分型

- **胃肠炎型**：见于疾病的早期，全身症状轻或无，表现为程度较轻的腹痛、水样便、低热，可伴恶心、呕吐，无明显的肉眼血便，粪便为水样或糊状，黄色或黄绿色，显微镜下可见白细胞、脓细胞
- **腹膜炎型**：较为常见，约半数患者属于此型。患者腹痛剧烈、恶心、呕吐、腹胀、全腹肌紧张、压痛、反跳痛，受累肠壁坏死或穿孔，腹腔内有血性渗出液
- **肠梗阻型**：此型较少见，以恶心，呕吐，腹胀，腹痛，停止排便、排气，肠鸣音消失，出现鼓肠，腹平片上见多个液平为主要表现
- **肠出血型**：以大量便血（血水样便或暗红色血便）为主要症状，量可多达 1～2L，腹痛一般较重，可出现明显贫血和脱水。便血比呕血更常见
- **中毒性休克型**：见于重症患者，常在发病后 1～5 天内发生，表现为高热、寒战、神志淡漠、嗜睡、谵妄、休克等表现

【临床表现】

本病病情轻重不一，发病有阶段性，临床表现多种多样。

急性出血坏死性小肠炎的临床表现

- 腹痛
  - 起病急骤，突然出现，多位于左中、上腹或脐周
  - 表现为逐渐加重的持续性绞痛

- 腹泻、便血
  - 腹痛发生后即可有腹泻
  - 粪便初为糊状而带粪质，轻者可仅有腹泻，或粪便潜血阳性而无便血
  - 病情加重后可逐渐出现洗肉水样便或果酱样便等，甚至呈鲜血状或暗红色血块，粪便少而且恶臭。无里急后重
  - 腹泻和便血短者仅1~2天，长者可达1个多月，可呈间歇发作，或反复多次发作
  - 腹泻严重者可出现脱水和代谢性酸中毒等

- 恶心、呕吐
  - 常与腹痛、腹泻同时发生
  - 呕吐物可为黄色水样、咖啡样或血水样，亦可呕吐胆汁

- 全身症状
  - 起病后即可出现全身不适、乏力和发热等全身症状
  - 发热一般在38~39℃，少数可达41~42℃，但多于4~7天渐退，而持续2周以上者少见

- 其他中毒症状
  - 精神倦怠、食欲缺乏、嗜睡等，重者可昏迷、抽搐
  - 严重者可有休克、肠麻痹等中毒症状和肠穿孔等并发症

- 腹部体征
  - 相对较少。有时可有腹部饱胀，见到肠型
  - 脐周和上腹部可有明显压痛
  - 早期肠鸣音可亢进，而后可减弱或消失

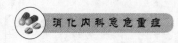

【辅助检查】

1. 实验室检查

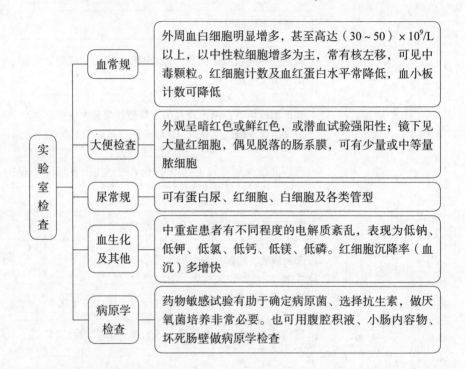

实验室检查

- 血常规：外周血白细胞明显增多，甚至高达（30~50）×10⁹/L以上，以中性粒细胞增多为主，常有核左移，可见中毒颗粒。红细胞计数及血红蛋白水平常降低，血小板计数可降低
- 大便检查：外观呈暗红色或鲜红色，或潜血试验强阳性；镜下见大量红细胞，偶见脱落的肠系膜，可有少量或中等量脓细胞
- 尿常规：可有蛋白尿、红细胞、白细胞及各类管型
- 血生化及其他：中重症患者有不同程度的电解质紊乱，表现为低钠、低钾、低氯、低钙、低镁、低磷。红细胞沉降率（血沉）多增快
- 病原学检查：药物敏感试验有助于确定病原菌、选择抗生素，做厌氧菌培养非常必要。也可用腹腔积液、小肠内容物、坏死肠壁做病原学检查

2. 影像学检查

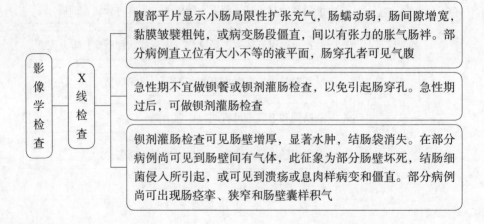

影像学检查

X 线检查

- 腹部平片显示小肠局限性扩张充气，肠蠕动弱，肠间隙增宽，黏膜皱襞粗钝，或病变肠段僵直，间以有张力的胀气肠袢。部分病例直立位有大小不等的液平面，肠穿孔者可见气腹
- 急性期不宜做钡餐或钡剂灌肠检查，以免引起肠穿孔。急性期过后，可做钡剂灌肠检查
- 钡剂灌肠检查可见肠壁增厚，显著水肿，结肠袋消失。在部分病例尚可见到肠壁间有气体，此征象为部分肠壁坏死，结肠细菌侵入所引起，或可见到溃疡或息肉样病变和僵直。部分病例尚可出现肠痉挛、狭窄和肠壁囊样积气

3. 其他

重症患者心电图检查可有 ST-T 改变。轻型病例腹腔镜检查可见肠管浆膜充血、水肿、出血，以及肠管坏死、僵硬、粘连等。

【诊断】

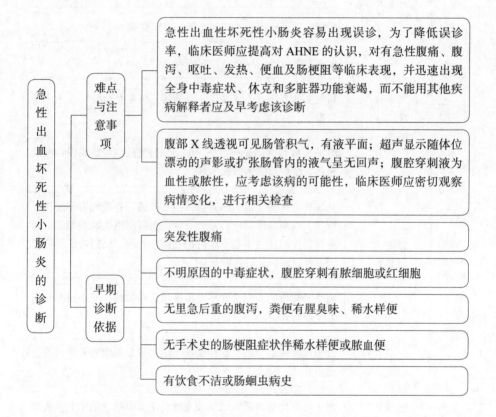

急性出血坏死性小肠炎的诊断

难点与注意事项
- 急性出血性坏死性小肠炎容易出现误诊，为了降低误诊率，临床医师应提高对 AHNE 的认识，对有急性腹痛、腹泻、呕吐、发热、便血及肠梗阻等临床表现，并迅速出现全身中毒症状、休克和多脏器功能衰竭，而不能用其他疾病解释者应及早考虑该诊断
- 腹部 X 线透视可见肠管积气，有液平面；超声显示随体位漂动的声影或扩张肠管内的液气呈无回声；腹腔穿刺液为血性或脓性，应考虑该病的可能性，临床医师应密切观察病情变化，进行相关检查

早期诊断依据
- 突发性腹痛
- 不明原因的中毒症状，腹腔穿刺有脓细胞或红细胞
- 无里急后重的腹泻，粪便有腥臭味、稀水样便
- 无手术史的肠梗阻症状伴稀水样便或脓血便
- 有饮食不洁或肠蛔虫病史

【鉴别诊断】

急性出血性坏死性小肠炎应注意与以下疾病进行鉴别：

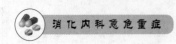

急性出血坏死性小肠炎的鉴别诊断	急性中毒性痢疾	中毒性细菌性痢疾流行季节突然发病，临床表现为发热、腹痛、腹泻及脓血黏液便，伴里急后重，基本病理改变为结肠黏膜的溃疡性化脓性炎症
		粪便涂片和细菌培养有助于诊断
	急性克罗恩病	无明显季节性、亚急性起病，高热、寒战、右下腹痛、腹泻，常无脓血黏液便，约1/3病例出现右下腹或脐周包块
		诊断依靠胃肠钡餐、钡剂灌肠和内镜检查
	溃疡性结肠炎	疾病发展较慢，少有急性起病者
		病变多在直肠、乙状结肠、降结肠，可累及全结肠，无小肠受累
		腹部X线可有腊肠样特征，电子肠镜见病变处肠黏膜弥漫性充血、糜烂及溃疡形成
	急性肠套叠	儿童期发病易误诊为肠套叠，但一般肠套叠表现为阵发性腹绞痛，间断发作每次持续数分钟，缓解期患儿嬉戏如常，当腹痛发作时往往于右下腹可扪及肠壁肿块，肛门指诊可见指套染有血液，无特殊腥臭味
		回结肠套叠的病例常在早期出现果酱样粪便，但小肠型套叠发生便血较晚
	腹型过敏性紫癜	过敏性紫癜系变态反应性疾病，主要累及毛细血管壁而发生出血症状
		对于肠道反应多系由肠黏膜水肿、出血引起，临床上多表现为突然发作腹绞痛，多位于脐周及下腹，有时甚为剧烈，但多可伴有皮肤紫斑、关节肿胀及疼痛
		尿检查可发现蛋白尿、血尿或管型尿
	其他需鉴别的疾病	急性阑尾炎、急性肠炎、麦克尔（Meckel）憩室炎、肠系膜血管栓塞、肠蛔虫病、胆道蛔虫病、绞窄性肠梗阻等

【治疗】

1. 内科治疗

主要是加强全身支持疗法，纠正水和电解质紊乱，控制感染，防治中毒性休克和其他并发症。

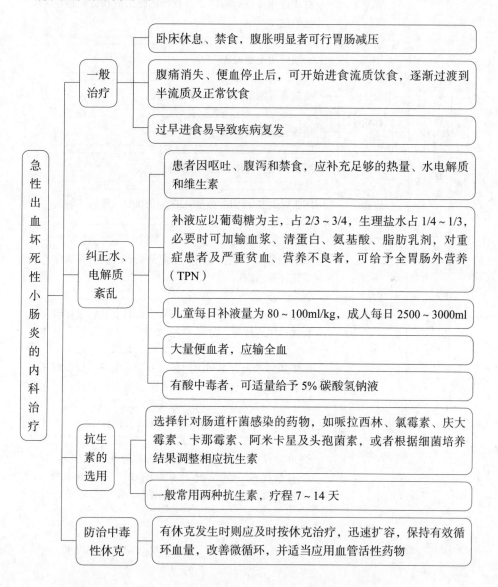

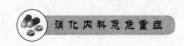

急性出血坏死性小肠炎的内科治疗

- 肾上腺皮质激素的应用
  - 在高热、中毒性休克时可酌情短时使用肾上腺皮质激素
  - 肾上腺皮质激素可减轻中毒症状，抑制过敏反应，对纠正休克也有帮助。但有加重肠出血和促发肠穿孔的危险
  - 一般应用不超过 3～5 天

- 对症治疗
  - 高热者可给予物理降温和退热药
  - 烦躁者适当给予镇静治疗
  - 腹痛严重者可酌情选用解痉药

- 抗血清治疗
  - 采用 Welchii 杆菌抗血清 4200～8500U，静脉注射有较好疗效

- 胰蛋白酶补充
  - 胰蛋白酶可水解 β 毒素，减少其吸收，同时可清除肠道坏死组织
  - 常用胰蛋白酶 0.6～0.9g，口服，每日 3 次；重症者 1000U 肌内注射，每日 1～2 次

- 其他治疗
  - 吸附肠道细菌毒素和保护肠道黏膜：蒙脱石口服或胃管内注入
  - 调节肠道菌群，如双歧杆菌三联活菌胶囊
  - 驱虫治疗：考虑肠道蛔虫感染者应在出血停止、全身情况改善的情况下驱虫治疗：如左旋咪唑 150mg，口服，每日 2 次，连用 2 天

2. 手术治疗

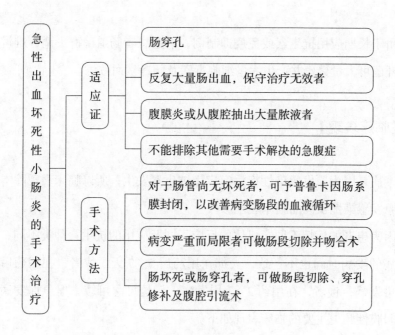

第二节　假膜性肠炎

假膜性肠炎是急性肠黏膜纤维素性坏死性炎症性病变，其特点是肠黏膜上有渗出性假膜形成，主要累及小肠及结肠。发病年龄多在 50 岁左右。男女发病率没有明显的差别，多见于年老、体弱及患有消耗性疾病的患者。90% 的患者与应用抗生素，特别是广谱抗生素有关。所以本病可以视为抗生素应用后的继发病或合并症。

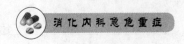

【病因】

由于长期应用抗生素或免疫抑制剂，引起患者肠道菌群失调，难辨梭状芽胞杆菌可大量繁殖并产生大量细胞毒素及肠毒素而致病。

【临床表现】

本病是因为原发感染性疾病，应用抗生素发生，所以临床表现除本病外尚有原发感染性疾病的临床表现。

因为患者的病情不同、机体的反应不同及应用的抗生素种类不同，用药后本病的发病时间也不一致，大都在用药后 5~7 天。快者，在用药后几小时便可发病；慢者，在用药 2~3 周发病。病情可急可缓，但急性发病较多见。假膜性肠炎主要的临床表现如下。

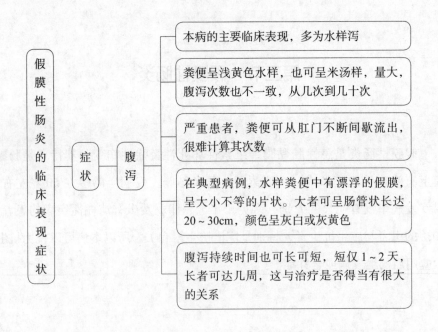

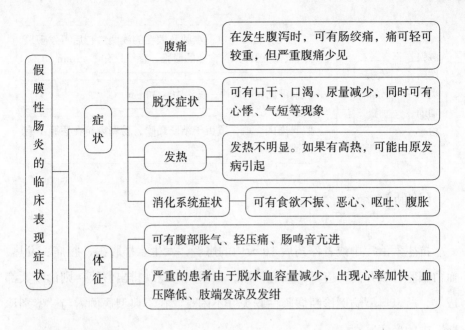

假膜性肠炎的临床表现

- 症状
  - 腹痛：在发生腹泻时，可有肠绞痛，痛可轻可较重，但严重腹痛少见
  - 脱水症状：可有口干、口渴、尿量减少，同时可有心悸、气短等现象
  - 发热：发热不明显。如果有高热，可能由原发病引起
  - 消化系统症状：可有食欲不振、恶心、呕吐、腹胀
- 体征
  - 可有腹部胀气、轻压痛、肠鸣音亢进
  - 严重的患者由于脱水血容量减少，出现心率加快、血压降低、肢端发凉及发绀

【辅助检查】

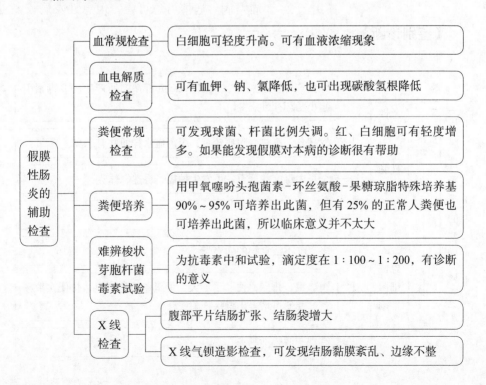

假膜性肠炎的辅助检查

- 血常规检查：白细胞可轻度升高。可有血液浓缩现象
- 血电解质检查：可有血钾、钠、氯降低，也可出现碳酸氢根降低
- 粪便常规检查：可发现球菌、杆菌比例失调。红、白细胞可有轻度增多。如果能发现假膜对本病的诊断很有帮助
- 粪便培养：用甲氧噻吩头孢菌素-环丝氨酸-果糖琼脂特殊培养基90%～95%可培养出此菌，但有25%的正常人粪便也可培养出此菌，所以临床意义并不太大
- 难辨梭状芽胞杆菌毒素试验：为抗毒素中和试验，滴定度在1：100～1：200，有诊断的意义
- X线检查：
  - 腹部平片结肠扩张、结肠袋增大
  - X线气钡造影检查，可发现结肠黏膜紊乱、边缘不整

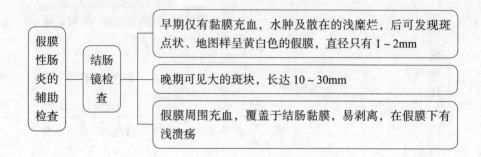

【诊断】

抗生素治疗中或者停药后 10 天内的患者，发生水样腹泻、腹痛、发热、血白细胞计数升高，应考虑到有该病，如果同时发现排出假膜，则诊断大都成立。所以典型病例诊断假膜性肠炎并不困难。在不典型病例需与"鉴别诊断"中的疾病鉴别。

【鉴别诊断】

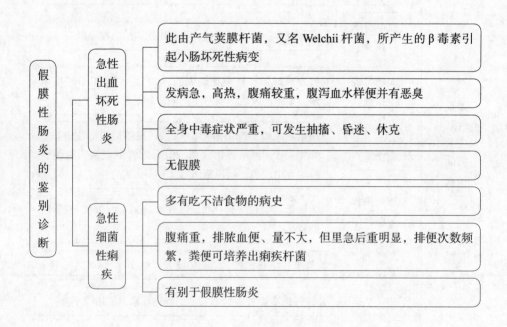

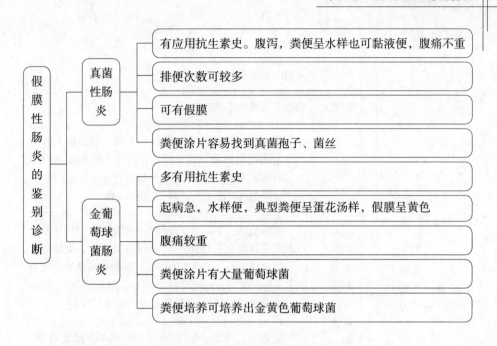

假膜性肠炎与急性坏性肠炎、急性菌痢等的鉴别见表 4-1。

表 4-1 假膜性肠炎与急性坏死性肠炎的鉴别

项目	假膜性肠炎	急性坏死性肠炎	急性菌痢	真菌性肠炎	金黄色葡萄球菌肠炎
病原体	难辨梭状芽胞杆菌	Welchii 杆菌	痢疾杆菌	真菌	金黄色葡萄球菌
起病	急	急	急	较缓	急
病程	较短	短	短	较短	短
腹痛	多不重	重	重	多不重	多不重
腹泻	水样便	血水样便	脓血便	水样或黏液便	蛋花汤样水样便
里急后重	不重	不重	重	不重	不重
发热	不显著	高热	高热	发热	可有高热
休克	可有	多有	有	多无	可有
粪便检查	有假膜	无假膜	无假膜	无假膜	可有假膜
用抗生素	有	无	无	有	有

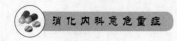

【治疗】

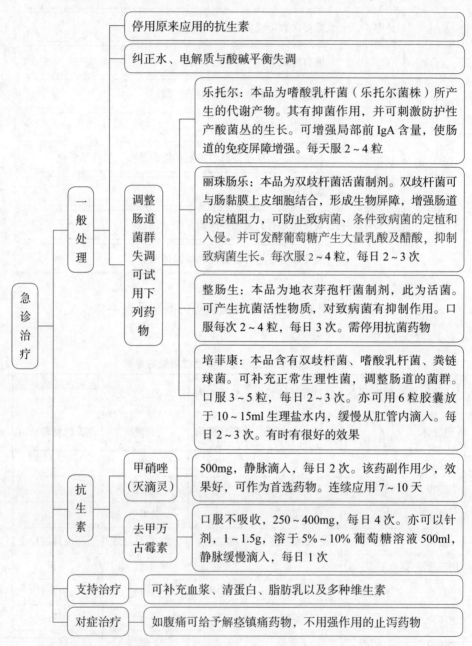

注：去甲万古霉素通常不作为一线药物，静脉用药副作用较大。适用于由金黄色葡萄球菌引起者

第三节 缺血性肠病

缺血性肠病是指由于支配肠道的血管本身结构改变（闭塞）和（或）功能异常（挛缩），或者全身血流动力学变化（低灌注）导致肠道血流减少而引起的肠壁器质性损害及肠功能障碍，可分为急性肠系膜缺血、慢性肠系膜缺血及结肠缺血。凡全身循环动力异常，肠系膜血管病变及其他某些全身性或局部疾病引起进入肠管的血流量减少，不能满足肠管的需要致肠壁缺血时，均可发生本病。本病常在一些疾病基础上发生，最多见于心脑血管疾病，如高血压、冠心病、动脉粥样硬化、糖尿病等。也有不少学者认为该病可无任何先驱疾病，而表现为特发性。

【病因】

引起肠道缺血的原因很多，主要包括血管阻塞性缺血、非血管阻塞性缺血和肠腔细菌感染性缺血这三个方面。

1. 血管阻塞性缺血

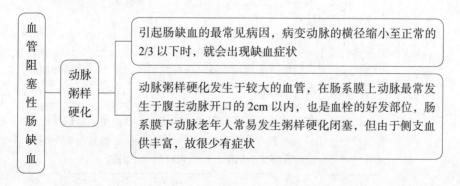

血管阻塞性肠缺血 — 动脉粥样硬化：
- 引起肠缺血的最常见病因，病变动脉的横径缩小至正常的 2/3 以下时，就会出现缺血症状
- 动脉粥样硬化发生于较大的血管，在肠系膜上动脉最常发生于腹主动脉开口的 2cm 以内，也是血栓的好发部位，肠系膜下动脉老年人常易发生粥样硬化闭塞，但由于侧支血供丰富，故很少有症状

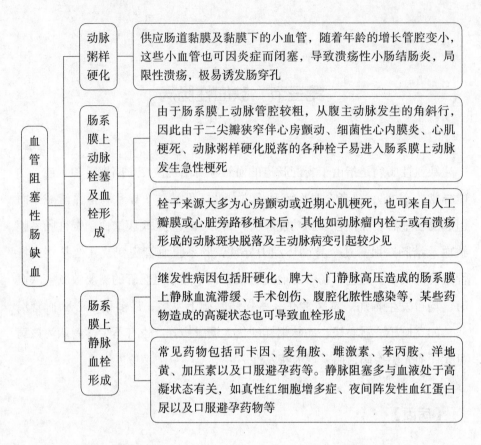

2.非血管阻塞性缺血

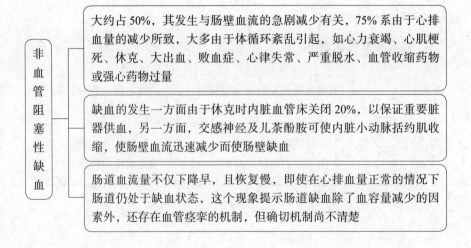

3. 肠腔细菌感染性缺血

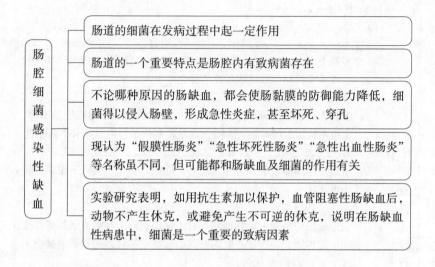

肠腔细菌感染性缺血
- 肠道的细菌在发病过程中起一定作用
- 肠道的一个重要特点是肠腔内有致病菌存在
- 不论哪种原因的肠缺血，都会使肠黏膜的防御能力降低，细菌得以侵入肠壁，形成急性炎症，甚至坏死、穿孔
- 现认为"假膜性肠炎""急性坏死性肠炎""急性出血性肠炎"等名称虽不同，但可能都和肠缺血及细菌的作用有关
- 实验研究表明，如用抗生素加以保护，血管阻塞性肠缺血后，动物不产生休克，或避免产生不可逆的休克，说明在肠缺血性病患中，细菌是一个重要的致病因素

【病史采集】

以下疾病与缺血性肠病有明显的相关因素：高血压、糖尿病、冠状动脉粥样硬化性心脏病、高脂血症、长期使用激素、近期手术史、心房颤动、肝硬化等。

【体格检查】

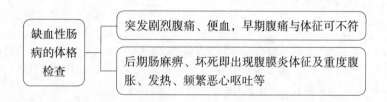

缺血性肠病的体格检查
- 突发剧烈腹痛、便血，早期腹痛与体征可不符
- 后期肠麻痹、坏死即出现腹膜炎体征及重度腹胀、发热、频繁恶心呕吐等

【临床表现】

无论何种原因引起的缺血性肠病，其临床表现相似，常与病因、缺血的范围和程度、侧支循环状况有关。尽管大多数症状、体征无特异性，但还有

其特点。

1. 急性肠系膜缺血

急性肠系膜缺血的临床表现

多见于 60 岁以上老年人，以男性为主，常伴有心血管基础疾病，也可见于长期口服避孕药或某些青年患者

腹痛为最突出表现，突发性绞痛或持续性钝痛，程度轻重不等，定位不确切，可局限或弥漫，局限者多位于脐周，提示小肠梗阻

缺血后肠功能紊乱，可导致恶心、呕吐、嗳气、腹胀、腹泻等胃肠道症状

关于急性肠系膜上动脉栓塞，有人提出剧烈上腹痛或脐周痛而无相应的体征、器质性心脏病合并心房颤动和强烈的胃肠道排空表现（恶心、呕吐、腹泻等）三联症

一般于腹痛后 24 小时出现便血，这是肠缺血的可靠征象，根据出血量可表现为粪便潜血阳性、黑便、暗红色或鲜血便

体格检查在疾病早期与腹痛的程度不成比例，早期腹痛剧烈而查体可无明显异常，随着疾病进展出现发热、心率加快、血压降低、腹胀、腹部叩诊鼓音、肠鸣音减弱、腹部压痛、反跳痛及肌紧张等，75% 患者粪便潜血阳性

2. 慢性肠系膜缺血

慢性肠系膜缺血的临床表现

典型症状为餐后腹痛、畏食和体重减轻。90% 以上的患者有脐周钝痛或绞痛，多发生于餐后 15~30 分钟，1~2 小时达到高峰，随后腹痛逐渐减轻，蹲坐位或卧位可使部分患者腹痛缓解

疾病早期或轻度肠系膜梗死，少量进食不会诱发腹痛，疾病晚期或严重肠系膜梗死者腹痛加剧、持续时间延长，少量进食即可诱发腹痛

随着腹痛的频率增加和程度加重，患者出现畏食而限制进食量及次数，可导致消瘦

慢性肠系膜缺血的临床表现	75% 的患者体重下降，部分患者可有恶心、呕吐、腹胀等。吸收不良者可发生脂肪泻
	体格检查发现患者消瘦、营养不良，腹部体征与症状不相符，即使是在严重腹痛发作时，腹部压痛轻微而无肌紧张、反跳痛
	多数患者有心、脑或周围动脉粥样硬化的体征

3. 结肠缺血

结肠缺血的临床表现	2/3 以上患者有腹痛，因病变多累及左半结肠，腹痛多位于左下腹，为突发性绞痛，轻重不一，进食后加重
	腹痛多伴有便意，部分患者可在 24 小时内排出与粪便相混合的红色或暗红色血液
	其他症状有厌食、恶心、呕吐、低热等
	体格检查发现左下腹轻中度压痛、腹胀、低热、心率加快，粪便潜血呈阳性
	发生肠梗死时可有压痛、反跳痛、腹肌紧张等腹膜炎的体征
	肠鸣音开始亢进，随后逐渐减弱甚至消失

【辅助检查】

1. 实验室检查

实验室检查	多数患者外周血白细胞增多，$(10 \sim 30) \times 10^9/L$，红细胞沉降率增快 $20 \sim 100mm/h$，可出现血清转氨酶、肌酸激酶、乳酸脱氢酶、碱性磷酸酶水平增高，腹水淀粉酶水平增高及代谢性酸中毒
	粪便检查可见红细胞和脓细胞，潜血试验阳性，但培养无致病菌生长
	据报道 D- 二聚体水平升高对诊断有一定意义，但其升高程度与病情严重程度的关系仍需进一步研究

2．内镜检查

内镜检查

急性肠系膜缺血表现为黏膜充血、水肿、瘀斑，黏膜下出血，黏膜呈暗红色，血管网消失，可有部分黏膜坏死，继之黏膜脱落、溃疡形成，病变部与正常肠段之间界限清晰。一旦缺血改善，其症状消失快，病变恢复快，即"两快"，亦是与其他炎性、非特异性肠炎相鉴别的关键之一

病理组织学黏膜下层有大量纤维素血栓和含铁血黄素细胞为此病特征

结肠缺血的内镜改变大致相同，但出血结节是其特征性表现，由黏膜下出血或水肿形成，与钡灌肠检查时的特征相对应，其表面光滑、柔软、质脆易出血，多为一过性，可在数天内消失。内镜检查对慢性肠系膜缺血无诊断意义

3．血管造影

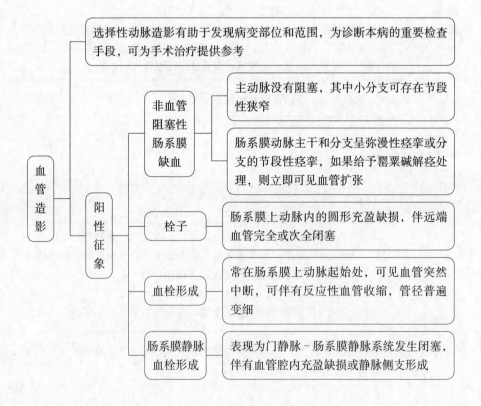

血管造影

选择性动脉造影有助于发现病变部位和范围，为诊断本病的重要检查手段，可为手术治疗提供参考

阳性征象

非血管阻塞性肠系膜缺血

主动脉没有阻塞，其中小分支可存在节段性狭窄

肠系膜动脉主干和分支呈弥漫性痉挛或分支的节段性痉挛，如果给予罂粟碱解痉处理，则立即可见血管扩张

栓子

肠系膜上动脉内的圆形充盈缺损，伴远端血管完全或次全闭塞

血栓形成

常在肠系膜上动脉起始处，可见血管突然中断，可伴有反应性血管收缩，管径普遍变细

肠系膜静脉血栓形成

表现为门静脉-肠系膜静脉系统发生闭塞，伴有血管腔内充盈缺损或静脉侧支形成

4. X 线检查

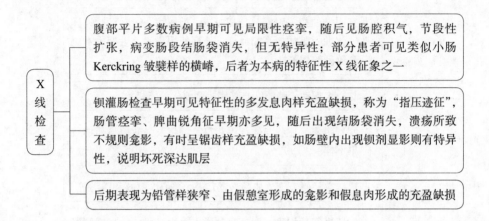

X线检查

腹部平片多数病例早期可见局限性痉挛，随后见肠腔积气，节段性扩张，病变肠段结肠袋消失，但无特异性；部分患者可见类似小肠 Kerckring 皱襞样的横嵴，后者为本病的特征性 X 线征象之一

钡灌肠检查早期可见特征性的多发息肉样充盈缺损，称为"指压迹征"，肠管痉挛、脾曲锐角征早期亦多见，随后出现结肠袋消失，溃疡所致不规则龛影，有时呈锯齿样充盈缺损，如肠壁内出现钡剂显影则有特异性，说明坏死深达肌层

后期表现为铅管样狭窄、由假憩室形成的龛影和假息肉形成的充盈缺损

5. 其他检查

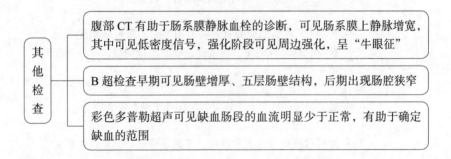

其他检查

腹部 CT 有助于肠系膜静脉血栓的诊断，可见肠系膜上静脉增宽，其中可见低密度信号，强化阶段可见周边强化，呈"牛眼征"

B 超检查早期可见肠壁增厚、五层肠壁结构，后期出现肠腔狭窄

彩色多普勒超声可见缺血肠段的血流明显少于正常，有助于确定缺血的范围

【诊断】

缺血性肠病病情进展迅速，极易发展为肠梗死，尤其是肠系膜血管阻塞性疾病。一旦发生，其病死率高。因此早期诊断是降低病死率的关键。但缺血性肠病临床表现缺乏特异性，因此，若要早期诊断也比较困难。以下几个方面有助于早期诊断。

高龄，平均年龄为 60 岁

有明显的相关因素，与高血压、糖尿病、冠状动脉粥样硬化性心脏病、高脂血症、长期使用激素、近期手术史有较高的相关性

与心房颤动、肺源性心脏病、肝硬化可能相关

剧烈腹痛，症状与体征不相符，解痉及强效镇痛药物效果不佳

胃排空障碍表现（如肠鸣音亢进、恶心、呕吐和腹泻等）

病情进行性加重，腹部穿刺抽出血性液体，应高度怀疑此病

D- 二聚体水平升高对本病诊断有一定意义

腹部 CT 和肠镜检查有较高的阳性率。彩色 B 超提示血管主动脉粥样斑块，肠系膜上动脉血流变缓，有一定的诊断意义

肠系膜动脉造影和手术及组织病理学检查有确诊意义

提高对该病的认识和重视，尤其是伴有高血压等关系密切的疾病者

有腹痛、便血者应及时进行腹部 CT、早期肠镜检查及进行腹腔动脉造影检查

同时应严密观察病情变化，一旦有肠梗死的表现要立即手术治疗

缺血性肠病的诊断

与此同时，还应重视血管造影的诊断及治疗价值。

血管造影的诊断及治疗价值

疑为急性肠系膜缺血患者，若条件允许，应早期酌情血管造影，如未在肠梗死前作出诊断，则病死率为 70%～90%，闭塞和非闭塞性缺血都能由血管造影作出诊断

血管造影是诊断缺血性肠病的金指标。可提供病变部位、程度及侧支循环状况，并可经动脉注射扩血管药物以减轻动脉收缩，从而区别动脉性缺血还是静脉血栓形成，同时还可以给予血管内溶栓治疗

急性肠系膜缺血时手术，恢复栓子或血栓阻断的动脉血流，切除无法修复的肠段，但栓子切除术或动脉重建后晚期血栓形成甚为常见，故手术 48 小时后抗凝是必要的，存活率约为 55%，但在发生腹膜炎前即由血管造影确诊的急性肠系膜缺血患者，90% 皆可存活

【鉴别诊断】

缺血性肠病的鉴别诊断

本病主要与各种功能性胃肠病、炎症性肠病、憩室炎、急性细菌性肠炎、肠结核、肠型贝赫切特病（白塞病）、结肠癌、肠道恶性淋巴瘤等多种疾病相鉴别

缺血性肠炎最常被误诊为炎性肠病。但缺血性肠炎具有症状消失快、内镜下病变恢复快的特点，有别于其他肠道疾病

溃疡性结肠炎和克罗恩病多见于中青年人，而缺血性肠炎则多见于中老年人

缺血性肠炎结肠镜下病变黏膜和正常黏膜境界清楚，活检后出血少，溃疡为纵形，多沿肠系膜侧分布，罕见炎性息肉和肉芽肿形成是本病内镜下表现的主要特征

与溃疡性结肠炎比较，它是一种节段性疾病，基本不累及直肠；与克罗恩病比较，无鹅卵石样改变

个别患者充血水肿严重，肠镜下表现为黏膜呈暗红色，结节状，甚至呈瘤样隆起，易误诊为结肠癌，须提高警惕。活检有疑问时，动态观察病情变化十分必要

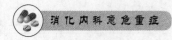

【治疗】

1. 一般治疗

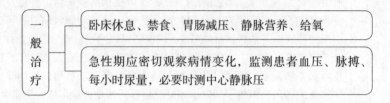

一般治疗
- 卧床休息、禁食、胃肠减压、静脉营养、给氧
- 急性期应密切观察病情变化，监测患者血压、脉搏、每小时尿量，必要时测中心静脉压

2. 原发病及对症治疗

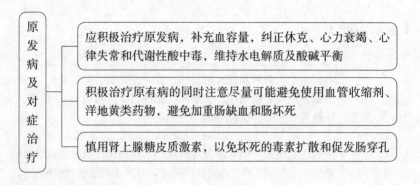

原发病及对症治疗
- 应积极治疗原发病，补充血容量，纠正休克、心力衰竭、心律失常和代谢性酸中毒，维持水电解质及酸碱平衡
- 积极治疗原有病的同时注意尽量可能避免使用血管收缩剂、洋地黄类药物，避免加重肠缺血和肠坏死
- 慎用肾上腺糖皮质激素，以免坏死的毒素扩散和促发肠穿孔

3. 药物治疗

（1）扩血管药物的应用

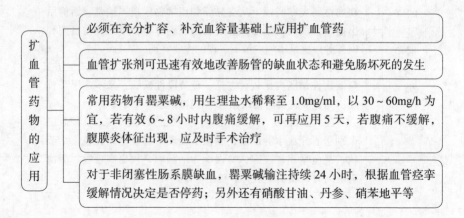

扩血管药物的应用
- 必须在充分扩容、补充血容量基础上应用扩血管药
- 血管扩张剂可迅速有效地改善肠管的缺血状态和避免肠坏死的发生
- 常用药物有罂粟碱，用生理盐水稀释至 1.0mg/ml，以 30~60mg/h 为宜，若有效 6~8 小时内腹痛缓解，可再应用 5 天，若腹痛不缓解，腹膜炎体征出现，应及时手术治疗
- 对于非闭塞性肠系膜缺血，罂粟碱输注持续 24 小时，根据血管痉挛缓解情况决定是否停药；另外还有硝酸甘油、丹参、硝苯地平等

（2）溶栓治疗

溶栓治疗	溶栓治疗可作为替代外科手术的一种最佳选择，溶栓药物可使未被清除的血栓溶解，但需预防出血性并发症
	经选择性肠系膜上动脉造影确诊后，立即经导管注入尿激酶30万U溶栓，之后将导管留置于肠系膜上动脉内并24小时持续给予尿激酶溶栓，用量为每天30万～40万U，同时经外周给予抗感染、抗凝及对症治疗，并密切观察患者腹痛及腹部体征变化
	若在6～8小时内症状及体征无缓解，反而加重，不能排除肠管出现坏死时，则立即剖腹探查，发现并切除坏死肠管

（3）抗凝治疗

抗凝治疗	正确应用抗凝剂是本病保守治疗和术后预防血栓复发、提高治愈率必不可少的有效措施
	本病一旦确诊且无抗凝禁忌证时，即应在严密监视下尽早给予抗凝治疗。如治疗过程中病情并未缓解，需立即行剖腹探查术
	术后继续抗凝治疗以防血栓复发
	常用肝素每次5000～7500U，7～10天后改服华法林，每日0.25mg，维持3个月
	有高凝状态者则终身抗凝。在抗凝治疗期间定期检测凝血酶原时间，调整华法林的用量，使凝血酶原时间维持在约20秒

（4）降低血黏度药物的应用

降低血黏度药物的应用	低分子右旋糖酐能扩大血容量，降低血细胞比容，稀释血液，使红细胞解聚，降低血液黏度，改善微循环和防止血栓形成
	常用低分子右旋糖酐500ml，每日1次，静脉滴注，每天剂量不宜超过2.5g/kg

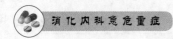

（5）促进肠屏障恢复药物

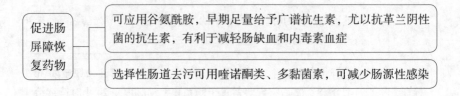

促进肠屏障恢复药物 ─┬─ 可应用谷氨酰胺，早期足量给予广谱抗生素，尤以抗革兰阴性菌的抗生素，有利于减轻肠缺血和内毒素血症

└─ 选择性肠道去污可用喹诺酮类、多黏菌素，可减少肠源性感染

4. 介入治疗

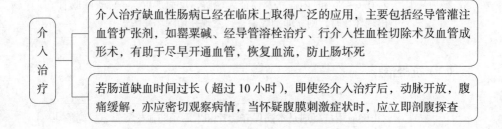

介入治疗 ─┬─ 介入治疗缺血性肠病已经在临床上取得广泛的应用，主要包括经导管灌注血管扩张剂，如罂粟碱、经导管溶栓治疗、行介入性血栓切除术及血管成形术，有助于尽早开通血管，恢复血流，防止肠坏死

└─ 若肠道缺血时间过长（超过 10 小时），即使经介入治疗后，动脉开放，腹痛缓解，亦应密切观察病情，当怀疑腹膜刺激症状时，应立即剖腹探查

第四节　肠梗阻

肠梗阻是临床最为常见的腹部急症之一，是指肠内容物由于病理因素不能正常运行并顺利通过肠道。临床症状复杂多变，不但可引起肠管本身解剖与功能上的改变，还可导致机体全身性生理功能紊乱。本病发生急剧，病程发展迅速，需要快速准确地做出诊断并予以合理、有效地治疗。如果处理不及时，将危及生命。

【病因及分类】

肠梗阻通常被分为机械性和功能性两大类。其各自病因分别如下：

1. 机械性肠梗阻

肠腔内的堵塞或外来压迫导致的肠梗阻称为机械性肠梗阻：

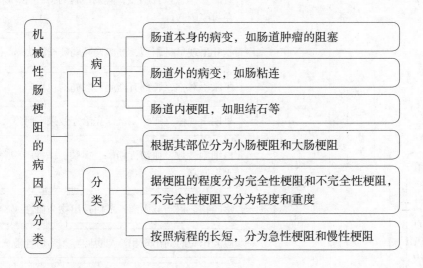

2. 功能性肠梗阻

又称为假性梗阻。

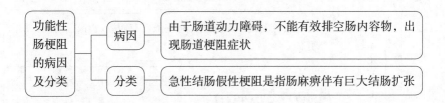

【病情评估】

急性肠梗阻不能得到及时适当的处理，病情可迅速发展、加重。

根据临床症状和影像学检查可以对肠梗阻严重程度进行大致评估，识别那些需要外科手术干预的患者，如患者出现发热、白细胞数升高、腹膜炎、心动过速、代谢性酸中毒和持续性疼痛等。

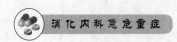

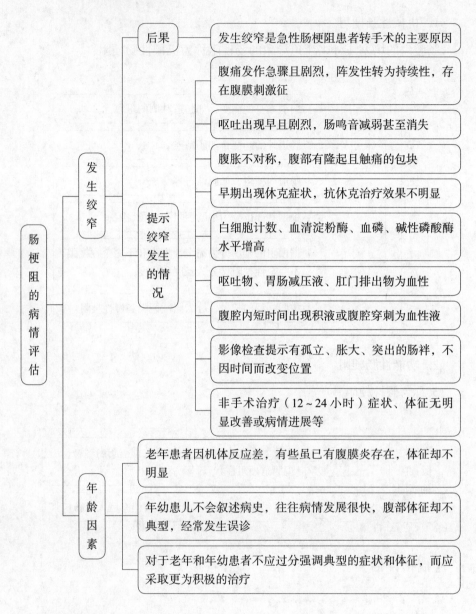

【临床表现】

临床表现呕吐、腹痛、腹胀和停止排便排气为急性肠梗阻最典型的临床表现。

1. 症状

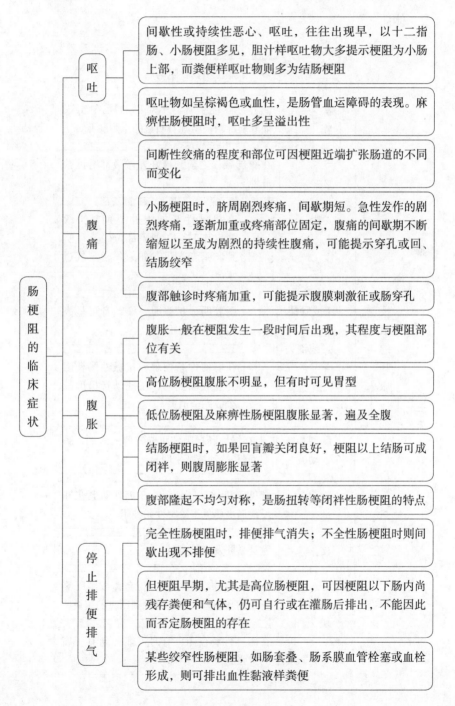

肠梗阻的临床症状

呕吐
- 间歇性或持续性恶心、呕吐，往往出现早，以十二指肠、小肠梗阻多见，胆汁样呕吐物大多提示梗阻为小肠上部，而粪便样呕吐物则多为结肠梗阻
- 呕吐物如呈棕褐色或血性，是肠管血运障碍的表现。麻痹性肠梗阻时，呕吐多呈溢出性

腹痛
- 间断性绞痛的程度和部位可因梗阻近端扩张肠道的不同而变化
- 小肠梗阻时，脐周剧烈疼痛，间歇期短。急性发作的剧烈疼痛，逐渐加重或疼痛部位固定，腹痛的间歇期不断缩短以至成为剧烈的持续性腹痛，可能提示穿孔或回、结肠绞窄
- 腹部触诊时疼痛加重，可能提示腹膜刺激征或肠穿孔

腹胀
- 腹胀一般在梗阻发生一段时间后出现，其程度与梗阻部位有关
- 高位肠梗阻腹胀不明显，但有时可见胃型
- 低位肠梗阻及麻痹性肠梗阻腹胀显著，遍及全腹
- 结肠梗阻时，如果回盲瓣关闭良好，梗阻以上结肠可成闭袢，则腹周膨胀显著
- 腹部隆起不均匀对称，是肠扭转等闭袢性肠梗阻的特点

停止排便排气
- 完全性肠梗阻时，排便排气消失；不全性肠梗阻时则间歇出现不排便
- 但梗阻早期，尤其是高位肠梗阻，可因梗阻以下肠内尚残存粪便和气体，仍可自行或在灌肠后排出，不能因此而否定肠梗阻的存在
- 某些绞窄性肠梗阻，如肠套叠、肠系膜血管栓塞或血栓形成，则可排出血性黏液样粪便

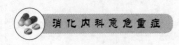

2. 体征

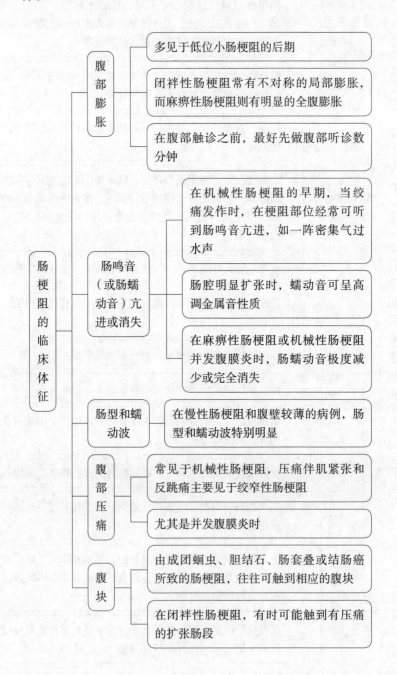

```
肠                  腹         ┌─ 多见于低位小肠梗阻的后期
梗                  部         │
阻                  膨         ├─ 闭袢性肠梗阻常有不对称的局部膨胀,
的                  胀         │   而麻痹性肠梗阻则有明显的全腹膨胀
临                             │
床                             └─ 在腹部触诊之前, 最好先做腹部听诊数
体                                 分钟
征
                    肠鸣音      ┌─ 在机械性肠梗阻的早期, 当绞
                    (或肠蠕     │   痛发作时, 在梗阻部位经常可听
                    动音)亢     │   到肠鸣音亢进, 如一阵密集气过
                    进或消失     │   水声
                               │
                               ├─ 肠腔明显扩张时, 蠕动音可呈高
                               │   调金属音性质
                               │
                               └─ 在麻痹性肠梗阻或机械性肠梗阻
                                   并发腹膜炎时, 肠蠕动音极度减
                                   少或完全消失

                    肠型和蠕    ── 在慢性肠梗阻和腹壁较薄的病例, 肠
                    动波            型和蠕动波特别明显

                    腹部        ┌─ 常见于机械性肠梗阻, 压痛伴肌紧张和
                    压痛        │   反跳痛主要见于绞窄性肠梗阻
                               └─ 尤其是并发腹膜炎时

                    腹          ┌─ 由成团蛔虫、胆结石、肠套叠或结肠癌
                    块          │   所致的肠梗阻, 往往可触到相应的腹块
                               └─ 在闭袢性肠梗阻, 有时可能触到有压痛
                                   的扩张肠段
```

【辅助检查】

1. 实验室检查

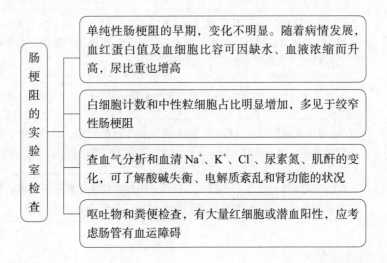

肠梗阻的实验室检查

- 单纯性肠梗阻的早期，变化不明显。随着病情发展，血红蛋白值及血细胞比容可因缺水、血液浓缩而升高，尿比重也增高
- 白细胞计数和中性粒细胞占比明显增加，多见于绞窄性肠梗阻
- 查血气分析和血清 Na^+、K^+、Cl^-、尿素氮、肌酐的变化，可了解酸碱失衡、电解质紊乱和肾功能的状况
- 呕吐物和粪便检查，有大量红细胞或潜血阳性，应考虑肠管有血运障碍

2. 腹部平片

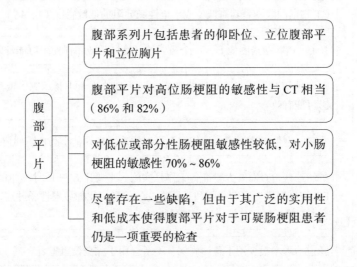

腹部平片

- 腹部系列片包括患者的仰卧位、立位腹部平片和立位胸片
- 腹部平片对高位肠梗阻的敏感性与 CT 相当（86% 和 82%）
- 对低位或部分性肠梗阻敏感性较低，对小肠梗阻的敏感性 70%～86%
- 尽管存在一些缺陷，但由于其广泛的实用性和低成本使得腹部平片对于可疑肠梗阻患者仍是一项重要的检查

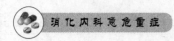

3. CT

CT

大量的证据表明 CT 在鉴别肠梗阻的程度和病因上可比其他影像学检查提供更多的信息，可以更加精确地区分低位和高位的肠梗阻，从而指导治疗

CT 对小肠梗阻的诊断敏感性为 80%～90%，特异性为 70%～90%。其典型 CT 征象包括一个分离的肠腔过渡区带，近端肠腔扩张，而远端含气液较少，造影剂不能通过过渡区带

经过手术证实，CT 对小肠梗阻发生缺血和绞窄的敏感性为 85%～100%

CT 显示缺血征象：鸟嘴征、肠系膜血管走行的异常和显示模糊、肠壁增强减弱、肠壁增厚、肠系膜周边渗出和淤血、腹水等

CT 扫描同时也显示了全腹部的信息，因此可能揭示梗阻的病因，特别是急腹症伴有多个病因需要鉴别诊断时

4. 肠道造影术

肠道造影术

CT 扫描的限制是其对低位或不全性肠梗阻的低敏感度（<50%）

在 CT 横断扫描图像上，一个微弱的过渡区带或闭袢梗阻可能难以发现

在这种情况下，小肠对比造影或小肠系列检查（小肠示踪）或灌肠造影可能有效

非离子型低渗造影剂可替代钡剂行对比造影来评估小肠梗阻的情况

虽然这些检查需要大量准备工作且实施起来要比 CT 时间长，但可以比 CT 扫描提供更多的肠腔和肠壁病变的信息，比如原发性肠肿瘤，当配合 CT 检查时，其敏感性和特异性接近 100%

肠道造影术很少用于急诊病例，不适合用于完全梗阻患者

5．超声

腹部超声在肠梗阻的诊断、病因和绞窄的鉴别上与平片接近，且能更好地识别腹腔游离气体，这一发现往往是手术介入的指征。

6．磁共振成像（MRI）

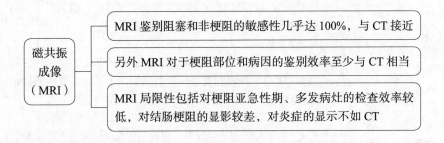

【诊断】

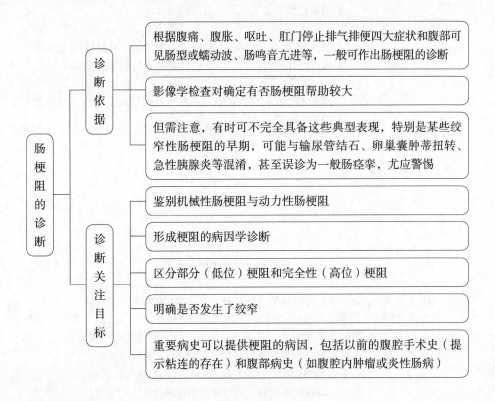

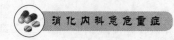

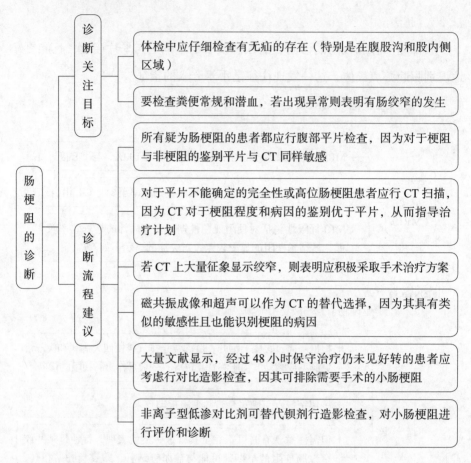

肠梗阻的诊断 —— 诊断关注目标 —— 体检中应仔细检查有无疝的存在（特别是在腹股沟和股内侧区域）

要检查粪便常规和潜血，若出现异常则表明有肠绞窄的发生

诊断流程建议 —— 所有疑为肠梗阻的患者都应行腹部平片检查，因为对于梗阻与非梗阻的鉴别平片与CT同样敏感

对于平片不能确定的完全性或高位肠梗阻患者应行CT扫描，因为CT对于梗阻程度和病因的鉴别优于平片，从而指导治疗计划

若CT上大量征象显示绞窄，则表明应积极采取手术治疗方案

磁共振成像和超声可以作为CT的替代选择，因为其具有类似的敏感性且也能识别梗阻的病因

大量文献显示，经过48小时保守治疗仍未见好转的患者应考虑行对比造影检查，因其可排除需要手术的小肠梗阻

非离子型低渗对比剂可替代钡剂行造影检查，对小肠梗阻进行评价和诊断

【鉴别诊断】

1. 鉴别机械性和动力性梗阻

鉴别机械性和动力性梗阻 —— 首先从病史上分析有无机械性梗阻因素

动力性肠梗阻包括常见的麻痹性和少见的痉挛性肠梗阻

机械性肠梗阻的特征是阵发性肠绞痛、肠鸣音亢进和非对称性腹胀；而麻痹性肠梗阻的特征为无绞痛、肠鸣音消失和全腹均匀膨胀；痉挛性肠梗阻可有剧烈腹痛突然发作和消失，间歇期不规则，肠鸣音减弱而不消失，但无腹胀

2. 鉴别单纯性和绞窄性梗阻

绞窄性肠梗阻预后不良，必须及早进行手术治疗。有下列表现，应考虑绞窄性肠梗阻。

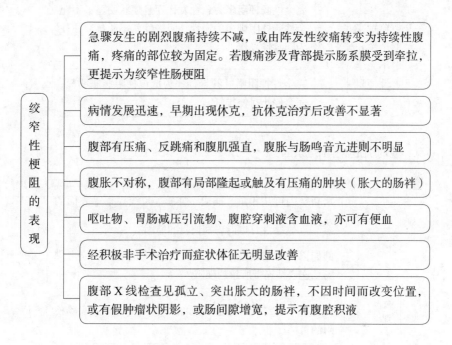

绞窄性梗阻的表现
- 急骤发生的剧烈腹痛持续不减，或由阵发性绞痛转变为持续性腹痛，疼痛的部位较为固定。若腹痛涉及背部提示肠系膜受到牵拉，更提示为绞窄性肠梗阻
- 病情发展迅速，早期出现休克，抗休克治疗后改善不显著
- 腹部有压痛、反跳痛和腹肌强直，腹胀与肠鸣音亢进则不明显
- 腹胀不对称，腹部有局部隆起或触及有压痛的肿块（胀大的肠袢）
- 呕吐物、胃肠减压引流物、腹腔穿刺液含血液，亦可有便血
- 经积极非手术治疗而症状体征无明显改善
- 腹部X线检查见孤立、突出胀大的肠袢，不因时间而改变位置，或有假肿瘤状阴影，或肠间隙增宽，提示有腹腔积液

3. 鉴别高位和低位梗阻

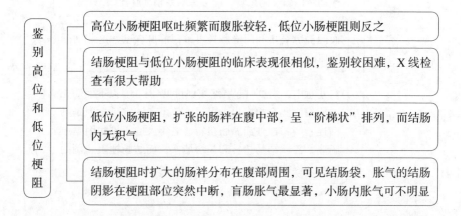

鉴别高位和低位梗阻
- 高位小肠梗阻呕吐频繁而腹胀较轻，低位小肠梗阻则反之
- 结肠梗阻与低位小肠梗阻的临床表现很相似，鉴别较困难，X线检查有很大帮助
- 低位小肠梗阻，扩张的肠袢在腹中部，呈"阶梯状"排列，而结肠内无积气
- 结肠梗阻时扩大的肠袢分布在腹部周围，可见结肠袋，胀气的结肠阴影在梗阻部位突然中断，盲肠胀气最显著，小肠内胀气可不明显

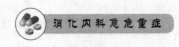

4. 鉴别完全性和不完全性梗阻

鉴别完
全性和
不完全
性梗阻
— 完全性肠梗阻多为急性发作而且症状明显；不完全性肠梗阻则多为慢性梗阻、症状不明显，往往为间歇性发作

— 完全性梗阻呕吐频繁，如为低位梗阻腹胀明显，完全停止排便排气

5. 鉴别引起梗阻的原因

鉴别引起梗阻的原因
— 判断病因可从年龄、病史、体检、X 线检查等方面的分析着手

— 例如以往有过腹部手术、创伤、感染的病史，应考虑肠粘连或粘连带所致的梗阻

— 如患者有肺结核，应想到肠结核或腹膜结核引起肠梗阻的可能

— 遇风湿性心瓣膜病伴心房颤动、动脉粥样硬化或闭塞性动脉内膜炎的患者，应考虑肠系膜动脉栓塞

— 而门静脉高压和门静脉炎可致门静脉栓塞，这些动静脉血流受阻是血管性肠梗阻的常见原因

— 在儿童中，蛔虫引起肠堵塞偶可见到；3 岁以下婴幼儿中原发性肠套叠多见；青、中年患者的常见病因是肠粘连、嵌顿性外疝和肠扭转；老年人的常见病因是结肠癌、乙状结肠扭转和粪块堵塞，而结肠梗阻病例的 90% 为癌性梗阻

【治疗】

1. 治疗目的

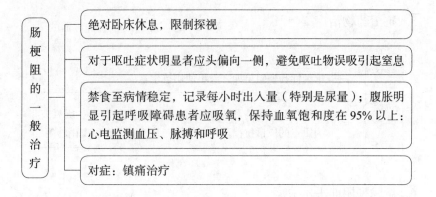

肠梗阻治疗的目的

- 肠梗阻治疗的目的在于缓解梗阻、恢复肠管的通畅
- 为了挽救患者的生命，应加强护理及监护，及时纠正水电解质紊乱和酸碱平衡失调，减少肠腔膨胀，改善梗阻肠段血液循环，控制感染

2. 一般治疗

肠梗阻的一般治疗

- 绝对卧床休息，限制探视
- 对于呕吐症状明显者应头偏向一侧，避免呕吐物误吸引起窒息
- 禁食至病情稳定，记录每小时出入量（特别是尿量）；腹胀明显引起呼吸障碍患者应吸氧，保持血氧饱和度在95%以上；心电监测血压、脉搏和呼吸
- 对症：镇痛治疗

3. 胃肠减压

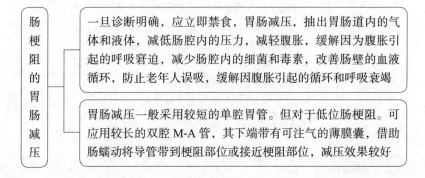

肠梗阻的胃肠减压

- 一旦诊断明确，应立即禁食，胃肠减压，抽出胃肠道内的气体和液体，减低肠腔内的压力，减轻腹胀，缓解因为腹胀引起的呼吸窘迫，减少肠腔内的细菌和毒素，改善肠壁的血液循环，防止老年人误吸，缓解因腹胀引起的循环和呼吸衰竭
- 胃肠减压一般采用较短的单腔胃管。但对于低位肠梗阻。可应用较长的双腔 M-A 管，其下端带有可注气的薄膜囊，借助肠蠕动将导管带到梗阻部位或接近梗阻部位，减压效果较好

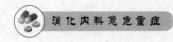

4. 纠正水电解质紊乱和酸碱平衡失调

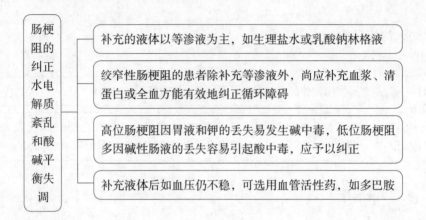

肠梗阻的纠正水电解质紊乱和酸碱平衡失调

- 补充的液体以等渗液为主，如生理盐水或乳酸钠林格液
- 绞窄性肠梗阻的患者除补充等渗液外，尚应补充血浆、清蛋白或全血方能有效地纠正循环障碍
- 高位肠梗阻因胃液和钾的丢失易发生碱中毒，低位肠梗阻多因碱性肠液的丢失容易引起酸中毒，应予以纠正
- 补充液体后如血压仍不稳，可选用血管活性药，如多巴胺

5. 抗菌药物治疗

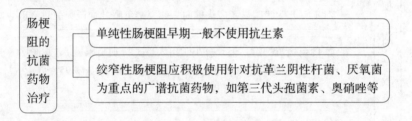

肠梗阻的抗菌药物治疗

- 单纯性肠梗阻早期一般不使用抗生素
- 绞窄性肠梗阻应积极使用针对抗革兰阴性杆菌、厌氧菌为重点的广谱抗菌药物，如第三代头孢菌素、奥硝唑等

6. 解除梗阻非手术治疗

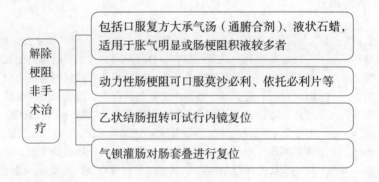

解除梗阻非手术治疗

- 包括口服复方大承气汤（通腑合剂）、液状石蜡，适用于胀气明显或肠梗阻积液较多者
- 动力性肠梗阻可口服莫沙必利、依托必利片等
- 乙状结肠扭转可试行内镜复位
- 气钡灌肠对肠套叠进行复位

7. 手术治疗

经以上治疗，部分患者可缓解。若腹痛加重，呕吐未止，白细胞及体温

升高，则必须手术治疗。内科治疗观察时间不应超过 24 小时，以免发生肠绞窄坏死。

第五节　下消化道出血

下消化道出血是指屈氏韧带以下的空肠、回肠、盲肠、结肠和直肠疾病所引起的血便，粪便带血。占消化道出血的 15%，下消化道范围广，出血的病因繁多。急性下消化道出血病情急，变化快，严重者可危及生命，应采取积极措施进行抢救。

【病因】

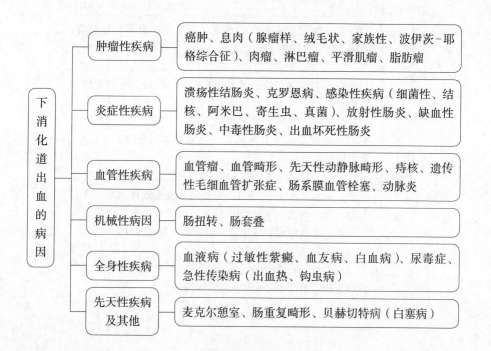

肿瘤性疾病：癌肿、息肉（腺瘤样、绒毛状、家族性、波伊茨－耶格综合征）、肉瘤、淋巴瘤、平滑肌瘤、脂肪瘤

炎症性疾病：溃疡性结肠炎、克罗恩病、感染性疾病（细菌性、结核、阿米巴、寄生虫、真菌）、放射性肠炎、缺血性肠炎、中毒性肠炎、出血坏死性肠炎

血管性疾病：血管瘤、血管畸形、先天性动静脉畸形、痔核、遗传性毛细血管扩张症、肠系膜血管栓塞、动脉炎

机械性病因：肠扭转、肠套叠

全身性疾病：血液病（过敏性紫癜、血友病、白血病）、尿毒症、急性传染病（出血热、钩虫病）

先天性疾病及其他：麦克尔憩室、肠重复畸形、贝赫切特病（白塞病）

【病史采集及体格检查】

下消化道出血的病史采集及体格检查

- 仔细询问病史，重点完成体检，是做出正确病因诊断的开端

- 有反复少量显性出血史，提示痔、息肉、憩室；排便习惯改变或粪便变细有切迹，应高度怀疑直结肠肿瘤；反复血性腹泻史应高度怀疑炎性肠病、肠套叠

- 急性出血性肠病多见于青少年和儿童，而肿瘤及血管性病变则常见于中、老年人

- 便后滴鲜血，与粪便不相混淆者多见内痔、肛裂或直肠息肉病

- 粪便呈脓血样或血便伴有黏液，要考虑菌痢、血吸虫病、肠结核、炎症性肠病、大肠肿瘤

- 便血伴剧烈腹痛并出现休克，多见于出血坏死性肠炎、肠系膜血管栓塞、肠套叠

- 血便伴有腹部包块，常见于肿瘤、肠结核、克罗恩病和肠套叠等

- 便血伴有皮肤或其他器官出血者，多为血液系统疾病、急性感染性疾病

- 反复大量或中等量出血，除贫血和失血性休克外，无其他症状，可考虑肠血管性病变，如血管畸形、血管发育不良、血管瘤或者肠憩室、先天性肠重叠畸形等

- 直肠指诊应作为诊断下消化道出血的常规体检方法，可以发现距肛门 10cm 内的肿瘤性病变

【临床表现】

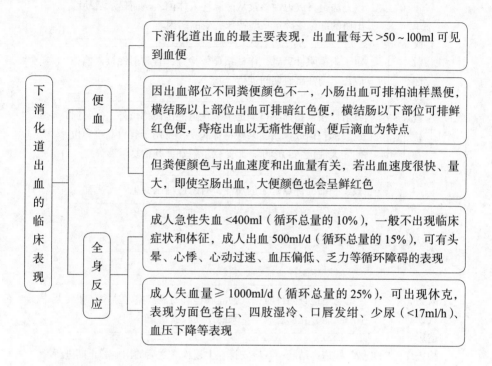

下消化道出血的临床表现

便血
- 下消化道出血的最主要表现，出血量每天 >50～100ml 可见到血便
- 因出血部位不同粪便颜色不一，小肠出血可排柏油样黑便，横结肠以上部位出血可排暗红色便，横结肠以下部位可排鲜红色便，痔疮出血以无痛性便前、便后滴血为特点
- 但粪便颜色与出血速度和出血量有关，若出血速度很快、量大，即使空肠出血，大便颜色也会呈鲜红色

全身反应
- 成人急性失血 <400ml（循环总量的 10%），一般不出现临床症状和体征，成人出血 500ml/d（循环总量的 15%），可有头晕、心悸、心动过速、血压偏低、乏力等循环障碍的表现
- 成人失血量 ≥ 1000ml/d（循环总量的 25%），可出现休克，表现为面色苍白、四肢湿冷、口唇发绀、少尿（<17ml/h）、血压下降等表现

【辅助检查】

1. 结肠镜检查

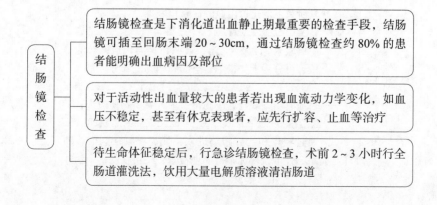

结肠镜检查
- 结肠镜检查是下消化道出血静止期最重要的检查手段，结肠镜可插至回肠末端 20～30cm，通过结肠镜检查约 80% 的患者能明确出血病因及部位
- 对于活动性出血量较大的患者若出现血流动力学变化，如血压不稳定，甚至有休克表现者，应先行扩容、止血等治疗
- 待生命体征稳定后，行急诊结肠镜检查，术前 2～3 小时行全肠道灌洗法，饮用大量电解质溶液清洁肠道

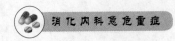

2. 放射性核素检查

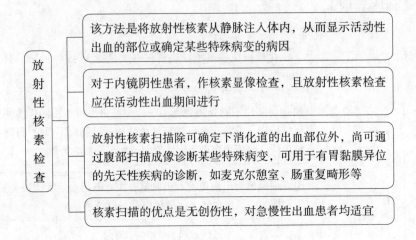

放射性核素检查
- 该方法是将放射性核素从静脉注入体内，从而显示活动性出血的部位或确定某些特殊病变的病因
- 对于内镜阴性患者，作核素显像检查，且放射性核素检查应在活动性出血期间进行
- 放射性核素扫描除可确定下消化道的出血部位外，尚可通过腹部扫描成像诊断某些特殊病变，可用于有胃黏膜异位的先天性疾病的诊断，如麦克尔憩室、肠重复畸形等
- 核素扫描的优点是无创伤性，对急慢性出血患者均适宜

3. 大肠气钡造影检查

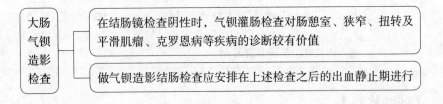

大肠气钡造影检查
- 在结肠镜检查阴性时，气钡灌肠检查对肠憩室、狭窄、扭转及平滑肌瘤、克罗恩病等疾病的诊断较有价值
- 做气钡造影结肠检查应安排在上述检查之后的出血静止期进行

4. 小肠镜检查

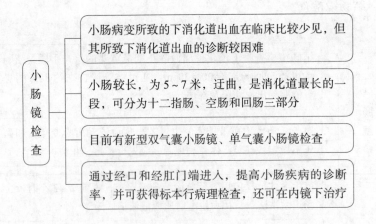

小肠镜检查
- 小肠病变所致的下消化道出血在临床比较少见，但其所致下消化道出血的诊断较困难
- 小肠较长，为 5~7 米，迂曲，是消化道最长的一段，可分为十二指肠、空肠和回肠三部分
- 目前有新型双气囊小肠镜、单气囊小肠镜检查
- 通过经口和经肛门端进入，提高小肠疾病的诊断率，并可获得标本行病理检查，还可在内镜下治疗

5. 胶囊内镜

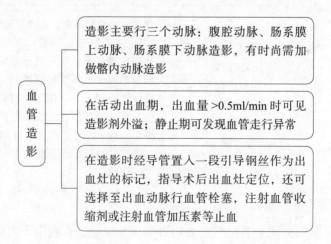

胶囊内镜

- 非侵入性检查手段，能完成全小肠内的检查，且患者无需住院，是诊断小肠疾病的重要手段，在出血活动期或静止期均可进行

- 胶囊内镜突出的表现是克服了过去对于小肠的盲区问题。对不明原因消化道出血和小肠疾病具有诊断价值

- 国外文献报道其小肠出血诊断阳性率为58%～86%，并成功运用于 2.5 岁幼儿胃肠道出血的诊断，国内应用报道阳性率达 73.3%

6. 血管造影

血管造影

- 造影主要行三个动脉：腹腔动脉、肠系膜上动脉、肠系膜下动脉造影，有时尚需加做髂内动脉造影

- 在活动出血期，出血量 >0.5ml/min 时可见造影剂外溢；静止期可发现血管走行异常

- 在造影时经导管置入一段引导钢丝作为出血灶的标记，指导术后出血灶定位，还可选择至出血动脉行血管栓塞，注射血管收缩剂或注射血管加压素等止血

【诊断】

1. 准确判断出血严重程度

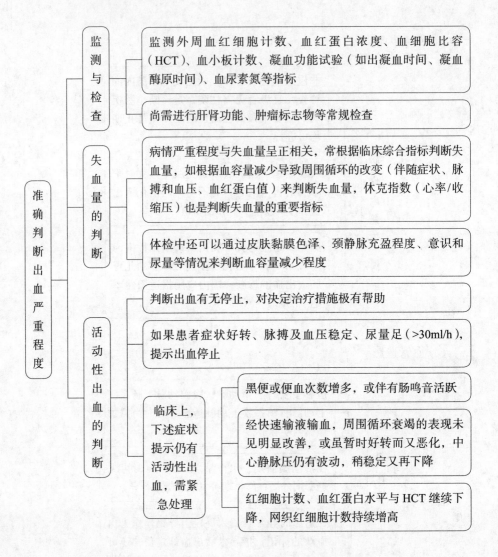

2. 排除上消化道出血

下消化道出血和上消化道出血均可表现为血便，在确定下消化道出血之前，必须排除上消化道出血，应常规行胃镜检查。

3. 判断出血病因和部位

判断出血病因和部位

病史和体检

间断少量鲜血便，附于粪便表面，或便后滴血，多见于痔疮、直肠息肉；伴肛门疼痛，见于肛裂；黏液脓血便伴里急后重或肛门坠胀，排便次数增多，或排便习惯改变，应考虑痢疾、溃疡性结肠炎、结直肠癌

便血伴剧烈腹痛者，尤其是老年心血管疾病患者，应警惕缺血性肠炎、肠系膜动脉栓塞

便血伴腹部包块者，以肿瘤、肠套叠、肠结核、克罗恩病多见

反复大量或中等量出血，除贫血或失血性休克外，无其他症状，可考虑肠血管性病变，如血管畸形、血管发育不良、血管瘤等，此外，还有肠憩室、先天性肠重复畸形等

鲜血便伴急性下腹部剧痛，考虑急性出血性坏死性肠炎、肠套叠

便血伴发热、皮疹、皮肤黏膜出血，多见于急性传染病，如伤寒、副伤寒、流行性出血热、钩端螺旋体病、急性血吸虫病等

粪便暗红色果酱色，黏液多，恶臭味，伴不同程度右下腹疼痛则应考虑阿米巴痢疾

血便量多少不一，多呈红色，患者有其他器官出血现象及血液检查有异常，见于白血病、再生障碍性贫血、血友病等血液病

持续粪便潜血试验阳性者，应怀疑消化道肿瘤

年龄与病因诊断

婴儿和儿童以先天性疾病居多，其中麦克尔憩室最多见，大肠幼年性息肉次之，其他还有肠套叠、肠重复畸形

青年与成人以息肉居多，随年龄增长，大肠癌比例显著增高

在美国等西方国家，认为血管畸形及憩室病是 60 岁以上老年人下消化道出血常见的出血原因，而国内却以直、结肠癌和息肉为常见的下消化道出血病因

【治疗】

1. 补充血容量

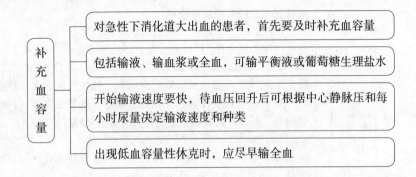

- 补充血容量
  - 对急性下消化道大出血的患者,首先要及时补充血容量
  - 包括输液、输血浆或全血,可输平衡液或葡萄糖生理盐水
  - 开始输液速度要快,待血压回升后可根据中心静脉压和每小时尿量决定输液速度和种类
  - 出现低血容量性休克时,应尽早输全血

2. 药物止血

常用止血药物包括以下几种,但目前缺乏科学的临床研究评价药物止血的疗效。

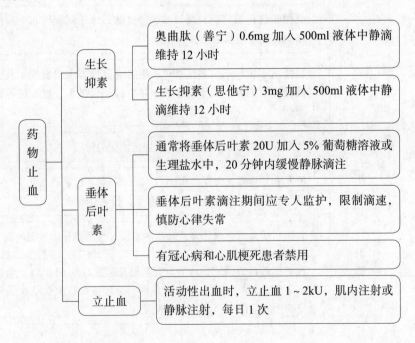

- 药物止血
  - 生长抑素
    - 奥曲肽(善宁)0.6mg 加入 500ml 液体中静滴维持 12 小时
    - 生长抑素(思他宁)3mg 加入 500ml 液体中静滴维持 12 小时
  - 垂体后叶素
    - 通常将垂体后叶素 20U 加入 5% 葡萄糖溶液或生理盐水中,20 分钟内缓慢静脉滴注
    - 垂体后叶素滴注期间应专人监护,限制滴速,慎防心律失常
    - 有冠心病和心肌梗死患者禁用
  - 立止血
    - 活动性出血时,立止血 1 ~ 2kU,肌内注射或静脉注射,每日 1 次

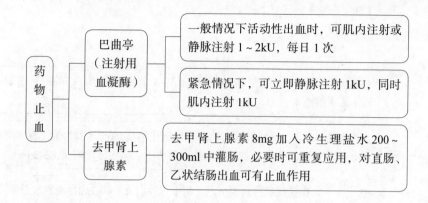

3. 内镜下止血

（1）局部喷洒药物止血法

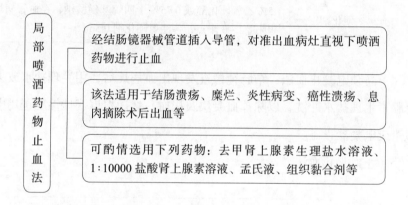

（2）局部注射药物止血法

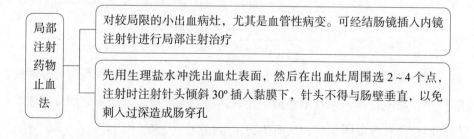

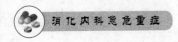

（3）止血药物

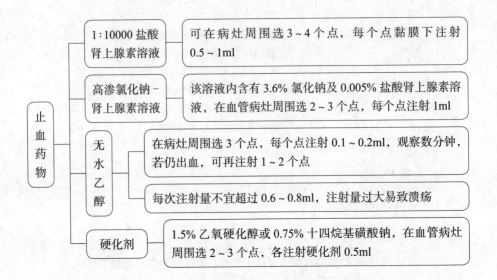

止血药物	1：10000盐酸肾上腺素溶液	可在病灶周围选3~4个点，每个点黏膜下注射0.5~1ml
	高渗氯化钠-肾上腺素溶液	该溶液内含有3.6%氯化钠及0.005%盐酸肾上腺素溶液，在血管病灶周围选2~3个点，每个点注射1ml
	无水乙醇	在病灶周围选3个点，每个点注射0.1~0.2ml，观察数分钟，若仍出血，可再注射1~2个点
		每次注射量不宜超过0.6~0.8ml，注射量过大易致溃疡
	硬化剂	1.5%乙氧硬化醇或0.75%十四烷基磺酸钠，在血管病灶周围选2~3个点，各注射硬化剂0.5ml

（4）高频电凝止血法：结肠镜检查发现出血病灶后，用生理盐水或去甲肾上腺素生理盐水冲洗，以除掉血凝块及积血，然后根据病灶性质选用电热活检钳或电凝器止血。

（5）止血夹止血法

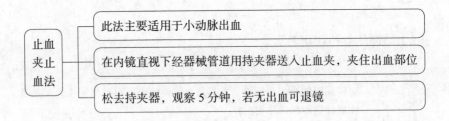

止血夹止血法	此法主要适用于小动脉出血
	在内镜直视下经器械管道用持夹器送入止血夹，夹住出血部位
	松去持夹器，观察5分钟，若无出血可退镜

（6）氩离子凝固术止血法：氩离子凝固术（APC）是一种新型可控制的非接触性电凝技术，该技术经离子化气体将高频能量传递至靶组织，使该组织表层获得有效凝固效应，从而达到止血和治疗病变的作用。

4. 介入性止血治疗

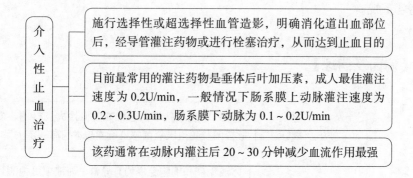

介入性止血治疗
- 施行选择性或超选择性血管造影，明确消化道出血部位后，经导管灌注药物或进行栓塞治疗，从而达到止血目的
- 目前最常用的灌注药物是垂体后叶加压素，成人最佳灌注速度为 0.2U/min，一般情况下肠系膜上动脉灌注速度为 0.2~0.3U/min，肠系膜下动脉为 0.1~0.2U/min
- 该药通常在动脉内灌注后 20~30 分钟减少血流作用最强

5. 选择性动脉栓塞疗法

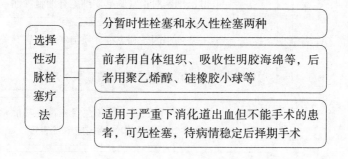

选择性动脉栓塞疗法
- 分暂时性栓塞和永久性栓塞两种
- 前者用自体组织、吸收性明胶海绵等，后者用聚乙烯醇、硅橡胶小球等
- 适用于严重下消化道出血但不能手术的患者，可先栓塞，待病情稳定后择期手术

第六节 重症溃疡性结肠炎

溃疡性结肠炎（UC）是一种原因不明的主要发生在直肠和结肠黏膜层与黏膜下层的炎症性病变，以溃疡糜烂为主，多起始于远段结肠，亦可遍及全部结肠，以血性黏液便、腹痛、里急后重、腹泻为主要症状。多发生在20~40 岁，起病缓慢，病程可为持续或呈活动性与缓解期交替的慢性过程。然而，仍有 10% 的患者以重症 UC 起病，15% 的慢性 UC 发展为重症 UC。由于重症 UC 病情发展迅速，并发症发生率高，故预后大多较差。因此，早

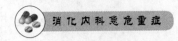

期识别和预防重症 UC 并发症，及时给予患者最有效的处理应引起临床医生的高度重视。

【病因及病理】

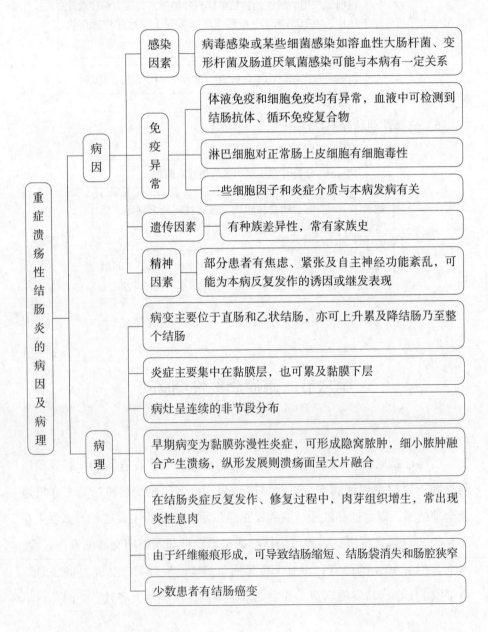

重症溃疡性结肠炎的病因及病理

病因
- 感染因素：病毒感染或某些细菌感染如溶血性大肠杆菌、变形杆菌及肠道厌氧菌感染可能与本病有一定关系
- 免疫异常
  - 体液免疫和细胞免疫均有异常，血液中可检测到结肠抗体、循环免疫复合物
  - 淋巴细胞对正常肠上皮细胞有细胞毒性
  - 一些细胞因子和炎症介质与本病发病有关
- 遗传因素：有种族差异性，常有家族史
- 精神因素：部分患者有焦虑、紧张及自主神经功能紊乱，可能为本病反复发作的诱因或继发表现

病理
- 病变主要位于直肠和乙状结肠，亦可上升累及降结肠乃至整个结肠
- 炎症主要集中在黏膜层，也可累及黏膜下层
- 病灶呈连续的非节段分布
- 早期病变为黏膜弥漫性炎症，可形成隐窝脓肿，细小脓肿融合产生溃疡，纵形发展则溃疡面呈大片融合
- 在结肠炎症反复发作、修复过程中，肉芽组织增生，常出现炎性息肉
- 由于纤维瘢痕形成，可导致结肠缩短、结肠袋消失和肠腔狭窄
- 少数患者有结肠癌变

【临床表现】

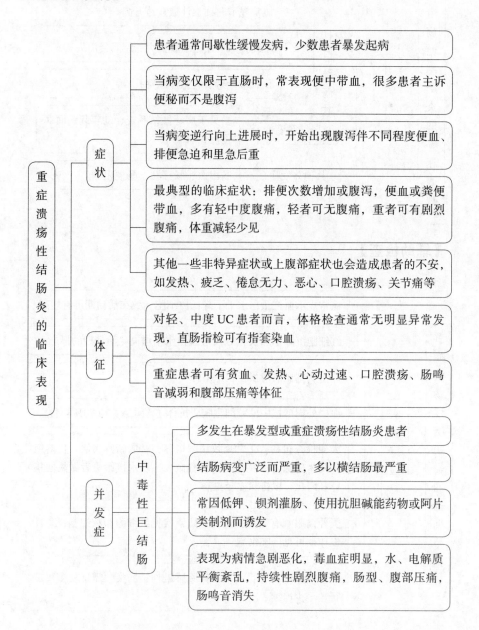

重症溃疡性结肠炎的临床表现

症状
- 患者通常间歇性缓慢发病，少数患者暴发起病
- 当病变仅限于直肠时，常表现便中带血，很多患者主诉便秘而不是腹泻
- 当病变逆行向上进展时，开始出现腹泻伴不同程度便血、排便急迫和里急后重
- 最典型的临床症状：排便次数增加或腹泻，便血或粪便带血，多有轻中度腹痛，轻者可无腹痛，重者可有剧烈腹痛，体重减轻少见
- 其他一些非特异症状或上腹部症状也会造成患者的不安，如发热、疲乏、倦怠无力、恶心、口腔溃疡、关节痛等

体征
- 对轻、中度 UC 患者而言，体格检查通常无明显异常发现，直肠指检可有指套染血
- 重症患者可有贫血、发热、心动过速、口腔溃疡、肠鸣音减弱和腹部压痛等体征

并发症 — 中毒性巨结肠
- 多发生在暴发型或重症溃疡性结肠炎患者
- 结肠病变广泛而严重，多以横结肠最严重
- 常因低钾、钡剂灌肠、使用抗胆碱能药物或阿片类制剂而诱发
- 表现为病情急剧恶化，毒血症明显，水、电解质平衡紊乱，持续性剧烈腹痛，肠型、腹部压痛，肠鸣音消失

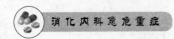

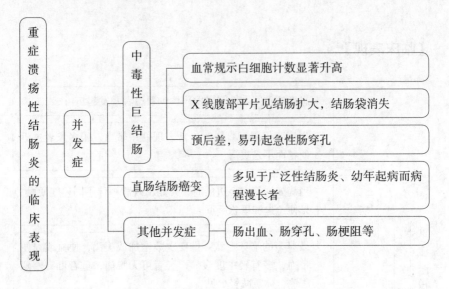

重症溃疡性结肠炎的临床表现 —— 并发症

- 中毒性巨结肠
  - 血常规示白细胞计数显著升高
  - X线腹部平片见结肠扩大，结肠袋消失
  - 预后差，易引起急性肠穿孔
- 直肠结肠癌变 —— 多见于广泛性结肠炎、幼年起病而病程漫长者
- 其他并发症 —— 肠出血、肠穿孔、肠梗阻等

【辅助检查】

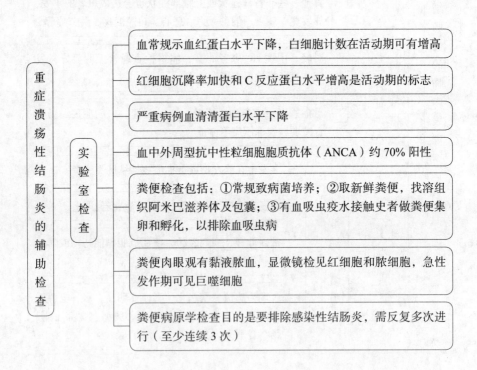

重症溃疡性结肠炎的辅助检查 —— 实验室检查

- 血常规示血红蛋白水平下降，白细胞计数在活动期可有增高
- 红细胞沉降率加快和C反应蛋白水平增高是活动期的标志
- 严重病例血清清蛋白水平下降
- 血中外周型抗中性粒细胞胞质抗体（ANCA）约70%阳性
- 粪便检查包括：①常规致病菌培养；②取新鲜粪便，找溶组织阿米巴滋养体及包囊；③有血吸虫疫水接触史者做粪便集卵和孵化，以排除血吸虫病
- 粪便肉眼观有黏液脓血，显微镜检见红细胞和脓细胞，急性发作期可见巨噬细胞
- 粪便病原学检查目的是要排除感染性结肠炎，需反复多次进行（至少连续3次）

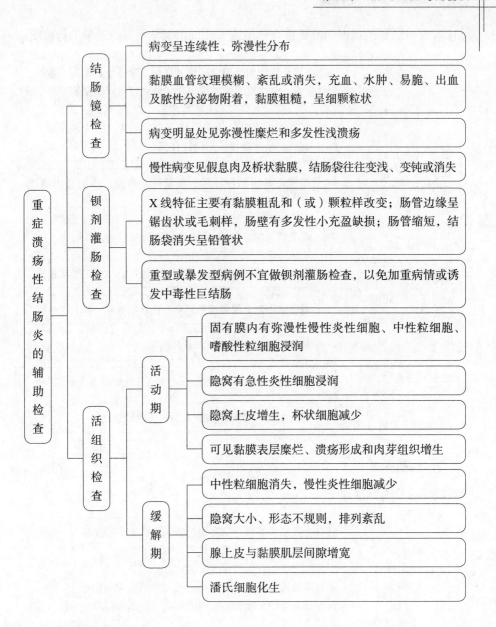

【诊断】

1. 临床诊断

首先应在排除有因可查的结肠炎（尤其是感染性结肠炎）的基础上根据

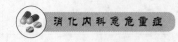

临床表现、结肠镜或钡剂灌肠检查和（或）病理组织学检查的结果进行诊断。

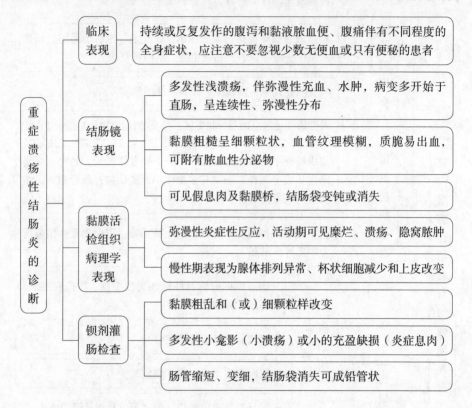

重症溃疡性结肠炎的诊断	临床表现	持续或反复发作的腹泻和黏液脓血便、腹痛伴有不同程度的全身症状，应注意不要忽视少数无便血或只有便秘的患者
	结肠镜表现	多发性浅溃疡，伴弥漫性充血、水肿，病变多开始于直肠，呈连续性、弥漫性分布
		黏膜粗糙呈细颗粒状，血管纹理模糊，质脆易出血，可附有脓血性分泌物
		可见假息肉及黏膜桥，结肠袋变钝或消失
	黏膜活检组织病理学表现	弥漫性炎症性反应，活动期可见糜烂、溃疡、隐窝脓肿
		慢性期表现为腺体排列异常、杯状细胞减少和上皮改变
	钡剂灌肠检查	黏膜粗乱和（或）细颗粒样改变
		多发性小龛影（小溃疡）或小的充盈缺损（炎症息肉）
		肠管缩短、变细，结肠袋消失可成铅管状

2. 诊断标准

UC 的诊断标准如下：

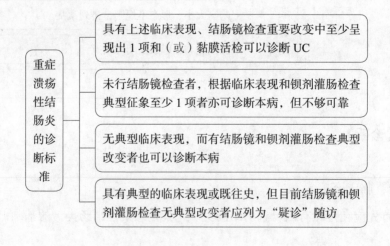

重症溃疡性结肠炎的诊断标准	具有上述临床表现、结肠镜检查重要改变中至少呈现出 1 项和（或）黏膜活检可以诊断 UC
	未行结肠镜检查者，根据临床表现和钡剂灌肠检查典型征象至少 1 项者亦可诊断本病，但不够可靠
	无典型临床表现，而有结肠镜和钡剂灌肠检查典型改变者也可以诊断本病
	具有典型的临床表现或既往史，但目前结肠镜和钡剂灌肠检查无典型改变者应列为"疑诊"随访

3．UC 严重程度分级

确诊 UC 后，需全面评估患者病情，包括确定 UC 的临床类型、严重度
与活动度、病变范围、病情分期（活动期、缓解期）及有无并发症。其中，
UC 的严重度分级对临床实践和指导治疗方案的选择具有重要意义。评价
UC 严重程度的指标包括临床表现、实验室检查、影像学检查、结肠镜检查
和内镜下黏膜活检多方面因素。国际公认的 Truelove 和 Witts 的 UC 分级诊
断标准因简单方便而在临床实践中被广泛应用（表 4-2）。

表 4-2 Truelove 和 Witts 的 UC 分级诊断标准

项　目	轻　度	重　度
粪便（次/日）	<4	≥6
便血	轻或无	重
脉搏（次/分）	<90	>90
体温（℃）	<37.5	>37.8
血红蛋白（g/L）	>115	<105
红细胞沉降率（mm/h）	<30	>30
或 CRP（mg/L）	正常	>30

Mayo 评分是一种临床研究中较为常用的 UC 活动度评价指标。Mayo
评分总分 <2 分为症状缓解，3～5 分为轻度活动，6～10 分为中度活动，
11～12 分为重度活动（表 4-3）。

表 4-3 Mayo 评分

项　目	评　分			
	0	1	2	3
排便次数	正常	1～2 次/天，大于正常	3～4 次/天，大于正常	>5 次/天，大于正常
便血	无	少许	明显	以血为主

续表

项 目	评 分			
	0	1	2	3
黏膜表现	正常	轻度易脆	中度易脆	重度易脆伴自发性出血
医师评估病情	正常	轻	中	重

4. 结肠镜检查对 UC 严重度评估的作用

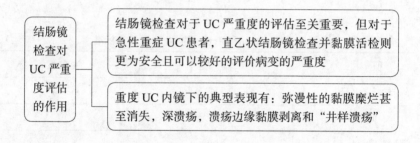

结肠镜检查对 UC 严重度评估的作用 — 结肠镜检查对于 UC 严重度的评估至关重要，但对于急性重症 UC 患者，直乙状结肠镜检查并黏膜活检则更为安全且可以较好的评价病变的严重度

— 重度 UC 内镜下的典型表现有：弥漫性的黏膜糜烂甚至消失，深溃疡，溃疡边缘黏膜剥离和"井样溃疡"

常用的 UC 内镜评分标准见表 4-4。

表 4-4 常用的 UC 内镜评分标准

标准	评 分			
	0 分	1 分	2 分	3 分
Baron	黏膜正常，分支状血管清晰可见，轻度触碰不易出血	异常但无出血，介于 0 与 2 之间	轻度触碰易出血，但尚无自发性出血	可见自发性出血
Schroede	正常或非活动期	轻度（黏膜红斑、血管纹理减少、轻度易脆）	中度（黏膜红斑明显，血管纹理消失，质脆，糜烂）	重度（自发性出血、溃疡）
Feagan	黏膜光滑、正常，血管可见，质软	黏膜颗粒样，血管纹理消失，质软，充血	黏膜颗粒样，血管纹理消失，质脆但尚无自发性出血	黏膜颗粒样，血管纹理消失，见自发性出血

　　结合上述简单实用的临床评分标准和内镜评分标准，可以对 UC 的严重度进行准确评估，从而早期发现重症 UC 患者，给予及时有效的治疗。

【鉴别诊断】

重症溃疡性结肠炎应注意与以下几种疾病进行鉴别。

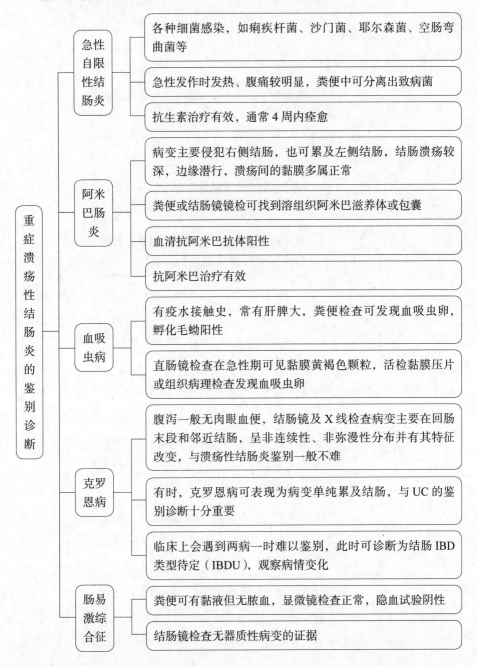

重症溃疡性结肠炎的鉴别诊断

急性自限性结肠炎
- 各种细菌感染，如痢疾杆菌、沙门菌、耶尔森菌、空肠弯曲菌等
- 急性发作时发热、腹痛较明显，粪便中可分离出致病菌
- 抗生素治疗有效，通常4周内痊愈

阿米巴肠炎
- 病变主要侵犯右侧结肠，也可累及左侧结肠，结肠溃疡较深，边缘潜行，溃疡间的黏膜多属正常
- 粪便或结肠镜镜检可找到溶组织阿米巴滋养体或包囊
- 血清抗阿米巴抗体阳性
- 抗阿米巴治疗有效

血吸虫病
- 有疫水接触史，常有肝脾大，粪便检查可发现血吸虫卵，孵化毛蚴阳性
- 直肠镜检查在急性期可见黏膜黄褐色颗粒，活检黏膜压片或组织病理检查发现血吸虫卵

克罗恩病
- 腹泻一般无肉眼血便，结肠镜及X线检查病变主要在回肠末段和邻近结肠，呈非连续性、非弥漫性分布并有其特征改变，与溃疡性结肠炎鉴别一般不难
- 有时，克罗恩病可表现为病变单纯累及结肠，与UC的鉴别诊断十分重要
- 临床上会遇到两病一时难以鉴别，此时可诊断为结肠IBD类型待定（IBDU），观察病情变化

肠易激综合征
- 粪便可有黏液但无脓血，显微镜检查正常，隐血试验阴性
- 结肠镜检查无器质性病变的证据

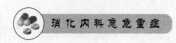消化内科急危重症

【治疗】

1. 治疗注意事项

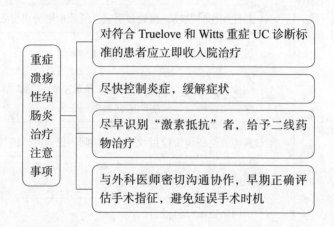

重症溃疡性结肠炎治疗注意事项
- 对符合 Truelove 和 Witts 重症 UC 诊断标准的患者应立即收入院治疗
- 尽快控制炎症，缓解症状
- 尽早识别"激素抵抗"者，给予二线药物治疗
- 与外科医师密切沟通协作，早期正确评估手术指征，避免延误手术时机

2. 一般治疗

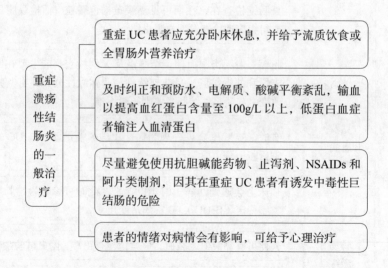

重症溃疡性结肠炎的一般治疗
- 重症 UC 患者应充分卧床休息，并给予流质饮食或全胃肠外营养治疗
- 及时纠正和预防水、电解质、酸碱平衡紊乱，输血以提高血红蛋白含量至 100g/L 以上，低蛋白血症者输注入血清蛋白
- 尽量避免使用抗胆碱能药物、止泻剂、NSAIDs 和阿片类制剂，因其在重症 UC 患者有诱发中毒性巨结肠的危险
- 患者的情绪对病情会有影响，可给予心理治疗

3. 药物治疗

（1）糖皮质激素

糖皮质激素

- 强化激素治疗仍然是重症 UC 的一线治疗方案，多采用静脉滴注甲泼尼龙 60mg/d 或氢化可的松 300～400mg/d

- 通常治疗 5～7 天后症状无明显改善者改用二线药物治疗或手术治疗

- 约 1/3 的重症 UC 患者对激素治疗不敏感，临床证明该型患者后期易出现并发症（以出血为主），死亡率高，早期预测指征如下：重症 UC 患者静脉应用糖皮质激素 3 天后体温仍升高，持续血便和 CRP 水平升高

- 对于激素低反应或无反应者，应早期考虑应用拯救疗法（环孢素或英利昔单抗）或结肠切除术，以防止出现并发症

（2）免疫抑制剂

免疫抑制剂

- 环孢素作为重症 UC 的二线用药方案，常用于强化静脉激素治疗低反应或激素抵抗的 UC 患者

- 静脉滴注环孢素 4mg/（kg·d）与甲泼尼龙 40mg/d 疗效相同。临床随机试验表明重症 UC 患者使用环孢素或甲泼尼龙的反应率分别为 10/15 和 8/15

- 对那些不能耐受激素治疗的患者，环孢素单一疗法可作为一项替代选择。但与之相关的药物不良反应如严重的机会性感染、肾毒性损伤、感觉异常或急性过敏反应等则限制了环孢素的广泛应用

- 使用环孢素应注意监测血药浓度，使之维持在 150～300ng/ml，并建议用药前检测血胆固醇和镁离子浓度以预防癫痫发作。为降低其毒性作用，亦有文献推荐使用环孢素微乳制剂

- 此外，我国共识建议某些顽固性 UC 可考虑其他免疫抑制剂，如硫唑嘌呤（AZA）、6-巯基嘌呤（6-MP）等，但目前尚无充分证据表明 AZA 和 6-MP 可诱导缓解

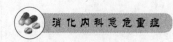

（3）生物制剂

生物制剂 — 英夫利昔单抗（IFX）是第一个正式获准用于治疗中重度 UC 的生物制剂

IFX 可有效控制急性发作、诱导缓解、促进黏膜愈合并减少短期结肠切除术的风险

IFX 的药物不良反应包括抗 IFX 抗体产生造成的耐药现象、输液反应、迟发型过敏反应和药源性狼疮，以及生物治疗相关的严重感染、脱髓鞘病变

与环孢素相比，IFX 半衰期较长，可在人体内存在数周，这对于进行手术治疗的患者尤为不利，因为感染是导致术后 UC 患者死亡的重要因素

由于环孢素、IFX 联合用药出现不良反应的概率较高，故需在内外科医生共同协商并认真征求患者意见的前提下，从二者中选择其一作为结肠切除术前的拯救治疗

（4）抗生素

抗生素 — 用于急性初次发病或入院早期发生感染的 UC 患者或作为术前用药

静脉使用甲硝唑、环丙沙星或口服万古霉素的对照试验表明，抗生素对重症 UC 无可靠疗效

另有研究表明，口服利福昔明 400mg，每日 2 次，可显著降低激素抵抗的重症 UC 患者的排便次数和血便量

（5）其他辅助用药

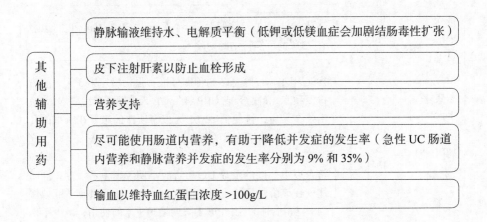

4. 手术治疗

及时识别需要手术治疗的重症 UC 患者，给予合适的术前紧急药物治疗，避免延误手术时机对重症 UC 并发症的防治尤为重要。一般说来，用于预测重症 UC 是否需要手术治疗的因素可大致分为影像学、临床及生化指标三方面。

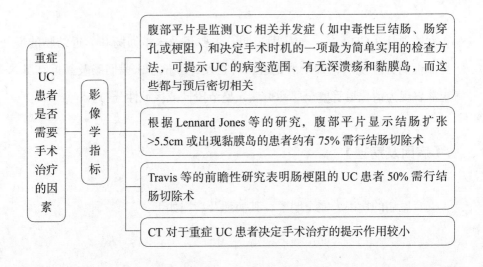

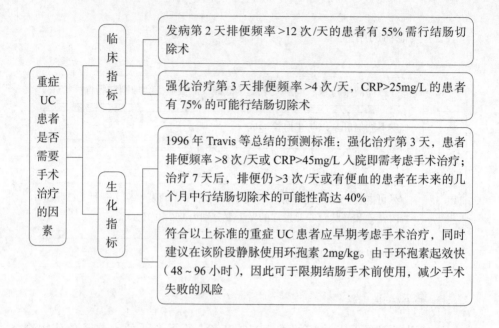

第七节 克罗恩病

克罗恩病（CD）是一种病因未明、主要累及末端回肠和邻近结肠的慢性炎症性肉芽肿疾病，整个消化道均可累及，多位于末段回肠及邻近结肠，病变常表现为消化道管壁全层性炎症，呈节段性或区域性分布。

【病因及病理】

克罗恩病的病因未完全明了，其病理及病因如下：

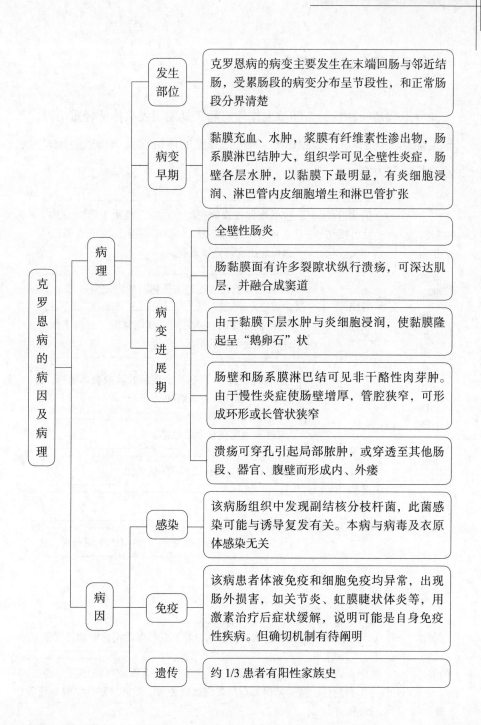

克罗恩病的病因及病理
- 病理
  - 发生部位：克罗恩病的病变主要发生在末端回肠与邻近结肠，受累肠段的病变分布呈节段性，和正常肠段分界清楚
  - 病变早期：黏膜充血、水肿，浆膜有纤维素性渗出物，肠系膜淋巴结肿大，组织学可见全壁性炎症，肠壁各层水肿，以黏膜下最明显，有炎细胞浸润、淋巴管内皮细胞增生和淋巴管扩张
  - 病变进展期：
    - 全壁性肠炎
    - 肠黏膜面有许多裂隙状纵行溃疡，可深达肌层，并融合成窦道
    - 由于黏膜下层水肿与炎细胞浸润，使黏膜隆起呈"鹅卵石"状
    - 肠壁和肠系膜淋巴结可见非干酪性肉芽肿。由于慢性炎症使肠壁增厚，管腔狭窄，可形成环形或长管状狭窄
    - 溃疡可穿孔引起局部脓肿，或穿透至其他肠段、器官、腹壁而形成内、外瘘
- 病因
  - 感染：该病肠组织中发现副结核分枝杆菌，此菌感染可能与诱导复发有关。本病与病毒及衣原体感染无关
  - 免疫：该病患者体液免疫和细胞免疫均异常，出现肠外损害，如关节炎、虹膜睫状体炎等，用激素治疗后症状缓解，说明可能是自身免疫性疾病。但确切机制有待阐明
  - 遗传：约1/3患者有阳性家族史

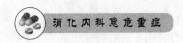

【病史采集及体格检查】

克罗恩病是一种慢性、间歇发作性疾病，复发期症状体征轻重不等，与其他炎症性肠病的临床表现相似，需进行完整的体格检查和病史回顾，重点关注分析以下内容：

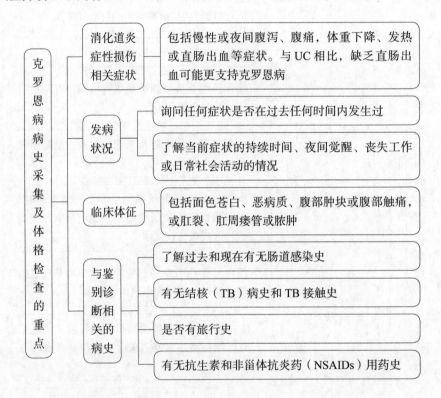

克罗恩病病史采集及体格检查的重点

消化道炎症性损伤相关症状：包括慢性或夜间腹泻、腹痛，体重下降、发热或直肠出血等症状。与 UC 相比，缺乏直肠出血可能更支持克罗恩病

发病状况：
- 询问任何症状是否在过去任何时间内发生过
- 了解当前症状的持续时间、夜间觉醒、丧失工作或日常社会活动的情况

临床体征：包括面色苍白、恶病质、腹部肿块或腹部触痛，或肛裂、肛周瘘管或脓肿

与鉴别诊断相关的病史：
- 了解过去和现在有无肠道感染史
- 有无结核（TB）病史和 TB 接触史
- 是否有旅行史
- 有无抗生素和非甾体抗炎药（NSAIDs）用药史

【临床表现】

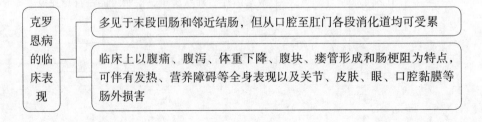

克罗恩病的临床表现
- 多见于末段回肠和邻近结肠，但从口腔至肛门各段消化道均可受累
- 临床上以腹痛、腹泻、体重下降、腹块、瘘管形成和肠梗阻为特点，可伴有发热、营养障碍等全身表现以及关节、皮肤、眼、口腔黏膜等肠外损害

克罗恩病的临床表现

- 腹痛最常见，多位于右下腹或脐周，常于进餐后加重，排便或肛门排气后缓解。持续性腹痛和明显压痛多提示炎症波及腹膜或腹腔内脓肿形成；全腹剧痛和腹肌紧张提示病变肠段急性穿孔

- 腹泻，先是间歇发作，后可转为持续性。粪便多为糊状，一般无脓血和黏液。病变涉及下段结肠或肛门直肠者可有黏液血便及里急后重

- 腹部包块多位于右下腹与脐周。固定的腹部包块提示有粘连，多有内瘘形成。瘘管形成是克罗恩病的特征性临床表现

- 肛门周围发生病变，包括肛门周围瘘管、脓肿形成及肛裂等病变

- 肠梗阻是最常见的并发症，其次是腹腔内脓肿，偶可并发急性穿孔或大量便血

【辅助检查】

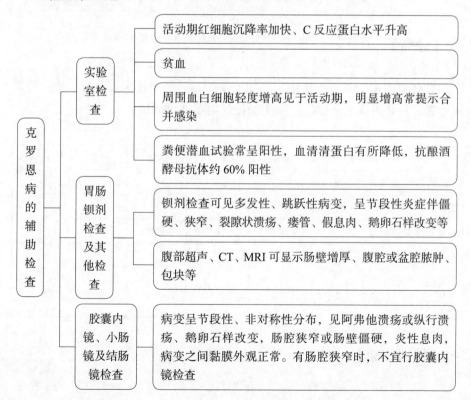

克罗恩病的辅助检查

- 实验室检查
  - 活动期红细胞沉降率加快、C 反应蛋白水平升高
  - 贫血
  - 周围血白细胞轻度增高见于活动期，明显增高常提示合并感染
  - 粪便潜血试验常呈阳性，血清清蛋白有所降低，抗酿酒酵母抗体约 60% 阳性

- 胃肠钡剂检查及其他检查
  - 钡剂检查可见多发性、跳跃性病变，呈节段性炎症伴僵硬、狭窄、裂隙状溃疡、瘘管、假息肉、鹅卵石样改变等
  - 腹部超声、CT、MRI 可显示肠壁增厚、腹腔或盆腔脓肿、包块等

- 胶囊内镜、小肠镜及结肠镜检查
  - 病变呈节段性、非对称性分布，见阿弗他溃疡或纵行溃疡、鹅卵石样改变，肠腔狭窄或肠壁僵硬，炎性息肉，病变之间黏膜外观正常。有肠腔狭窄时，不宜行胶囊内镜检查

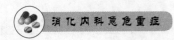

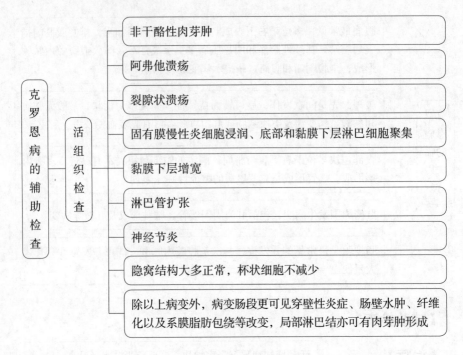

【诊断】

具有下述①②③者为疑诊，再加上④⑤⑥三项中任何一项可确诊。有第
④项者，只要再加上①②③三项中的任何两项亦可确诊。

	临床	X线	内镜	活检	切除标本
①非连续性或节段性病变		+	+		+
②铺路石样表现或纵行溃疡		+	+		+
③全壁性炎症病变	+（腹块）	+（狭窄）	+（狭窄）		+
④非干酪性肉芽肿				+	+
⑤裂沟、瘘管	+	+			+
⑥肛门部病变	+			+	+

【鉴别诊断】

克罗恩病应注意与以下疾病进行鉴别诊断（表 4-5）。

表 4-5　克罗恩病应注意鉴别的疾病

应注意相鉴别的疾病	临床表现	辅助检查	其　他
肠结核	有结核毒血症状，少有瘘管、腹腔脓肿和肛门周围病变	进行肠镜检查，病变主要在回盲部。可累及邻近结肠，溃疡多为横行；结核菌素试验强阳性、血清结核杆菌相关性抗原和抗体检测阳性，病检找到干酪性肉芽肿	既往或现有肠外结核病。不能确诊者，诊断性抗结核治疗有效
小肠恶性淋巴瘤	可较长时间内局限在小肠。部分患者肿瘤可呈多灶性分布	X 线检查见肠段内广泛侵蚀，呈较大的指压痕或充盈缺损，超声或 CT 检查肠壁明显增厚、腹腔淋巴结肿大	一般进展较快，双气囊小肠镜下活检或必要时手术探查可获病理确诊
急性阑尾炎	转移性右下腹痛，麦氏点压痛	血常规检查白细胞计数增高更为显著，B 超提示肿大的阑尾等	但有时需剖腹探查才能明确诊断

【治疗】

治疗的目标是诱导活动期病情的缓解、维持缓解及防治并发症，提高患者生活质量。不管疾病严重度如何，均应在诱导缓解阶段开始维持治疗。

1. 一般治疗

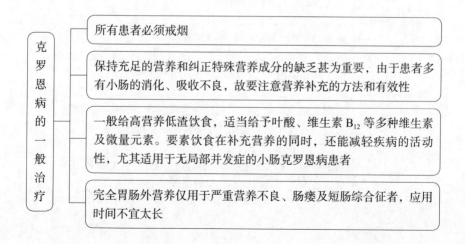

克罗恩病的一般治疗

所有患者必须戒烟

保持充足的营养和纠正特殊营养成分的缺乏甚为重要，由于患者多有小肠的消化、吸收不良，故要注意营养补充的方法和有效性

一般给高营养低渣饮食，适当给予叶酸、维生素 B$_{12}$ 等多种维生素及微量元素。要素饮食在补充营养的同时，还能减轻疾病的活动性，尤其适用于无局部并发症的小肠克罗恩病患者

完全胃肠外营养仅用于严重营养不良、肠瘘及短肠综合征者，应用时间不宜太长

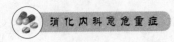

2. 药物治疗

（1）氨基水杨酸制剂

氨基水杨酸制剂
- 水杨酸柳氮磺胺吡啶适用于病变局限在结肠的轻度患者，并可用于结肠克罗恩病的维持缓解治疗
- 能在回肠、结肠靶向释放的5-氨基水杨酸（5-ASA）制剂如美沙拉嗪对回肠和结肠克罗恩病均有效，但其效用与剂量、病变部位、制剂类型等有关，可用于缓解期的维持治疗
- 治疗期间应定期监测患者的肝、肾功能，监测患者的外周血象

（2）糖皮质激素

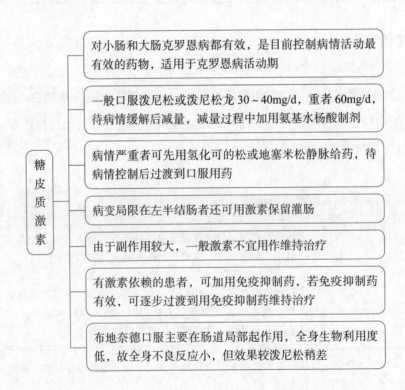

糖皮质激素
- 对小肠和大肠克罗恩病都有效，是目前控制病情活动最有效的药物，适用于克罗恩病活动期
- 一般口服泼尼松或泼尼松龙30～40mg/d，重者60mg/d，待病情缓解后减量，减量过程中加用氨基水杨酸制剂
- 病情严重者可先用氢化可的松或地塞米松静脉给药，待病情控制后过渡到口服用药
- 病变局限在左半结肠者还可用激素保留灌肠
- 由于副作用较大，一般激素不宜用作维持治疗
- 有激素依赖的患者，可加用免疫抑制药，若免疫抑制药有效，可逐步过渡到用免疫抑制药维持治疗
- 布地奈德口服主要在肠道局部起作用，全身生物利用度低，故全身不良反应小，但效果较泼尼松稍差

（3）免疫抑制药

免 疫 抑 制 药	免疫抑制药治疗有效
	硫唑嘌呤（AZA）或巯嘌呤（6-MP）适用于对激素治疗效果不佳或对激素依赖的慢性活动性病例，且可用作维持治疗
	剂量为硫唑嘌呤 2～2.5mg/（kg·d）或巯嘌呤 1.5mg/（kg·d），显效时间需 3～6 个月
	严重不良反应少，主要是白细胞减少等骨髓抑制表现，白细胞减少与剂量相关且可逆，白细胞计数低于 $4×10^9$/L 应立即减量，其他还有发热、皮疹、关节痛、急性胰腺炎以及肝损伤等
	甲氨蝶呤（MTX）治疗有效，对糖皮质激素反应较差的病例可以试用。每周肌注甲氨蝶呤 25mg，推荐总剂量为 1.5g。不良反应包括恶心、痉挛性腹痛、轻度转氨酶水平升高、轻度白细胞减少症、间质性肺炎、与剂量有关的肝纤维化
	有肝硬化、慢性肝炎、高乙醇摄入、肾脏疾病、慢性肺疾病等禁忌给予甲氨蝶呤
	其他免疫抑制药如环孢素（CsA）和他克莫司对克罗恩病的效果不肯定

（4）抗菌药物：广谱抗生素如喹诺酮类药物加甲硝唑是有效的治疗手段，尤其是对有细菌过度生长、化脓性并发症的患者。

（5）生物制剂

| 生 物 制 剂 | 根据生物学特性，生物制剂可分为抗肿瘤坏死因子 TNF-α 制剂、抗细胞黏附分子制剂、天然抗炎制剂和其他制剂 |
| | 目前，应用于临床并取得较好治疗效果的主要是抗 TNF-α 单克隆抗体英夫利昔单抗（IFX） |

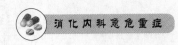

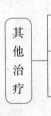

生物制剂

IFX 可抑制 TNF-α 的生物活性，并诱导分泌 TNF-α 的免疫细胞凋亡。有研究认为 IFX 是治疗克罗恩病最有效的生物制剂，不仅对活动性病变，对传统治疗无效的活动性克罗恩病有效，而且对维持治疗和治疗瘘管同样有效

常用诱导缓解剂量 5mg/kg，在 0、2、4、6、8 周给药，以后每 8 周给药 1 次。IFX 可能引起变态反应，可能引起关节痛、关节僵硬、发热、肌肉疼痛和乏力等不良反应，IFX 有加重心力衰竭的危险

由于 IFX 属异体蛋白，其引起的输液反应和自身免疫反应可使疗效降低，可将其与抗组胺药或免疫抑制药联合使用

有活动性感染病例如脓肿、结核等禁忌使用，有肿瘤病史者避免使用，有梗阻症状者小心使用

在使用 IFX 期间应监测其可能诱发的感染，尤其是结核杆菌感染或复发，应定期胸片检查

（6）其他治疗

其他治疗

益生菌在临床应用广泛，对克罗恩病的治疗有所帮助，可作为辅助治疗

有研究认为活动期 IBD 患者外周血淋巴细胞分离可能有利于病情的缓解

国外有学者用猪绦虫虫卵口服治疗活动性克罗恩病的临床试验已取得了较满意的结果，可能有较好的应用前景

3. 手术治疗

克罗恩病应以内科治疗为基础，手术适应证主要针对并发症，包括完全性机械性肠梗阻、瘘管或脓肿经内科治疗无效者，以及急性穿孔或不能控制的大量出血，还有怀疑有癌变改变者。

4. ECCO 共识有关 CD 的治疗策略

（1）活动性 CD 的治疗

CD 病情	治疗方案
轻度活动性回盲部 CD	首选布地奈德 9mg/d，美沙拉嗪作用有限，不推荐抗生素
中度活动性回盲部 CD	首选布地奈德 9mg/d 或糖皮质激素（GCS）。怀疑有脓毒性并发症者，加用抗生素
重度活动性回盲部 CD	首选 GCS。复发病例，加用硫唑嘌呤（AZA)/6 - 巯基嘌呤（6-MP）（若不耐受 AZA/6-MP，换 MTX）。如果 GCS 或免疫调节剂难治或不耐受，考虑英夫利昔单抗（IFX）治疗。外科治疗最后备选
结肠 CD	首选 GCS，轻度活动者可予柳氮磺胺吡啶（SASP）治疗。复发患者，加用 AZA/6-MP（若不耐受 AZA/6-MP，换 MTX）。如果 GCS 或免疫调节剂难治或不耐受，考虑 IFX 治疗。外科治疗最后备选。远端病变，应考虑局部给药治疗
广泛性小肠 CD	中度或中度患者首选 GCS，推荐 AZA/6-MP（若不耐受 AZA/6-MP，换 MTX），辅以营养支持。如果这些治疗失败，考虑 IFX。外科治疗最后备选
食管胃十二指肠 CD	首选质子泵抑制药。必要时，联合 GCS 或 AZA/6-MP（若不耐受 AZA/6-MP，换 MTX）。难治性患者选择 IFX，有梗阻症状者，适时进行扩张或手术治疗
早期复发	任何患者如果有早期复发，最好首选免疫抑制剂治疗
GCS 依赖性 CD	首选 AZA/6-MP（若不耐受 AZA/6-MP，换 MTX）。如果这些治疗失败，考虑 IFX 治疗。外科治疗最后备选
GCS 难治性 CD	首选 AZA/6-MP（若不耐受 AZA/6-MP，换 MTX）。如果免疫抑制剂治疗失败或需要获得快速缓解，在除外脓毒并发症的情况下，应用 IFX。外科治疗最后备选

（2）维持缓解治疗

维持缓解药物效果	有效：AZA[2 ~ 2.5mg/(kg·d)]、MTX（每周 15mg）、IFX（每周 5 ~ 10mg/kg）。中等有效：5-ASA。无效：GCS
药物选择	可选择 5-ASA（尽管其维持缓解的证据不一致）。GCS 诱导缓解者，选择 AZA

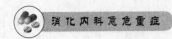

回盲部CD复发	可升级维持治疗。可选择手术治疗。GCS 不用于维持缓解
广泛性CD复发	推荐用 AZA 维持缓解治疗
服用AZA患者复发	正在接受常规剂量 AZA 或 6-MP 维持治疗的患者，复发后可增加 AZA 或 6-MP 剂量（必要时分别 >2.5mg/d 和 >1.5mg/d），或用 MTX。对于限局性病变，可选择手术治疗
IFX诱导缓解后的维持治疗	可用 AZA、6-MP 或 MTX 进行维持治疗。若 AZA、6-MP 或 MTX 维持治疗失败，可定期输注 IFX 维持治疗。对于限局性病变，可选择手术治疗
维持治疗的疗程	用 5-ASA 维持缓解的患者，完全缓解 2 年后，可以考虑停药。广泛结肠炎病变患者，选择长期治疗，可能降低结肠癌的风险（尽管还未在 CD 患者得到证实）
	用 AZA 维持缓解的患者，完全缓解 4 年后，可以考虑停药。但小剂量治疗 6 年后仍有利维持缓解
	由于缺乏证据，没有 MTX 和 IFX 治疗疗程超过 1 年的建议，尽管需要时可延长 MTX 和 IFX 的使用时间

（3）外科手术与药物治疗

回盲部疾病	有梗阻症状的局限性回盲部 CD 可首选外科治疗
伴发脓肿	伴发有腹腔脓肿的活动性小肠 CD，最后先用抗生素、经皮或外科手术引流处理，必要时，延期手术切除
局限性结肠CD	受累结肠不超过结肠全长 1/3 的局限性结肠 CD，如果有必要进行外科手术，最好只切除受累的部分
多节段性结肠CD	当病变累及结肠两端，如果有外科手术指征，可考虑进行两处肠段切除

回肠贮袋-肛门吻合术（IPAA）	所有可获得的证据显示，诊断无疑的 CD 患者在 IPAA 术后，并发症高。目前，在 CD 结肠炎患者，不推荐 IPAA
正在服用 GCS 的患者	泼尼松 20mg/d 或相当剂量的其他 GCS 超过 6 周是外科手术并发症的危险因素。如果可能，GCS 应减量
正在服用 AZA 的患者	AZA 在围术期或手术后可以安全地继续使用
IFX 治疗后外科手术	还没有证据显示使用 IFX 后立即或在使用过程中进行外科手术会增加手术后的并发症
	目前在 IFX 治疗与腹部手术之间还没有明确的理想的时间间隔

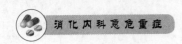

第五章　肝脏疾病急危重症

第一节　肝性脑病

肝性脑病（HE）又称为肝性昏迷，是由急性肝衰竭、严重慢性肝病和（或）伴有门体分流，导致的以代谢紊乱为基础的中枢神经系统功能失调综合征。该病可从开始的情绪或行为改变、衣着不整和大脑反应迟钝，发展至昏睡及深度昏迷。肝性脑病是肝硬化最严重的并发症，也是最常见的死因。

【病因】

肝性脑病的常见病因有以下几种：

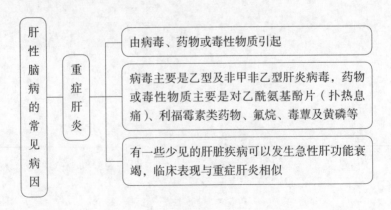

276

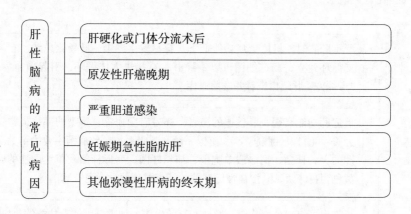

肝
性
脑
病
的
常
见
病
因

- 肝硬化或门体分流术后
- 原发性肝癌晚期
- 严重胆道感染
- 妊娠期急性脂肪肝
- 其他弥漫性肝病的终末期

【诱因】

病毒性重症肝炎、药物性或中毒性肝细胞大量坏死所致的急性或亚急性肝性脑病，一般无明显诱因，而肝硬化或门体分流术后的患者，往往出于某些因素而诱发肝性脑病。诱因主要有以下几方面：

1. 上消化道出血

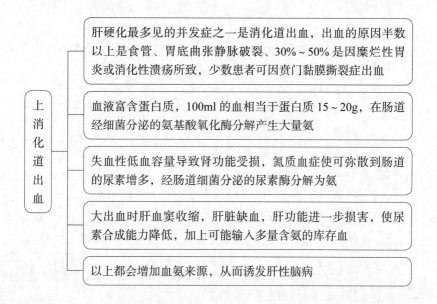

上
消
化
道
出
血

- 肝硬化最多见的并发症之一是消化道出血，出血的原因半数以上是食管、胃底曲张静脉破裂、30%~50%是因糜烂性胃炎或消化性溃疡所致，少数患者可因贲门黏膜撕裂症出血
- 血液富含蛋白质，100ml的血相当于蛋白质15~20g，在肠道经细菌分泌的氨基酸氧化酶分解产生大量氨
- 失血性低血容量导致肾功能受损，氮质血症使可弥散到肠道的尿素增多，经肠道细菌分泌的尿素酶分解为氨
- 大出血时肝血窦收缩，肝脏缺血，肝功能进一步损害，使尿素合成能力降低，加上可能输入多量含氨的库存血
- 以上都会增加血氨来源，从而诱发肝性脑病

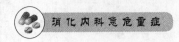

2. 感染

感染 {
严重肝病时，机体免疫功能低下，容易发生感染。肝硬化患者，有侧支循环建立，肠道细菌可以不经肝脏直接进入体循环，引起菌血症，7%~20%肝硬化患者并发菌血症

重症肝功能衰竭、肝昏迷的患者，36%有菌血症。感染的部位最常见为腹膜（自发性腹膜炎）、泌尿系统和呼吸系统。致病菌主要为革兰阴性的大肠杆菌、铜绿假单胞菌、肺炎杆菌、变形杆菌及革兰阳性的金黄色葡萄球菌、β-溶血性链球菌、肺炎双球菌、绿色链球菌等

感染促进组织分解代谢，增加血氨的生成，加重肝脏解毒功能的负担。脱水或休克，使肾前性氮质血症更显著。高热可造成脑缺氧，使脑组织对氨及其他毒性物质的耐受性降低
}

3. 高蛋白饮食

进食大量肉类、蛋类或摄入其他富含蛋白质的制品，均可以加重肝的负担，增加氨及另一些氮质性毒物的来源。

4. 镇静及麻醉药

镇静及麻醉药 {
吗啡类、巴比妥类、氟烷等药物，可以抑制大脑和呼吸中枢，引起缺氧，使肝、脑、肾的功能负担加重

如果该类药物使用不当，可导致肝脏病患者迅速昏迷，甚至很难逆转
}

5. 其他

其他 {
饮酒过量，服用氯化铵或对肝有毒性作用的药物如利福霉素类、异烟肼、磺胺、砷、汞、锑、铋及四氯化碳等，手术创伤，均能诱发肝性脑病

便秘可以使肠道内含氮物质与肠道细菌的接触时间延长，从而产生的氨及另一些氮质性毒物比平时增多
}

【病史采集】

一般分别存在如下病史：各型肝硬化、门静脉高压门体分流手术、重症病毒性肝炎、中毒性肝炎、药物性肝炎，少见的原发性肝癌、妊娠期急性脂肪肝、严重胆道感染。

【体格检查】

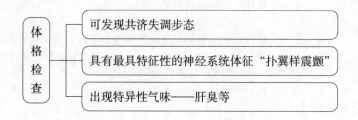

体格检查
- 可发现共济失调步态
- 具有最具特征性的神经系统体征"扑翼样震颤"
- 出现特异性气味——肝臭等

【临床表现】

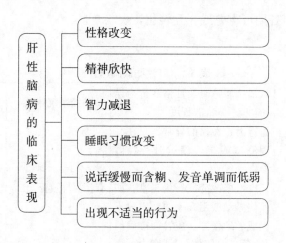

肝性脑病的临床表现
- 性格改变
- 精神欣快
- 智力减退
- 睡眠习惯改变
- 说话缓慢而含糊、发音单调而低弱
- 出现不适当的行为

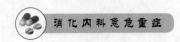

【临床分型】

根据肝性脑病病因的不同可分为下列 3 种类型。

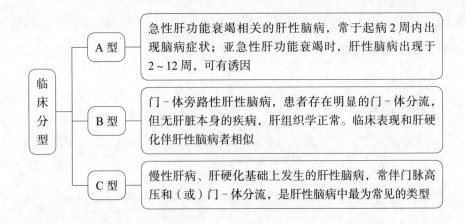

临床分型

A 型 — 急性肝功能衰竭相关的肝性脑病，常于起病 2 周内出现脑病症状；亚急性肝功能衰竭时，肝性脑病出现于 2 ~ 12 周，可有诱因

B 型 — 门 - 体旁路性肝性脑病，患者存在明显的门 - 体分流，但无肝脏本身的疾病，肝组织学正常。临床表现和肝硬化伴肝性脑病者相似

C 型 — 慢性肝病、肝硬化基础上发生的肝性脑病，常伴门脉高压和（或）门 - 体分流，是肝性脑病中最为常见的类型

【临床分期】

根据患者意识障碍程度、神经系统表现及脑电图改变，可将肝性脑病分为 0 ~ 4 期，但各期可重叠或相互转化（表 5-1）。

表 5-1　肝性脑病临床分期

分　　期	认知功能障碍及性格和行为异常的程度	神经系统体征	脑电图改变
0 期（轻微型肝性脑病）	无行为、性格的异常，只在心理测试或智力测试时有轻微异常	无	正常 α 波节律
1 期（前驱期）	轻度性格改变或行为异常，如欣快激动或沮丧不语。衣冠不整或随地便溺、应答尚准确但吐字不清且缓慢、注意力不集中或睡眠时间倒错（昼睡夜醒）	有扑翼样震颤	不规则的本底活动（α 和 θ 节律）

分　　期	认知功能障碍及性格和行为异常的程度	神经系统体征	脑电图改变
2期（昏迷前期）	睡眠障碍和精神错乱为主、反应迟钝、定向障碍、计算力及理解力均减退、言语不清、书写障碍、行为反常、睡眠时间倒错明显，甚至出现幻觉、恐惧、狂躁。可有不随意运动或运动失调	腱反射亢进、肌张力增高、踝阵挛阳性、巴宾斯基征阳性、扑翼样震颤明显阳性	持续的θ波，偶有δ波
3期（昏睡期）	以昏睡和精神错乱为主、但能唤醒，醒时尚能应答，但常有神志不清或有幻觉	仍可引出扑翼征阳性、踝阵挛阳性、腱反射亢进、四肢肌张力增高，椎体征阳性	普通的θ波，一过性的含有棘波和慢波的多相综合波
4期（昏迷期）	神志完全丧失，不能被唤醒。浅昏迷时对疼痛刺激有反应；深昏迷时对各种刺激均无反应	浅昏迷时腱反射和肌张力仍亢进、踝阵挛阳性、由于不合作扑翼征无法检查，深昏迷时各种反射消失	持续的δ波，大量的含棘波和慢波的综合波

【辅助检查】

1. 肝功能

可出现肝功能异常，如胆红素水平升高、酶胆分离、凝血酶原活动度降低等。

2. 血氨

血氨	正常人空腹静脉血氨为6~35μg/L（血清）或47~65μg/L（全血）
	在B型、C型肝性脑病时血氨升高，而A型肝性脑病的血氨常正常

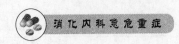

3. 血浆氨基酸失衡

支链氨基酸减少、芳香族氨基酸增高，二者比值≤1（正常 >3），但因需要特殊设备，普通化验室无法检测。

4. 电生理检查

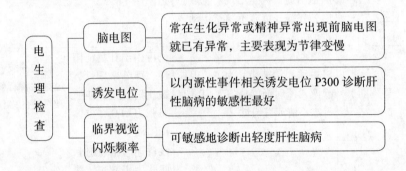

5. 神经心理和智能测试

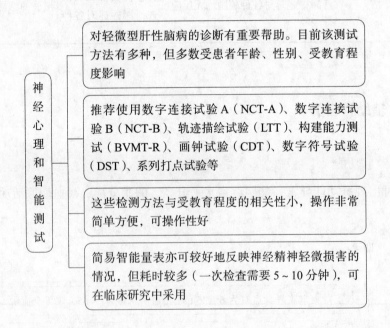

6. 影像学检查

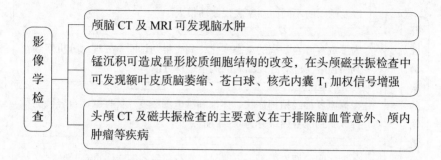

影像学检查
- 颅脑 CT 及 MRI 可发现脑水肿
- 锰沉积可造成星形胶质细胞结构的改变，在头颅磁共振检查中可发现额叶皮质脑萎缩、苍白球、核壳内囊 T_1 加权信号增强
- 头颅 CT 及磁共振检查的主要意义在于排除脑血管意外、颅内肿瘤等疾病

【诊断】

1. 临床诊断

肝性脑病的诊断以临床诊断为主，主要依据为：

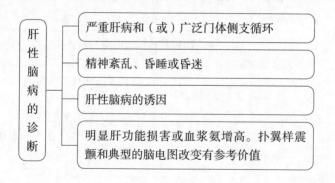

肝性脑病的诊断
- 严重肝病和（或）广泛门体侧支循环
- 精神紊乱、昏睡或昏迷
- 肝性脑病的诱因
- 明显肝功能损害或血浆氨增高。扑翼样震颤和典型的脑电图改变有参考价值

2. 分析诱因

肝性脑病特别是门体分流性肝性脑病常有明显的诱因，分析它们可能在肝性脑病的发病机制和发展环节中起到的作用，进行相应的处理，以有利于肝性脑病的综合治疗和促进疾病向好的方向转归。

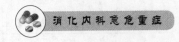
3. 对肝性脑病的病情进行分期

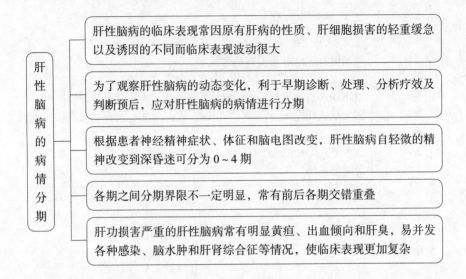

肝性脑病的病情分期

- 肝性脑病的临床表现常因原有肝病的性质、肝细胞损害的轻重缓急以及诱因的不同而临床表现波动很大
- 为了观察肝性脑病的动态变化，利于早期诊断、处理、分析疗效及判断预后，应对肝性脑病的病情进行分期
- 根据患者神经精神症状、体征和脑电图改变，肝性脑病自轻微的精神改变到深昏迷可分为 0~4 期
- 各期之间分期界限不一定明显，常有前后各期交错重叠
- 肝功损害严重的肝性脑病常有明显黄疸、出血倾向和肝臭，易并发各种感染、脑水肿和肝肾综合征等情况，使临床表现更加复杂

【鉴别诊断】

典型肝性脑病的诊断一般并不困难，但应与下列疾病相鉴别。

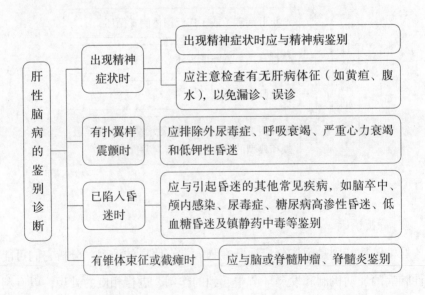

肝性脑病的鉴别诊断

- 出现精神症状时
  - 出现精神症状时应与精神病鉴别
  - 应注意检查有无肝病体征（如黄疸、腹水），以免漏诊、误诊
- 有扑翼样震颤时
  - 应排除外尿毒症、呼吸衰竭、严重心力衰竭和低钾性昏迷
- 已陷入昏迷时
  - 应与引起昏迷的其他常见疾病，如脑卒中、颅内感染、尿毒症、糖尿病高渗性昏迷、低血糖昏迷及镇静药中毒等鉴别
- 有锥体束征或截瘫时
  - 应与脑或脊髓肿瘤、脊髓炎鉴别

【治疗】

1. 治疗原则

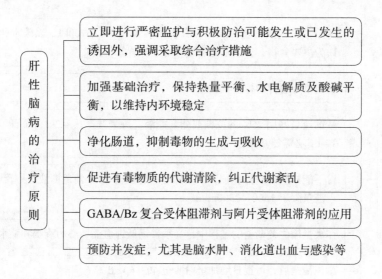

肝性脑病的治疗原则

- 立即进行严密监护与积极防治可能发生或已发生的诱因外，强调采取综合治疗措施
- 加强基础治疗，保持热量平衡、水电解质及酸碱平衡，以维持内环境稳定
- 净化肠道，抑制毒物的生成与吸收
- 促进有毒物质的代谢清除，纠正代谢紊乱
- GABA/Bz 复合受体阻滞剂与阿片受体阻滞剂的应用
- 预防并发症，尤其是脑水肿、消化道出血与感染等

2. 消除诱因

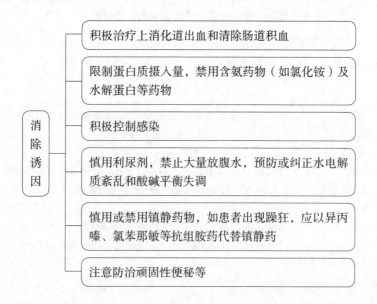

消除诱因

- 积极治疗上消化道出血和清除肠道积血
- 限制蛋白质摄入量，禁用含氨药物（如氯化铵）及水解蛋白等药物
- 积极控制感染
- 慎用利尿剂，禁止大量放腹水，预防或纠正水电解质紊乱和酸碱平衡失调
- 慎用或禁用镇静药物，如患者出现躁狂，应以异丙嗪、氯苯那敏等抗组胺药代替镇静药
- 注意防治顽固性便秘等

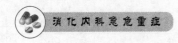

3．维持内环境稳定

（1）维持正氮平衡

维持正氮平衡
- 开始数日内禁食蛋白质，每日供给热量 5024～6700kJ，以碳水化合物为主要食物，昏迷不能进食者可经鼻胃管供食
- 脂肪可延缓胃的排空宜少用
- 鼻饲液最好用 25% 的蔗糖或葡萄糖液，每毫升产热 4.2kJ，每日可进 3～6g 必需氨基酸
- 胃不能排空时应停鼻饲，改用深静脉管滴注 25% 葡萄糖液维持营养，入液量限于 1500～2500ml/d
- 在大量输注葡萄糖的过程中，必须警惕低钾血症、心力衰竭和脑水肿
- 意识清楚后，可逐日增加蛋白质至 40～60g/d
- 供给足够的热量，对维持正氮平衡极为重要，可使机体蛋白质分解减少而合成增加，并使血浆芳香族氨基酸浓度降低

（2）维持水、电解质及酸碱平衡

维持水、电解质及酸碱平衡
- 水的输入以满足生理需要为度，在无额外液体丧失情况下，一般为前一日尿量加 500～700ml
- 每日入液总量以不超过 2500ml 为宜。肝硬化腹水患者的入液量应加以控制，以免血液稀释、血钠过低而加重昏迷
- 及时纠正低钾和碱中毒，低钾者补充氯化钾；碱中毒者可用精氨酸盐溶液静脉滴注，切忌过量，以避免脑水肿

（3）控制与调整食物中的蛋白质

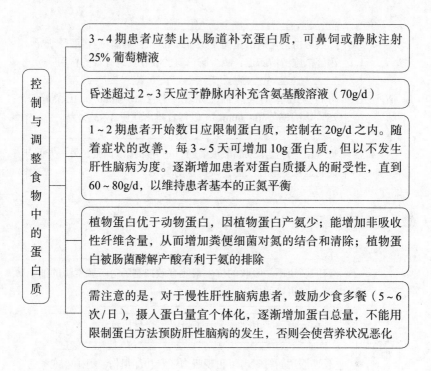

控制与调整食物中的蛋白质

- 3~4期患者应禁止从肠道补充蛋白质，可鼻饲或静脉注射25%葡萄糖液

- 昏迷超过2~3天应予静脉内补充含氨基酸溶液（70g/d）

- 1~2期患者开始数日应限制蛋白质，控制在20g/d之内。随着症状的改善，每3~5天可增加10g蛋白质，但以不发生肝性脑病为度。逐渐增加患者对蛋白质摄入的耐受性，直到60~80g/d，以维持患者基本的正氮平衡

- 植物蛋白优于动物蛋白，因植物蛋白产氨少；能增加非吸收性纤维含量，从而增加粪便细菌对氮的结合和清除；植物蛋白被肠菌酵解产酸有利于氨的排除

- 需注意的是，对于慢性肝性脑病患者，鼓励少食多餐（5~6次/日），摄入蛋白量宜个体化，逐渐增加蛋白总量，不能用限制蛋白方法预防肝性脑病的发生，否则会使营养状况恶化

（4）输注血制品

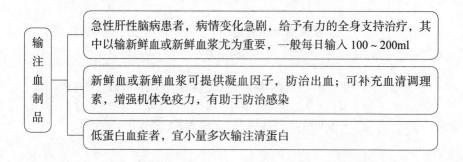

输注血制品

- 急性肝性脑病患者，病情变化急剧，给予有力的全身支持治疗，其中以输新鲜血或新鲜血浆尤为重要，一般每日输入100~200ml

- 新鲜血或新鲜血浆可提供凝血因子，防治出血；可补充血清调理素，增强机体免疫力，有助于防治感染

- 低蛋白血症者，宜小量多次输注清蛋白

（5）补充足量维生素：急、慢性严重肝病均有凝血机制障碍，常规补充维生素K、维生素C及B族维生素对机体均有益处。

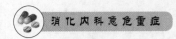

4. 抑制毒素的生成和吸收

（1）清洁肠道

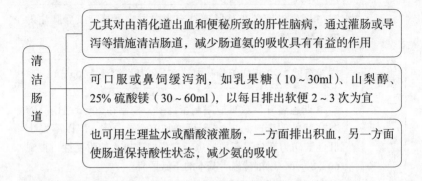

清洁肠道
- 尤其对由消化道出血和便秘所致的肝性脑病，通过灌肠或导泻等措施清洁肠道，减少肠道氨的吸收具有有益的作用
- 可口服或鼻饲缓泻剂，如乳果糖（10～30ml）、山梨醇、25%硫酸镁（30～60ml），以每日排出软便2～3次为宜
- 也可用生理盐水或醋酸液灌肠，一方面排出积血，另一方面使肠道保持酸性状态，减少氨的吸收

（2）抑制肠道菌群

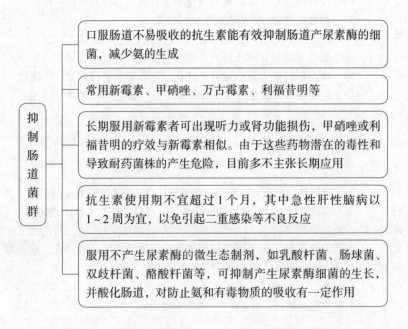

抑制肠道菌群
- 口服肠道不易吸收的抗生素能有效抑制肠道产尿素酶的细菌，减少氨的生成
- 常用新霉素、甲硝唑、万古霉素、利福昔明等
- 长期服用新霉素者可出现听力或肾功能损伤，甲硝唑或利福昔明的疗效与新霉素相似。由于这些药物潜在的毒性和导致耐药菌株的产生危险，目前多不主张长期应用
- 抗生素使用期不宜超过1个月，其中急性肝性脑病以1～2周为宜，以免引起二重感染等不良反应
- 服用不产生尿素酶的微生态制剂，如乳酸杆菌、肠球菌、双歧杆菌、酪酸杆菌等，可抑制产生尿素酶细菌的生长，并酸化肠道，对防止氨和有毒物质的吸收有一定作用

（3）改变肠道pH值：常用乳果糖，它是人工合成的含酮双糖，口服不吸收，口服后在结肠内被乳酸菌、厌氧菌等分解为乳酸和醋酸，有利于乳酸杆菌等有益菌大量生长。其对肝性脑病的治疗作用如下：

降低结肠 pH 值，使肠腔呈酸性，从而减少氨的形成与吸收

其轻泻作用有助于肠内含氮毒性物质的排出

肠道酸化后，促进乳酸杆菌等有益菌大量繁殖，抑制产氨细菌生长，氨生成减少

使体内尿素、尿内尿素含量降低，粪内氮质排出量增加

本品具有细菌的碳水化合物的底物作用，能增加细菌对氧的利用，使氨进入细菌的蛋白质中，从而使氨降低

在降低血氨时，可允许机体摄取较多的蛋白质，维持全身营养。剂量 30ml，每日 3 ~ 4 次，口服，也可鼻饲。乳果糖无毒性，常见不良反应为饱胀，有时出现腹痛、恶心、呕吐等

改变肠道 pH 值

5. 促进有毒物质的代谢清除，纠正代谢紊乱

（1）降氨药物

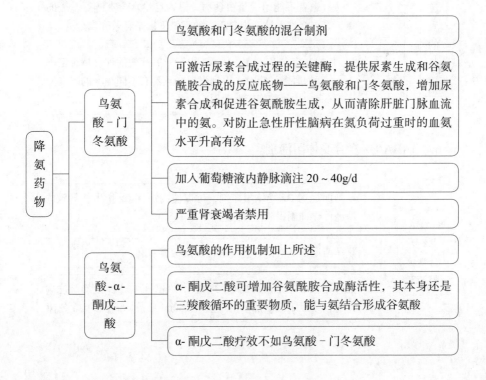

降氨药物

鸟氨酸 - 门冬氨酸

鸟氨酸和门冬氨酸的混合制剂

可激活尿素合成过程的关键酶，提供尿素生成和谷氨酰胺合成的反应底物——鸟氨酸和门冬氨酸，增加尿素合成和促进谷氨酰胺生成，从而清除肝脏门脉血流中的氨。对防止急性肝性脑病在氮负荷过重时的血氨水平升高有效

加入葡萄糖液内静脉滴注 20 ~ 40g/d

严重肾衰竭者禁用

鸟氨酸 -α- 酮戊二酸

鸟氨酸的作用机制如上所述

α- 酮戊二酸可增加谷氨酰胺合成酶活性，其本身还是三羧酸循环的重要物质，能与氨结合形成谷氨酸

α- 酮戊二酸疗效不如鸟氨酸 - 门冬氨酸

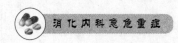
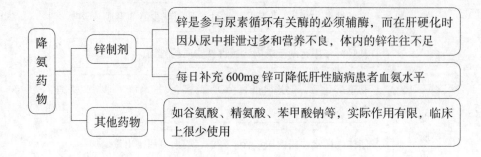

降氨药物	锌制剂	锌是参与尿素循环有关酶的必须辅酶，而在肝硬化时因从尿中排泄过多和营养不良，体内的锌往往不足
		每日补充600mg锌可降低肝性脑病患者血氨水平
	其他药物	如谷氨酸、精氨酸、苯甲酸钠等，实际作用有限，临床上很少使用

（2）纠正假性神经递质的药物

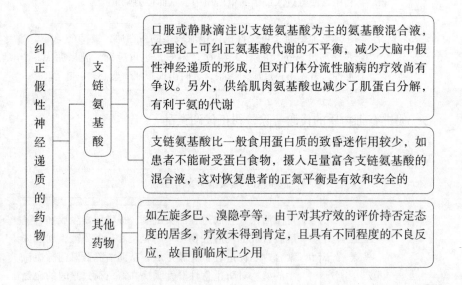

纠正假性神经递质的药物	支链氨基酸	口服或静脉滴注以支链氨基酸为主的氨基酸混合液，在理论上可纠正氨基酸代谢的不平衡，减少大脑中假性神经递质的形成，但对门体分流性脑病的疗效尚有争议。另外，供给肌肉氨基酸也减少了肌蛋白分解，有利于氨的代谢
		支链氨基酸比一般食用蛋白质的致昏迷作用较少，如患者不能耐受蛋白食物，摄入足量富含支链氨基酸的混合液，这对恢复患者的正氮平衡是有效和安全的
	其他药物	如左旋多巴、溴隐亭等，由于对其疗效的评价持否定态度的居多，疗效未得到肯定，且具有不同程度的不良反应，故目前临床上少用

6. GABA/Bz 复合受体阻滞剂

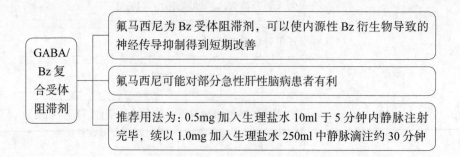

GABA/Bz 复合受体阻滞剂	氟马西尼为 Bz 受体阻滞剂，可以使内源性 Bz 衍生物导致的神经传导抑制得到短期改善
	氟马西尼可能对部分急性肝性脑病患者有利
	推荐用法为：0.5mg 加入生理盐水 10ml 于 5 分钟内静脉注射完毕，续以 1.0mg 加入生理盐水 250ml 中静脉滴注约 30 分钟

7. 阿片受体阻滞剂

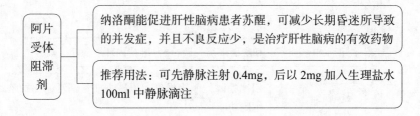

阿片受体阻滞剂 ——— 纳洛酮能促进肝性脑病患者苏醒，可减少长期昏迷所导致的并发症，并且不良反应少，是治疗肝性脑病的有效药物

——— 推荐用法：可先静脉注射 0.4mg，后以 2mg 加入生理盐水 100ml 中静脉滴注

8. 其他治疗

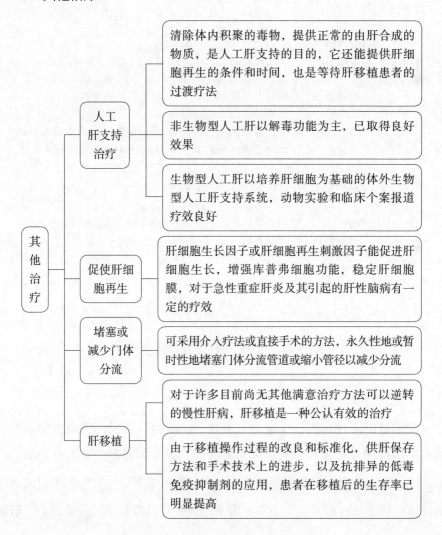

其他治疗
- 人工肝支持治疗
  - 清除体内积聚的毒物，提供正常的由肝合成的物质，是人工肝支持的目的，它还能提供肝细胞再生的条件和时间，也是等待肝移植患者的过渡疗法
  - 非生物型人工肝以解毒功能为主，已取得良好效果
  - 生物型人工肝以培养肝细胞为基础的体外生物型人工肝支持系统，动物实验和临床个案报道疗效良好
- 促使肝细胞再生
  - 肝细胞生长因子或肝细胞再生刺激因子能促进肝细胞生长，增强库普弗细胞功能，稳定肝细胞膜，对于急性重症肝炎及其引起的肝性脑病有一定的疗效
- 堵塞或减少门体分流
  - 可采用介入疗法或直接手术的方法，永久性地或暂时性地堵塞门体分流管道或缩小管径以减少分流
- 肝移植
  - 对于许多目前尚无其他满意治疗方法可以逆转的慢性肝病，肝移植是一种公认有效的治疗
  - 由于移植操作过程的改良和标准化，供肝保存方法和手术技术上的进步，以及抗排异的低毒免疫抑制剂的应用，患者在移植后的生存率已明显提高

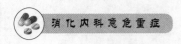

9．对症治疗及预防并发症

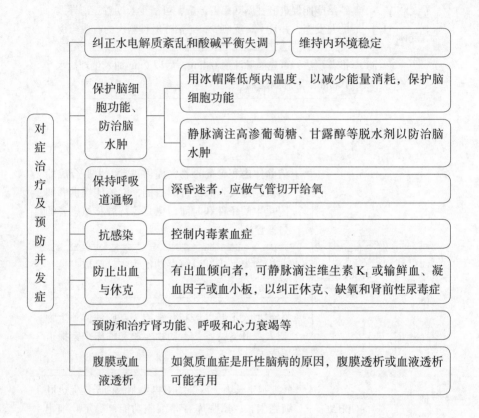

对症治疗及预防并发症
- 纠正水电解质紊乱和酸碱平衡失调 —— 维持内环境稳定
- 保护脑细胞功能、防治脑水肿
  - 用冰帽降低颅内温度，以减少能量消耗，保护脑细胞功能
  - 静脉滴注高渗葡萄糖、甘露醇等脱水剂以防治脑水肿
- 保持呼吸道通畅 —— 深昏迷者，应做气管切开给氧
- 抗感染 —— 控制内毒素血症
- 防止出血与休克 —— 有出血倾向者，可静脉滴注维生素 K_1 或输鲜血、凝血因子或血小板，以纠正休克、缺氧和肾前性尿毒症
- 预防和治疗肾功能、呼吸和心力衰竭等
- 腹膜或血液透析 —— 如氮质血症是肝性脑病的原因，腹膜透析或血液透析可能有用

第二节　肝硬化腹水

　　腹水是由多种病因使体液进入腹腔，速度超过腹膜的吸收能力而引起的腹腔内游离液体聚积，为临床常见病症。正常人腹腔内有少量液体，约50ml，对肠道等腹腔内脏器起润滑作用。病理状态下，腹腔内积聚过量的游离液体超过 200ml 时，称为腹水。腹水是肝硬化最常见的并发症之一，肝硬

化患者一旦出现腹水，标志着肝硬化已进入失代偿期（中晚期）。若腹水未得到有效的治疗，将引起有效血容量下降、肾血流量减少、肾衰竭、电解质失衡等一系列病理生理改变，从而影响患者的生活质量和长期预后。

【病因及发病机制】

以下多种因素，在腹水形成和持续阶段所起的作用有所侧重，其中肝功能不全和门静脉高压贯穿整个过程。

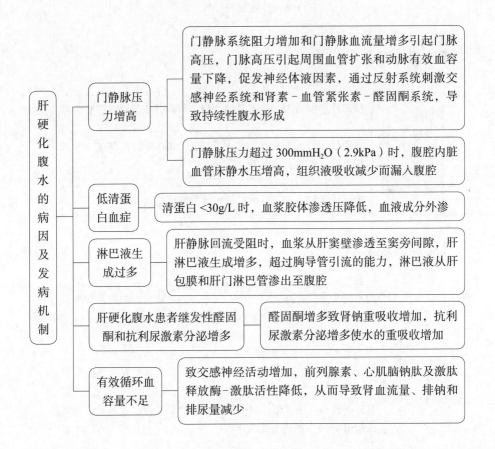

肝硬化腹水的病因及发病机制

门静脉压力增高
- 门静脉系统阻力增加和门静脉血流量增多引起门脉高压，门脉高压引起周围血管扩张和动脉有效血容量下降，促发神经体液因素，通过反射系统刺激交感神经系统和肾素-血管紧张素-醛固酮系统，导致持续性腹水形成
- 门静脉压力超过 300mmH$_2$O（2.9kPa）时，腹腔内脏血管床静水压增高，组织液吸收减少而漏入腹腔

低清蛋白血症
- 清蛋白 <30g/L 时，血浆胶体渗透压降低，血液成分外渗

淋巴液生成过多
- 肝静脉回流受阻时，血浆从肝窦壁渗透至窦旁间隙，肝淋巴液生成增多，超过胸导管引流的能力，淋巴液从肝包膜和肝门淋巴管渗出至腹腔

肝硬化腹水患者继发性醛固酮和抗利尿激素分泌增多
- 醛固酮增多致肾钠重吸收增加，抗利尿激素分泌增多使水的重吸收增加

有效循环血容量不足
- 致交感神经活动增加，前列腺素、心肌脑钠肽及激肽释放酶-激肽活性降低，从而导致肾血流量、排钠和排尿量减少

【病史采集】

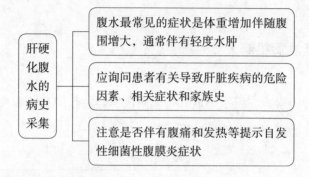

肝硬化腹水的病史采集

- 腹水最常见的症状是体重增加伴随腹围增大，通常伴有轻度水肿
- 应询问患者有关导致肝脏疾病的危险因素、相关症状和家族史
- 注意是否伴有腹痛和发热等提示自发性细菌性腹膜炎症状

【体格检查】

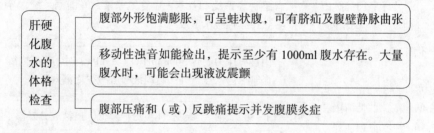

肝硬化腹水的体格检查

- 腹部外形饱满膨胀，可呈蛙状腹，可有脐疝及腹壁静脉曲张
- 移动性浊音如能检出，提示至少有 1000ml 腹水存在。大量腹水时，可能会出现液波震颤
- 腹部压痛和（或）反跳痛提示并发腹膜炎症

【临床表现】

肝硬化腹水的临床表现

- 腹水的早期只有轻微的腹胀，腹水逐渐增多后出现腹部膨隆，腹围增大，体重增加，但出现大量腹水时腹部如蛙腹，行走困难，有时膈显著抬高，出现呼吸困难和脐疝
- 腹水通过膈淋巴管或经瓣性开口进入胸腔常常引起右侧胸腔积液
- 查体：移动性浊音阳性时，若腹水量少移动性浊音可疑，则需行腹部 B 超检查明确有无腹水

【辅助检查】

肝硬化腹水的辅助检查

- 对于首次发现腹水的患者，腹水检查的目的是通过了解腹水的性质，明确引起腹水的病因

- 腹水检查包括腹水细胞计数、分类、总蛋白、清蛋白、细菌培养、药物敏感性测定等

- 血清腹水清蛋白梯度（SAAG）为同一天获取的血清清蛋白浓度减去腹水清蛋白浓度，如 SAAG ≥ 11g/L，患者有门静脉高压，其准确性达 97%，患者有门静脉高压同时有引起腹水的其他病因，SAAG 同样 ≥ 11g/L

- 腹水中性粒细胞计数 ≥ 0.25×10^9/L 需考虑腹水感染，可行腹水培养明确，使用培养皿行床旁腹水培养，可提高腹水培养的阳性率

- 化验腹水总蛋白、乳酸脱氢酶（LDH）和葡萄糖，可以协助鉴别自发性细菌性腹膜炎和继发性细菌性腹膜炎，腹水癌胚抗原 >5mg/ml，或碱性磷酸酶 >240U/L 可确诊为消化道穿孔形成腹水

【诊断】

1. 诊断性穿刺

诊断性穿刺

- 所有新发的有明显腹水的患者，均应行诊断性腹腔穿刺术

- 如果患者出现发热、腹痛或压痛、低血压、脑病、肾衰竭、外周白细胞增多或者酸中毒，也应该进行诊断性腹腔穿刺术

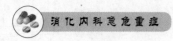

2. 腹水分析

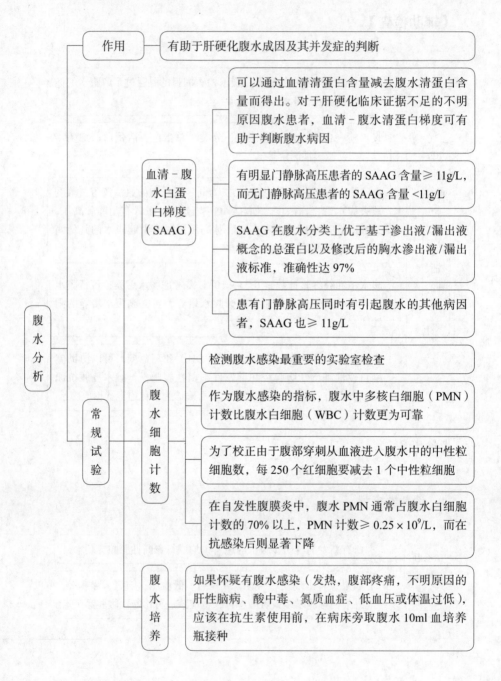

- 腹水分析
  - 作用 —— 有助于肝硬化腹水成因及其并发症的判断
  - 常规试验
    - 血清-腹水白蛋白梯度（SAAG）
      - 可以通过血清清蛋白含量减去腹水清蛋白含量而得出。对于肝硬化临床证据不足的不明原因腹水患者，血清-腹水清蛋白梯度可有助于判断腹水病因
      - 有明显门静脉高压患者的 SAAG 含量 ≥ 11g/L，而无门静脉高压患者的 SAAG 含量 <11g/L
      - SAAG 在腹水分类上优于基于渗出液/漏出液概念的总蛋白以及修改后的胸水渗出液/漏出液标准，准确性达 97%
      - 患有门静脉高压同时有引起腹水的其他病因者，SAAG 也 ≥ 11g/L
    - 腹水细胞计数
      - 检测腹水感染最重要的实验室检查
      - 作为腹水感染的指标，腹水中多核白细胞（PMN）计数比腹水白细胞（WBC）计数更为可靠
      - 为了校正由于腹部穿刺从血液进入腹水中的中性粒细胞数，每 250 个红细胞要减去 1 个中性粒细胞
      - 在自发性腹膜炎中，腹水 PMN 通常占腹水白细胞计数的 70% 以上，PMN 计数 ≥ 0.25×10^9/L，而在抗感染后则显著下降
    - 腹水培养
      - 如果怀疑有腹水感染（发热，腹部疼痛，不明原因的肝性脑病、酸中毒、氮质血症、低血压或体温过低），应该在抗生素使用前，在病床旁取腹水 10ml 血培养瓶接种

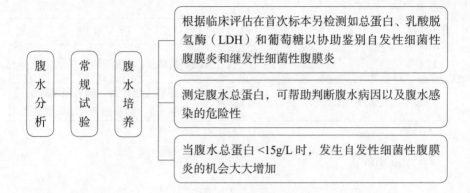

根据临床评估在首次标本另检测如总蛋白、乳酸脱氢酶（LDH）和葡萄糖以协助鉴别自发性细菌性腹膜炎和继发性细菌性腹膜炎

测定腹水总蛋白，可帮助判断腹水病因以及腹水感染的危险性

当腹水总蛋白 <15g/L 时，发生自发性细菌性腹膜炎的机会大大增加

【鉴别诊断】

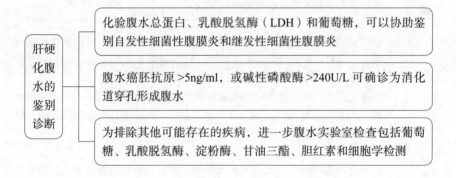

化验腹水总蛋白、乳酸脱氢酶（LDH）和葡萄糖，可以协助鉴别自发性细菌性腹膜炎和继发性细菌性腹膜炎

腹水癌胚抗原 >5ng/ml，或碱性磷酸酶 >240U/L 可确诊为消化道穿孔形成腹水

为排除其他可能存在的疾病，进一步腹水实验室检查包括葡萄糖、乳酸脱氢酶、淀粉酶、甘油三酯、胆红素和细胞学检测

【治疗】

1. 治疗应与腹水分级相联系

国际腹水俱乐部建议：无并发症的腹水，其治疗选择应与腹水分级相联系（表 5-2）。

表 5-2 腹水分级与治疗的关系

腹水分级	定 义	治 疗
1 级	少量腹水，仅通过超声检测到	无需治疗

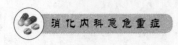

腹水分级	定　义	治　疗
2级	中量腹水，明显的中度对称性腹部膨隆	限制钠的摄入和利尿剂
3级	大量或严重腹水，显著的腹部膨隆	腹腔穿刺大量放液，随后限制钠的摄入和利尿剂（除非患者为顽固性腹水）

2．一般治疗

一般治疗
- 包括卧床休息、限制水和盐的摄入
- 多数患者无须限制液体摄入，而限制盐的摄入可以减轻患者的水钠潴留，水钠潴留是腹水形成的重要病理机制
- 轻度钠潴留患者钠的摄入限制在2g/d，应用利尿剂时，可适度增加钠的摄入，但过度限钠会影响患者食欲，对改善患者营养状态是极其不利的
- 肝硬化腹水出现重度的低钠血症应限水，血钠<120~125mmol/L是限水的合理界限，肝硬化低钠血症除非血钠<110mmol/L或血钠快速的下降通常是无症状的
- 长期限钠对肝硬化腹水消退并无帮助，常见的慢性低钠血症极少数有严重危害，快速纠正低钠血症可能更有害，易增加各种并发症的发生率
- 发生低钠血症的主要原因
  - 肝硬化患者过分强调低盐饮食，导致摄钠减少
  - 长期大剂量利尿剂的使用，大量放腹水，呕吐、腹泻、上消化道出血等，使钠的排出增加
  - 肝硬化患者的醛固酮、抗利尿激素水平升高，导致水、钠潴留
  - 肝功能异常时肝细胞的 Na^+-K^+-ATP 酶功能障碍，细胞内钠不能主动转运到细胞外，钾不易进入细胞内，使细胞外液钠减少

出现稀释性低钠血症时，体内钠的实际含量并不减少，所以不宜补钠，否则补钠后会很快渗入浆膜腔导致腹水迅速增多，此时应予限水（800~1000ml/d）

低钠性低钠血症，体内钠的实际含量减少，应积极补钠，轻度患者可口服补充（如服用盐胶囊），中重度患者需静脉补充。临床上可根据下列公式计算静脉补钠量：补钠量（mmol）=[142（mmol/L）-实测血清钠（mmol/L）]×0.6×体重（kg），先补给计算量的1/3~1/2，然后根据血钠水平及患者临床表现调整

对于急性重症低钠血症（血钠<125mmol/L）可酌情给予3%氯化钠溶液，但输注速度不能过快，一般以每小时升高0.5mmol/L为宜，输注过快（>2.0mmol/L）或过慢（<0.7mmol/L）均可能发生脑桥髓质溶解，增加病死率，24小时内总量不宜超过20mmol/L

一般治疗

3. 利尿治疗

螺内酯有拮抗醛固酮作用，在肝硬化腹水治疗中应作为首选，长期单独使用易造成高钾血症；呋塞米是一种强效袢利尿剂，单独应用易致低钾血症，二者按100mg/40mg比例合用，有利于维持血钾正常水平，同时两者还有协同作用，最大剂量螺内酯为400mg/d和呋塞米为160mg/d

使用利尿剂时肝硬化腹水无外周水肿的患者体重下降在0.5kg/d以内为宜，肝硬化腹水有外周水肿者体重下降在0.5~1.0kg/d为宜

一旦出现低钠血症（血钠<120mmol/L）、肝性脑病、肌酐>120mmol/L应停用利尿剂

托拉塞米和布美他尼属于新型袢利尿剂，对血容量剧减敏感者尤为适用

多巴胺、呋塞米联合腹腔内注射在治疗难治性腹水时有一定的作用

在治疗过程中，应注意根据利尿剂的不同作用机制与患者的具体情况合理使用利尿剂，防止利尿过度导致电解质紊乱、肝性脑病、肝肾综合征等并发症

利尿治疗

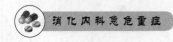

4. 改善肾功能

改善肾功能	受体阻断剂酚妥拉明可以降低门静脉压力，提高肾小球滤过率，使利尿剂充分发挥作用
	血管紧张素抑制剂卡托普利，使肾脏排钠增加，达到利尿、消除水肿的目的

5. 纠正低清蛋白血症、补钾镁

纠正低清蛋白血症、补钾镁	通过输入人血清蛋白和新鲜冰冻血浆补充血浆胶体渗透压，促进腹水消退
	肝硬化腹水患者常合并低钾血症，低钾血症时细胞内钾离子沿浓度梯度流出细胞外，细胞外钠离子进入细胞内，使血钠降低，故纠正低钠的同时需要补钾
	另外，镁盐有助于激活钠泵，提高血钠水平，首选门冬氨酸钾镁静脉滴注

5. 抗感染

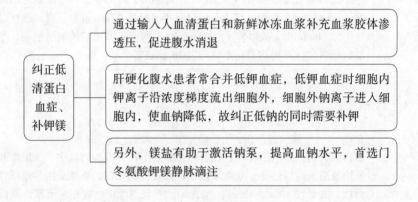

抗感染	肝硬化腹水患者由于免疫系统、肠道功能的降低，易并发自发性腹膜炎，治疗主要包括迅速有效的控制感染，怀疑腹水感染的患者应保证相对广谱的抗生素治疗直至细菌敏感性结果出现
	腹水中性粒细胞计数 ≥ 250 个/mm^3（0.25×10^9/L）的患者应接受经验性抗感染治疗，如第三代头孢菌素，首选头孢噻肟钠 2g/8h 静脉注射
	对于既往无喹诺酮类药物使用史，无呕吐、休克，2 级或 2 级以上的肝性脑病或血肌酐 >265μmol/L（3mg/dl）的住院患者，可考虑口服氧氟沙星（400mg 每日 2 次）以替代静脉注射头孢噻肟钠
	腹水中性粒细胞计数 <250 个/mm^3（0.25×10^9/L），有感染的症状或体征（如体温 >37.8℃或腹痛或肌紧张）的患者，在等待培养结果的同时亦要接受经验性抗感染治疗，如静脉注射头孢噻肟钠 2g/8h

抗感染

如果肝硬化患者的腹水中性粒细胞计数≥250个/mm³（0.25×10⁹/L）且高度怀疑继发性腹膜炎时，还要化验腹水总蛋白、乳酸脱氢酶、癌胚抗原、碱性磷酸酶、腹水菌培养等，以鉴别自发性细菌性腹膜炎和继发性腹膜炎

对腹水中性粒细胞计数≥250个/mm³（0.25×10⁹/L）并临床怀疑自发性细菌性腹膜炎的患者，有血肌酐>88μmol/L（1mg/dl），血尿素氮>11mmol/L（30mg/dl）或总胆红素>68.4μmol/L（4mg/dl），可在检查后6小时内应用清蛋白1.5g/kg，并在第3天给予清蛋白1.0g/kg

自发性腹膜炎的预防，肝硬化胃肠道出血的患者应予7天的静脉注射头孢曲松或7天的每日2次口服诺氟沙星，以预防细菌感染

一次自发性细菌性腹膜炎发作后生存下来的患者，应接受每天口服诺氟沙星（或甲氧苄氨嘧啶/磺胺甲噁唑）长期预防性治疗

对有肝硬化和腹水但没有胃肠道出血的患者，如腹水蛋白<15g/L并且至少具有以下一项：血肌酐>106μmol/L（1.2mg/dl）、血尿素氮>8.9mmol/L（25mg/dl）、血钠<130mmol/L或Child-Pugh>9分和血清胆红素>51.3μmol/L（3mg/dl），长期应用诺氟沙星（或甲氧苄氨嘧啶/磺胺甲噁唑）是合理的

间歇给予抗生素预防细菌感染疗效差于每日给予抗生素（由于发展至细菌耐药），因此首选每日给予抗生素使用

6. 顽固性腹水的处理

顽固性腹水的处理

按照国际腹水俱乐部的标准，顽固性腹水定义为"腹水不能被缓解或治疗后（如LVP后）早期复发而无法通过药物治疗有效的预防"

腹腔穿刺放液、输注清蛋白：对于难治性大量腹腔积液患者，若无其他并发症，大量放腹水可明显缓解症状，提高患者生活质量

目前推荐一次放腹水低于5L时可不必补充清蛋白，如更大量放腹水，每增加1L腹水可补充8~10g清蛋白

难治性腹水的形成应高度警惕腹腔感染、电解质紊乱、有效循环血容量较少，肾灌注不足等原因

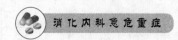

7. 腹水超滤浓缩回收

腹水超滤浓缩回收	有腹水超滤浓缩腹腔回输和腹水超滤浓缩静脉回输两种，滤出有害物质，保留有用成分，重新输回腹腔或静脉，发挥清除腹水和扩容两方面作用
	使用前应化验腹水常规，行腹水细菌培养及腹水病理学检查，不能将感染性、癌性腹水回输

8. 经颈静脉肝内门体分流术（TIPS）

对于一些顽固性腹水的患者，可行 TIPS 术，由于并发症较多，目前不作为首选方法，仅用于无严重肝功能衰竭、无肝性脑病、腹腔积液不能解决问题者。

9. 肝移植

2 年内 50% 的肝硬化腹水患者死亡，难治性腹水患者的死亡率更高，而进行肝移植后 3 ~ 5 年的生存率高达 70% 以上。

第三节　肝硬化并自发性细菌性腹膜炎

自发性细菌性腹膜炎是指没有腹腔内脏器穿孔等感染原因而发生的腹膜急性、弥漫性、细菌性炎症，通常发生于有腹水形成的疾病，如肝硬化失代偿期、肾病综合征等。

近 10 年来，随着对自发性细菌性腹膜炎早期诊断和治疗水平的提高，其病死率有所下降，但院内病死率仍在 20% ~ 40%。自发性细菌性腹膜炎有明显腹膜炎症状者较少，而无症状者却较多，正因自发性细菌性腹膜炎其症状不典型，在临床工作中对自发性细菌性腹膜炎常有漏诊、误诊及误治。

【病因】

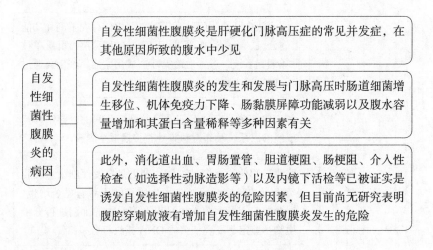

自发性细菌性腹膜炎的病因

- 自发性细菌性腹膜炎是肝硬化门脉高压症的常见并发症，在其他原因所致的腹水中少见
- 自发性细菌性腹膜炎的发生和发展与门脉高压时肠道细菌增生移位、机体免疫力下降、肠黏膜屏障功能减弱以及腹水容量增加和其蛋白含量稀释等多种因素有关
- 此外，消化道出血、胃肠置管、胆道梗阻、肠梗阻、介入性检查（如选择性动脉造影等）以及内镜下活检等已被证实是诱发自发性细菌性腹膜炎的危险因素，但目前尚无研究表明腹腔穿刺放液有增加自发性细菌性腹膜炎发生的危险

【发病机制】

自发性细菌性腹膜炎的发病机制主要有如下两个方面：

1. 肠道菌群失调和细菌移位

肝硬化患者由于免疫功能低下、胆汁分泌异常、营养不良以及门脉高压所致的肠道黏膜淤血水肿，肠蠕动减慢，肠道清除能力下降，引起不同程度的肠道微生态失衡，表现为肠道细菌过度生长、肠道菌群紊乱和肠道细菌的移位。多数学者认为肠道细菌移位是肠道细菌侵入腹腔的主要机制。

（1）肠道菌群紊乱可能涉及的环节

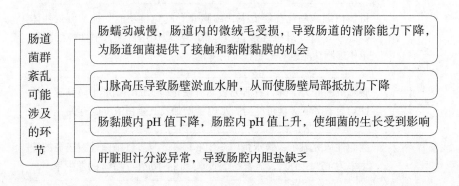

肠道菌群紊乱可能涉及的环节

- 肠蠕动减慢，肠道内的微绒毛受损，导致肠道的清除能力下降，为肠道细菌提供了接触和黏附黏膜的机会
- 门脉高压导致肠壁淤血水肿，从而使肠壁局部抵抗力下降
- 肠黏膜内 pH 值下降，肠腔内 pH 值上升，使细菌的生长受到影响
- 肝脏胆汁分泌异常，导致肠腔内胆盐缺乏

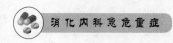

（2）肠道细菌侵入腹腔的机制有两种假说

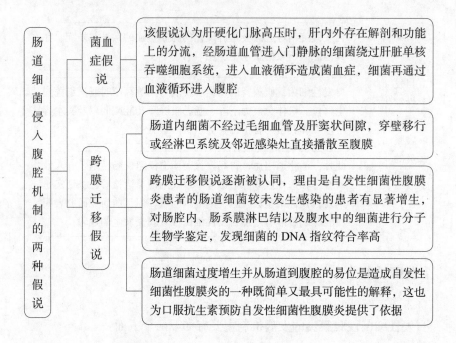

肠道细菌侵入腹腔机制的两种假说

菌血症假说：该假说认为肝硬化门脉高压时，肝内外存在解剖和功能上的分流，经肠道血管进入门静脉的细菌绕过肝脏单核吞噬细胞系统，进入血液循环造成菌血症，细菌再通过血液循环进入腹腔

跨膜迁移假说：
- 肠道内细菌不经过毛细血管及肝窦状间隙，穿壁移行或经淋巴系统及邻近感染灶直接播散至腹膜
- 跨膜迁移假说逐渐被认同，理由是自发性细菌性腹膜炎患者的肠道细菌较未发生感染的患者有显著增生，对肠腔内、肠系膜淋巴结以及腹水中的细菌进行分子生物学鉴定，发现细菌的 DNA 指纹符合率高
- 肠道细菌过度增生并从肠道到腹腔的易位是造成自发性细菌性腹膜炎的一种既简单又最具可能性的解释，这也为口服抗生素预防自发性细菌性腹膜炎提供了依据

2. 机体免疫功能下降

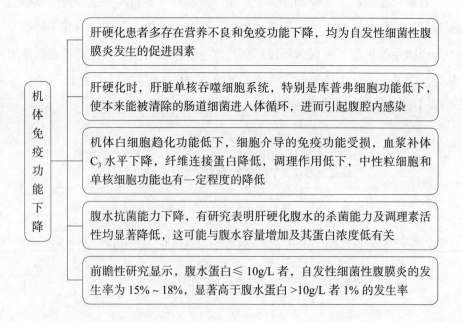

机体免疫功能下降

- 肝硬化患者多存在营养不良和免疫功能下降，均为自发性细菌性腹膜炎发生的促进因素
- 肝硬化时，肝脏单核吞噬细胞系统，特别是库普弗细胞功能低下，使本来能被清除的肠道细菌进入体循环，进而引起腹腔内感染
- 机体白细胞趋化功能低下，细胞介导的免疫功能受损，血浆补体 C_3 水平下降，纤维连接蛋白降低，调理作用低下，中性粒细胞和单核细胞功能也有一定程度的降低
- 腹水抗菌能力下降，有研究表明肝硬化腹水的杀菌能力及调理素活性均显著降低，这可能与腹水容量增加及其蛋白浓度低有关
- 前瞻性研究显示，腹水蛋白≤ 10g/L 者，自发性细菌性腹膜炎的发生率为 15%～18%，显著高于腹水蛋白 >10g/L 者 1% 的发生率

【病史采集及体格检查】

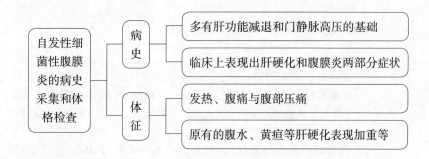

【临床表现】

不同自发性细菌性腹膜炎患者的临床表现差异较大,可从无症状到典型腹膜炎不等。因此临床上通常将自发性细菌性腹膜炎分为两种类型。

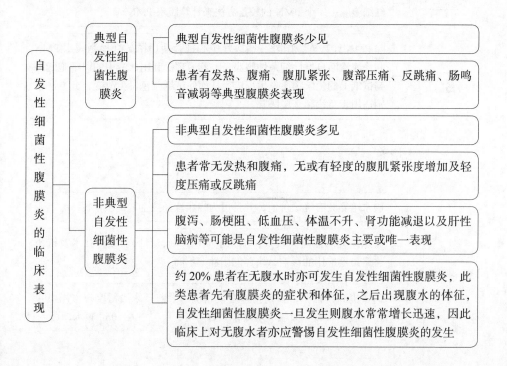

【辅助检查】

1. 腹水白细胞和多形核细胞（PMN）计数

腹水白细胞和多形核细胞（PMN）计数

虽然腹水培养阳性对自发性细菌性腹膜炎有确诊意义，但培养需要的时间较长，且阳性率较低，不利于早期诊断，故目前仍将腹水白细胞和 PMN 计数作为诊断自发性细菌性腹膜炎最可靠、最简便的指标

通常的诊断标准是腹水白细胞 $\geqslant 0.5 \times 10^9/L$，PMN $\geqslant 0.25 \times 10^9/L$，其单独诊断自发性细菌性腹膜炎的敏感性约为 65%，特异性分别为 86% 和 92%

为提高腹水白细胞计数检测的准确率，可在腹水穿刺前先让患者右侧卧位 10 分钟，再取左侧卧位 10 分钟，然后于左下腹进行穿刺

血性腹水患者，腹水中白细胞及 PMN 计数可升高，可使用每 250 个红细胞减去 1 个 PMN 的校正方法来计算腹水 PMN

除 PMN 计数外，国外一些医疗中心推荐使用尿试纸检测腹水 PMN 和快速诊断自发性细菌性腹膜炎，其原理是利用体液中的白细胞酯酶与试纸上的化学物质发生反应，从而使试纸颜色发生改变，此方法特别适用于急诊和基层医院

2. 腹水培养

腹水培养

腹水培养具有确诊价值，并且可为临床选择抗生素提供依据

腹水培养所需时间较久，不利于早期诊断，且因受接种技术及抗生素早期应用的影响，培养的阳性率不高

为了提高阳性率，目前推荐在使用抗生素前于床边留取腹水用血培养瓶（需氧＋厌氧）培养，只需向培养瓶中注入 10ml 腹水即可

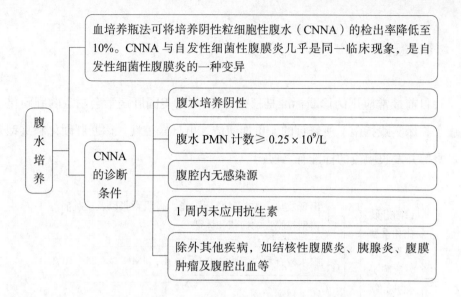

血培养瓶法可将培养阴性粒细胞性腹水（CNNA）的检出率降低至10%。CNNA与自发性细菌性腹膜炎几乎是同一临床现象，是自发性细菌性腹膜炎的一种变异

腹水培养 —— CNNA的诊断条件

- 腹水培养阴性
- 腹水PMN计数≥ 0.25×10^9/L
- 腹腔内无感染源
- 1周内未应用抗生素
- 除外其他疾病，如结核性腹膜炎、胰腺炎、腹膜肿瘤及腹腔出血等

3. 细菌16SrRNA基因检测

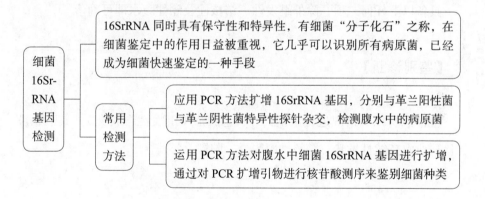

细菌16Sr-RNA基因检测

16SrRNA同时具有保守性和特异性，有细菌"分子化石"之称，在细菌鉴定中的作用日益被重视，它几乎可以识别所有病原菌，已经成为细菌快速鉴定的一种手段

常用检测方法

- 应用PCR方法扩增16SrRNA基因，分别与革兰阳性菌与革兰阴性菌特异性探针杂交，检测腹水中的病原菌
- 运用PCR方法对腹水中细菌16SrRNA基因进行扩增，通过对PCR扩增引物进行核苷酸测序来鉴别细菌种类

4. 血浆和（或）腹水中细胞因子检测

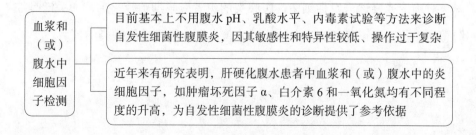

血浆和（或）腹水中细胞因子检测

- 目前基本上不用腹水pH、乳酸水平、内毒素试验等方法来诊断自发性细菌性腹膜炎，因其敏感性和特异性较低、操作过于复杂
- 近年来有研究表明，肝硬化腹水患者中血浆和（或）腹水中的炎细胞因子，如肿瘤坏死因子α、白介素6和一氧化氮均有不同程度的升高，为自发性细菌性腹膜炎的诊断提供了参考依据

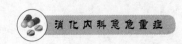

【诊断】

目前最常应用的诊断标准是根据 2004 年《美国肝病学会制定的肝硬化腹水临床实践指南》所修订的，更加简洁，更具操控性。诊断肝硬化和重型肝炎等并发腹膜炎的标准有三项：

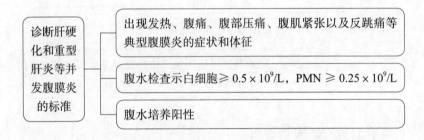

诊断肝硬化和重型肝炎等并发腹膜炎的标准
- 出现发热、腹痛、腹部压痛、腹肌紧张以及反跳痛等典型腹膜炎的症状和体征
- 腹水检查示白细胞 $\geq 0.5 \times 10^9$/L，PMN $\geq 0.25 \times 10^9$/L
- 腹水培养阳性

具备以上任何二项，除外继发性、结核性及癌性腹水即可确诊。

【鉴别诊断】

应注意与以下情况进行鉴别：外科急腹症（继发性腹膜炎）；其他感染性疾病所致持续性发热、结核性腹膜炎、肿瘤。

【治疗】

对确诊或疑诊自发性细菌性腹膜炎的患者应早期治疗，治疗的关键是控制感染，及时和正确的抗生素治疗可改善自发性细菌性腹膜炎的预后。

1. 一般治疗

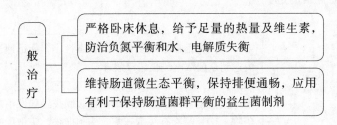

一般治疗：
- 严格卧床休息，给予足量的热量及维生素，防治负氮平衡和水、电解质失衡
- 维持肠道微生态平衡，保持排便通畅，应用有利于保持肠道菌群平衡的益生菌制剂

2. 抗感染治疗

（1）使用抗生素的指征

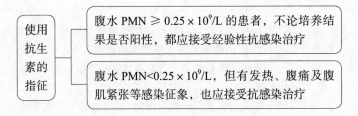

使用抗生素的指征：
- 腹水 PMN $\geqslant 0.25 \times 10^9$/L 的患者，不论培养结果是否阳性，都应接受经验性抗感染治疗
- 腹水 PMN<0.25×10^9/L，但有发热、腹痛及腹肌紧张等感染征象，也应接受抗感染治疗

（2）抗生素选用原则

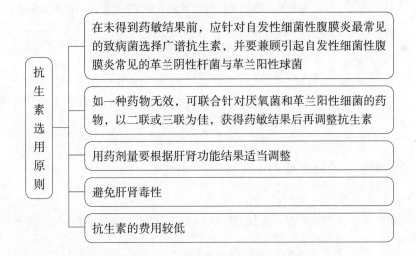

抗生素选用原则：
- 在未得到药敏结果前，应针对自发性细菌性腹膜炎最常见的致病菌选择广谱抗生素，并要兼顾引起自发性细菌性腹膜炎常见的革兰阴性杆菌与革兰阳性球菌
- 如一种药物无效，可联合针对厌氧菌和革兰阳性细菌的药物，以二联或三联为佳，获得药敏结果后再调整抗生素
- 用药剂量要根据肝肾功能结果适当调整
- 避免肝肾毒性
- 抗生素的费用较低

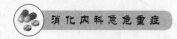

（3）抗生素的选择

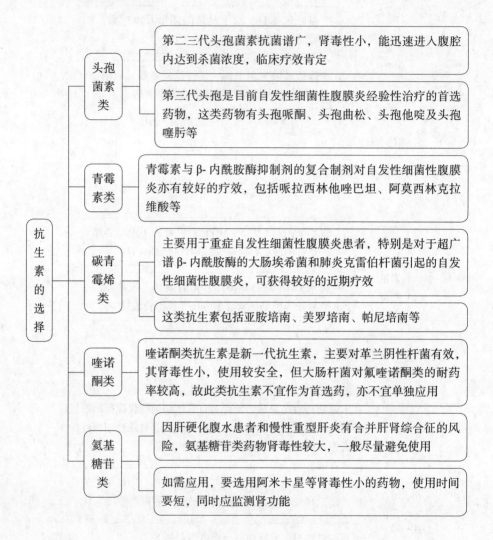

抗生素的选择

- 头孢菌素类
  - 第二三代头孢菌素抗菌谱广，肾毒性小，能迅速进入腹腔内达到杀菌浓度，临床疗效肯定
  - 第三代头孢是目前自发性细菌性腹膜炎经验性治疗的首选药物，这类药物有头孢哌酮、头孢曲松、头孢他啶及头孢噻肟等
- 青霉素类
  - 青霉素与β-内酰胺酶抑制剂的复合制剂对自发性细菌性腹膜炎亦有较好的疗效，包括哌拉西林他唑巴坦、阿莫西林克拉维酸等
- 碳青霉烯类
  - 主要用于重症自发性细菌性腹膜炎患者，特别是对于超广谱β-内酰胺酶的大肠埃希菌和肺炎克雷伯杆菌引起的自发性细菌性腹膜炎，可获得较好的近期疗效
  - 这类抗生素包括亚胺培南、美罗培南、帕尼培南等
- 喹诺酮类
  - 喹诺酮类抗生素是新一代抗生素，主要对革兰阴性杆菌有效，其肾毒性小，使用较安全，但大肠杆菌对氟喹诺酮类的耐药率较高，故此类抗生素不宜作为首选药，亦不宜单独应用
- 氨基糖苷类
  - 因肝硬化腹水患者和慢性重型肝炎有合并肝肾综合征的风险，氨基糖苷类药物肾毒性较大，一般尽量避免使用
  - 如需应用，要选用阿米卡星等肾毒性小的药物，使用时间要短，同时应监测肾功能

（4）抗生素给药方式

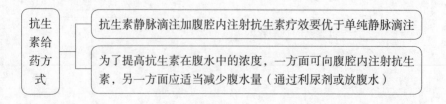

抗生素给药方式

- 抗生素静脉滴注加腹腔内注射抗生素疗效要优于单纯静脉滴注
- 为了提高抗生素在腹水中的浓度，一方面可向腹腔内注射抗生素，另一方面应适当减少腹水量（通过利尿剂或放腹水）

（5）抗生素的疗程

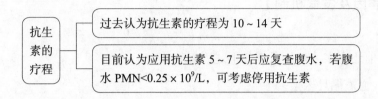

| 抗生素的疗程 | 过去认为抗生素的疗程为 10～14 天 |
| | 目前认为应用抗生素 5～7 天后应复查腹水，若腹水 PMN<$0.25×10^9$/L，可考虑停用抗生素 |

（6）抗生素疗效

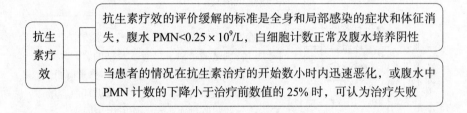

| 抗生素疗效 | 抗生素疗效的评价缓解的标准是全身和局部感染的症状和体征消失，腹水 PMN<$0.25×10^9$/L，白细胞计数正常及腹水培养阴性 |
| | 当患者的情况在抗生素治疗的开始数小时内迅速恶化，或腹水中 PMN 计数的下降小于治疗前数值的 25% 时，可认为治疗失败 |

3. 清蛋白治疗

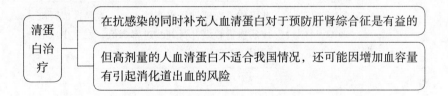

| 清蛋白治疗 | 在抗感染的同时补充人血清蛋白对于预防肝肾综合征是有益的 |
| | 但高剂量的人血清蛋白不适合我国情况，还可能因增加血容量有引起消化道出血的风险 |

第四节　肝肾综合征

肝肾综合征是指肾脏无基础病变，由于严重肝脏病，如晚期肝硬化和腹水、重症病毒性肝炎，出现进行性肾衰竭，主要表现为少尿、无尿及氮质血症，预后差。

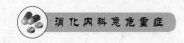

【病因及发病机制】

目前还不太清楚。可能与下述因素有关：

1. 血液循环因素

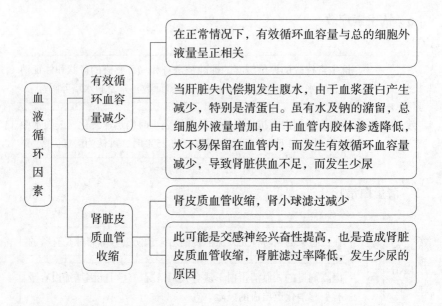

2. 体液因素

由于体液因素导致肾脏循环功能障碍者有：

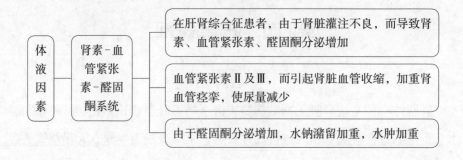

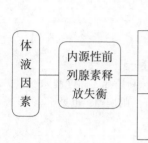

		在肝肾综合征时，肾脏局部产生前列腺素 PGE_2、PGI_2 减少，而此为扩张血管物质，由于其减少，使肾皮质血管收缩加重，肾脏灌注减少
体液因素	内源性前列腺素释放失衡	在体循环中 PGE_2、PGI_2 都产生增加，而出现体循环血管扩张，使有效循环血容量相对减少
		同时肾脏有 TXA_2 增加，此也可加强肾脏血管收缩

3. 肾小球加压素

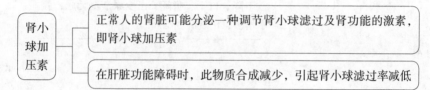

| 肾小球加压素 | 正常人的肾脏可能分泌一种调节肾小球滤过及肾功能的激素，即肾小球加压素 |
| | 在肝脏功能障碍时，此物质合成减少，引起肾小球滤过率减低 |

4. 内毒素血症

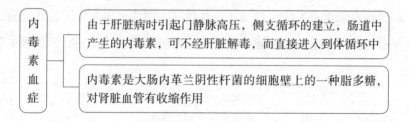

| 内毒素血症 | 由于肝脏病时引起门静脉高压，侧支循环的建立，肠道中产生的内毒素，可不经肝脏解毒，而直接进入到体循环中 |
| | 内毒素是大肠内革兰阴性杆菌的细胞壁上的一种脂多糖，对肾脏血管有收缩作用 |

5. 激肽释放酶-缓激肽系统

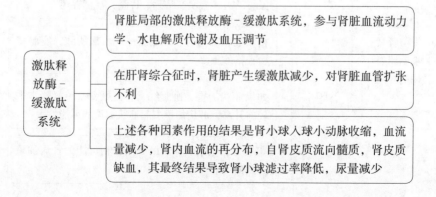

激肽释放酶-缓激肽系统	肾脏局部的激肽释放酶-缓激肽系统，参与肾脏血流动力学、水电解质代谢及血压调节
	在肝肾综合征时，肾脏产生缓激肽减少，对肾脏血管扩张不利
	上述各种因素作用的结果是肾小球入球小动脉收缩，血流量减少，肾内血流的再分布，自肾皮质流向髓质，肾皮质缺血，其最终结果导致肾小球滤过率降低，尿量减少

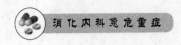

【病史采集及体格检查】

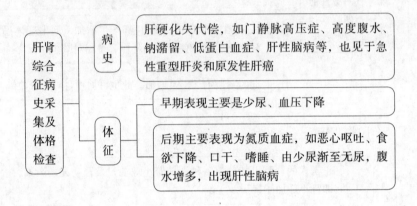

肝肾综合征病史采集及体格检查
- 病史：肝硬化失代偿，如门静脉高压症、高度腹水、钠潴留、低蛋白血症、肝性脑病等，也见于急性重型肝炎和原发性肝癌
- 体征：
  - 早期表现主要是少尿、血压下降
  - 后期主要表现为氮质血症，如恶心呕吐、食欲下降、口干、嗜睡、由少尿渐至无尿，腹水增多，出现肝性脑病

【临床表现】

肝肾综合征大都发生于肝硬化失代偿期。而原来也无肾脏疾病，而出现急性肾衰竭，所以至临床上除有肝脏病变的临床表现外，还有肾衰竭的临床表现。

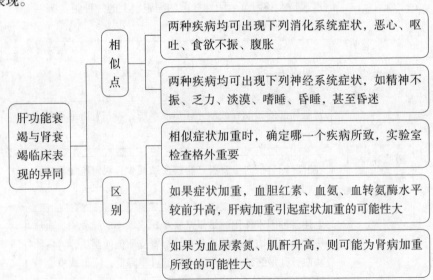

肝功能衰竭与肾衰竭临床表现的异同
- 相似点：
  - 两种疾病均可出现下列消化系统症状，恶心、呕吐、食欲不振、腹胀
  - 两种疾病均可出现下列神经系统症状，如精神不振、乏力、淡漠、嗜睡、昏睡，甚至昏迷
- 区别：
  - 相似症状加重时，确定哪一个疾病所致，实验室检查格外重要
  - 如果症状加重，血胆红素、血氨、血转氨酶水平较前升高，肝病加重引起症状加重的可能性大
  - 如果为血尿素氮、肌酐升高，则可能为肾病加重所致的可能性大

以下为肝功能衰竭与肾衰竭的具体临床表现。

1. 肝功能衰竭的临床表现

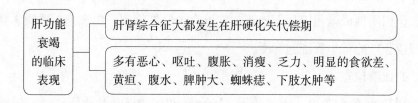

2. 肾衰竭的临床表现

根据肝肾综合征肾功能损害的严重程度分为:

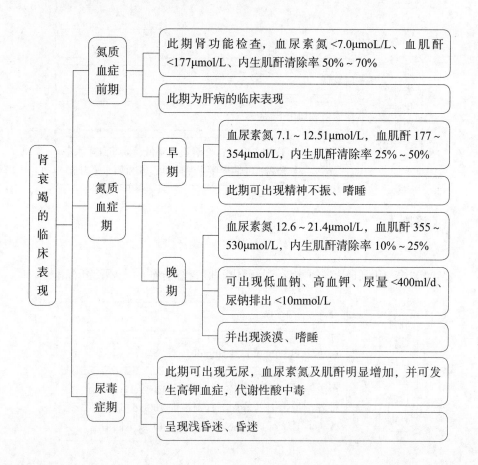

【辅助检查】

1. 尿常规

蛋白阴性或微量，尿沉渣正常或可有少量红细胞、白细胞，透明、颗粒管型或胆染的肾小管细胞管型。

2. 尿液检查

尿比重常 >1.020，尿渗透压 >450mmol/L，尿/血渗透压 <1.5，尿钠通常 <10mmol/L。

3. 血生化检查

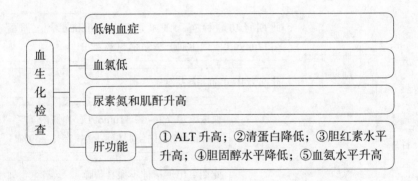

【诊断】

2007 年美国肝病学会更新了肝硬化时肝肾综合征的主要诊断标准。

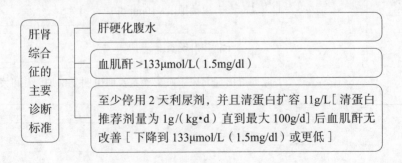

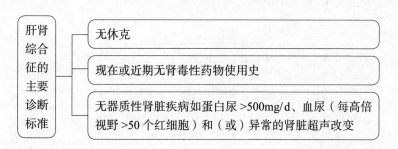

肝肾综合征的主要诊断标准
- 无休克
- 现在或近期无肾毒性药物使用史
- 无器质性肾脏疾病如蛋白尿 >500mg/d、血尿（每高倍视野 >50 个红细胞）和（或）异常的肾脏超声改变

【鉴别诊断】

肝肾综合征与其他疾病的鉴别诊断见表 5-3。

表 5-3　肝肾综合征与其他疾病的鉴别诊断

项目	肾前性氮血症	急性肾小管坏死	肝肾综合征	原发性肾病
尿钠（mmol/L）	<10	>30	<10	>30
肌酐尿/血浆比	>30∶1	<20∶1	>30∶1	<20∶1
尿蛋白	−	+	+	+/+++
尿沉淀	正常	管型、碎片	不明显	多形
超声声抗指数	正常	增高、血容量减少	增高	增高，肾体积缩小
病史与病程	血容量减少	肾毒性药物、细菌性感染	进行性肝病、大量腹水	长期肾功能不良
扩容作用	肾功能恢复	−	−	−

【治疗】

1. 治疗原则

由于肝肾综合征出现后，病情发展较快，患者死亡率高，预后差，积极

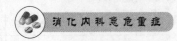

治疗时，应遵循以下 3 个原则。

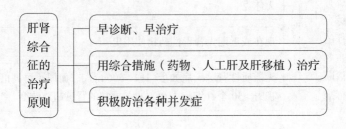

肝肾综合征的治疗原则
- 早诊断、早治疗
- 用综合措施（药物、人工肝及肝移植）治疗
- 积极防治各种并发症

2．针对原发病肝肾综合征诱因的治疗

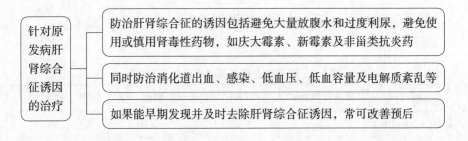

针对原发病肝肾综合征诱因的治疗
- 防治肝肾综合征的诱因包括避免大量放腹水和过度利尿，避免使用或慎用肾毒性药物，如庆大霉素、新霉素及非甾类抗炎药
- 同时防治消化道出血、感染、低血压、低血容量及电解质紊乱等
- 如果能早期发现并及时去除肝肾综合征诱因，常可改善预后

3．一般支持疗法

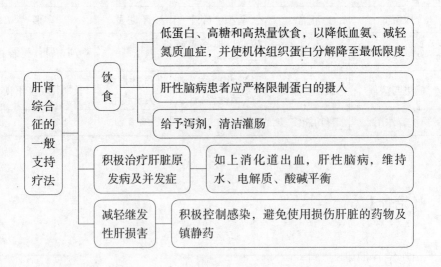

肝肾综合征的一般支持疗法
- 饮食
  - 低蛋白、高糖和高热量饮食，以降低血氨、减轻氮质血症，并使机体组织蛋白分解降至最低限度
  - 肝性脑病患者应严格限制蛋白的摄入
  - 给予泻剂，清洁灌肠
- 积极治疗肝脏原发病及并发症
  - 如上消化道出血，肝性脑病，维持水、电解质、酸碱平衡
- 减轻继发性肝损害
  - 积极控制感染，避免使用损伤肝脏的药物及镇静药

4. 扩容治疗

肝肾综合征的扩容治疗

- 目前认为扩容治疗虽然不能根本解决血液循环及肾血流动力学的变化问题，但可作为肝肾综合征的基础治疗

- 扩容治疗包括静脉滴注全血、血浆、清蛋白、低分子右旋糖酐或代血浆等

- 需要注意的是，液体入量应限制于 500～1000ml，过度扩容可引起肺水肿、曲张的静脉破裂出血或加重稀释性低钠血症等危险，故扩容时应严密观察生命体征变化，宜根据临床状况（尿量、血压、血肌酐等）及中心静脉压作为监测指标以控制扩容量

- 此外，采用自身腹水回输（SACR）治疗肝肾综合征，可以提高血浆胶体渗透压，增加有效循环血量，减轻腹水对肾血管压迫，提高肾小球滤过率

5. 药物治疗

（1）作用与原理

药物治疗的作用与原理

- 目前认为，改善肾血流量的血管活性药物的应用是唯一对肝肾综合征内科治疗有一定疗效的方法

- 基本原理是使内脏过度舒张的动脉血管床收缩，从而改善循环功能，并进一步抑制内源性收缩血管系统活性，最终达到增加肾血流量和增加肾灌注的目的

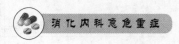

（2）肾血管扩张剂

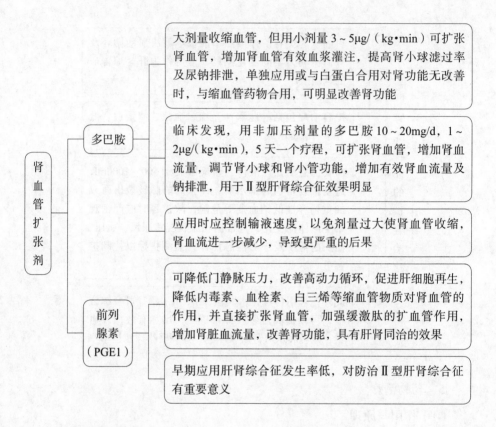

肾血管扩张剂 — 多巴胺 —

大剂量收缩血管，但用小剂量 3 ~ 5μg/（kg·min）可扩张肾血管，增加肾血管有效血浆灌注，提高肾小球滤过率及尿钠排泄，单独应用或与白蛋白合用对肾功能无改善时，与缩血管药物合用，可明显改善肾功能

临床发现，用非加压剂量的多巴胺 10 ~ 20mg/d，1 ~ 2μg/（kg·min），5 天一个疗程，可扩张肾血管，增加肾血流量，调节肾小球和肾小管功能，增加有效肾血流量及钠排泄，用于 Ⅱ 型肝肾综合征效果明显

应用时应控制输液速度，以免剂量过大使肾血管收缩，肾血流进一步减少，导致更严重的后果

前列腺素（PGE1）—

可降低门静脉压力，改善高动力循环，促进肝细胞再生，降低内毒素、血栓素、白三烯等缩血管物质对肾血管的作用，并直接扩张肾血管，加强缓激肽的扩血管作用，增加肾脏血流量，改善肾功能，具有肝肾同治的效果

早期应用肝肾综合征发生率低，对防治 Ⅱ 型肝肾综合征有重要意义

（3）血管收缩剂

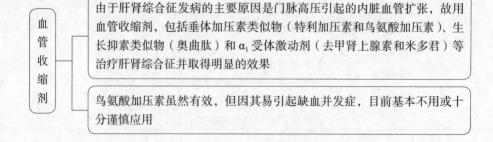

血管收缩剂 —

由于肝肾综合征发病的主要原因是门脉高压引起的内脏血管扩张，故用血管收缩剂，包括垂体加压素类似物（特利加压素和鸟氨酸加压素）、生长抑素类似物（奥曲肽）和 α_1 受体激动剂（去甲肾上腺素和米多君）等治疗肝肾综合征并取得明显的效果

鸟氨酸加压素虽然有效，但因其易引起缺血并发症，目前基本不用或十分谨慎应用

血管收缩剂	特利加压素是一种人工合成的血管加压素类似物，具有比天然血管加压素更长的生物半衰期。主要作用是收缩内脏血管、降低门静脉压，主要用于肝硬化静脉曲张出血的治疗。还可改善患者的肾功能和提高肌酐清除率，其应用于肝肾综合征也已取得较好的疗效
	静脉应用特利加压素 0.5~2.0mg/4~6h，50%~75% 患者的肾功能明显改善，血肌下降至 133μmoL/L 以下，对治疗敏感者治疗结束后仅有约 15% 的患者再次发生肝肾综合征，且再次治疗通常仍然有效
	特利加压素与清蛋白联合应用，在扩容基础上更能提高肾脏血液灌注，改善肾功能，而且可以提高其生存时间

6. 肾脏替代治疗和人工肝支持治疗

肾脏替代治疗和人工肝支持治疗	连续性肾脏替代治疗（CRRT）是近年在血液透析基础上发展起来的一种新型血液净化技术，其可以清除氨、酚、芳香族氨基酸，并可以改变支链氨基酸与芳香族氨基酸的比例，增加脑内的 cAMP 的含量，进而改善脑内的能量代谢，使肝性脑病昏迷患者苏醒，对肝肾综合征特别是伴有肝性脑病者是有效的治疗方法
	人工肝支持治疗（CVVHDF）主要是血液透析滤过，其基本原理是弥散与对流。优点是对循环血容量及血压影响较小、能快速纠正电解质紊乱、膜两侧溶质充分交换，最终达到透析清除毒性物质和超滤脱水的作用，对肝肾综合征患者出现上消化道出血、感染等伴有血压不稳的情况下，尤其适合 CVVHDF 治疗
	分子吸附再循环系统是一种新型的人工肝支持系统（MARS），即在传统的血液透析基础上增加了清蛋白循环装置，通过清蛋白的吸附作用有选择性地清除体内的代谢废物。MARS 人工肝系统包括 3 个循环，即血液循环、清蛋白再生循环和透析循环。一些患者经 MARS 治疗后，无论是肝性脑病，还是肝脏合成功能都有明显改善，可以提高短期生存率。但 MARS 也只是一种过渡性支持治疗，多选择用于等待肝移植治疗的患者

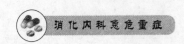

第五节　肝脓肿

肝脏受到感染后，因未及时处理而形成脓肿，称为肝脓肿。肝脓肿属于继发性感染性疾病，一般根据病原菌的不同分为阿米巴性肝脓肿和细菌性肝脓肿两大类。国内文献统计表明，细菌性肝脓肿为临床较常见类型。

一、细菌性肝脓肿

细菌性肝脓肿是指由化脓性细菌感染所致的肝脏内化脓性病变，主要继发于胆道、腹腔或身体其他部位的感染。本病的男女之比 2：1，临床多急性起病，以寒战、高热、肝区疼痛、肝肿大为主要表现，亦可发生脓肿穿破等并发症。

【病因及发病机制】

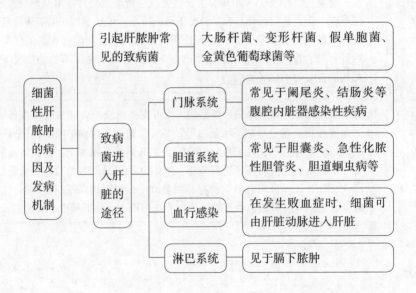

【临床表现】

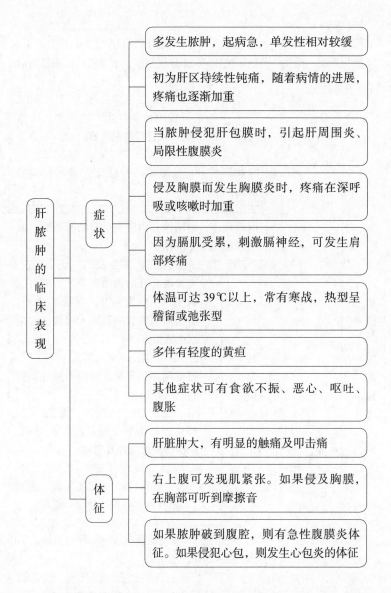

此外可有原发病的临床表现，如急性阑尾炎、急性化脓性胆管炎、败血症等。

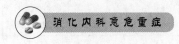

【辅助检查】

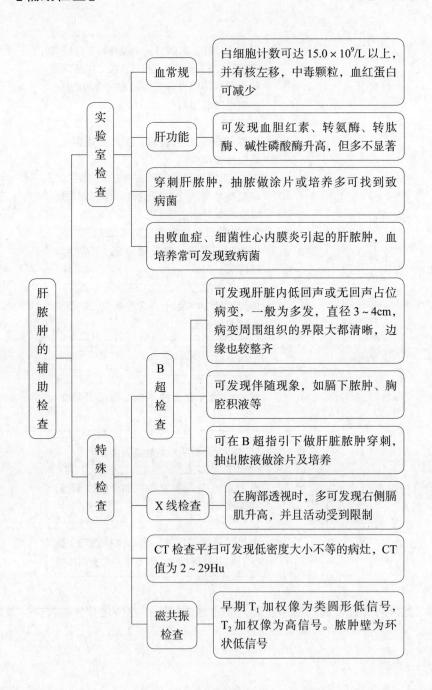

肝脓肿的辅助检查

- 实验室检查
  - 血常规：白细胞计数可达 $15.0 \times 10^9/L$ 以上，并有核左移，中毒颗粒，血红蛋白可减少
  - 肝功能：可发现血胆红素、转氨酶、转肽酶、碱性磷酸酶升高，但多不显著
  - 穿刺肝脓肿，抽脓做涂片或培养多可找到致病菌
  - 由败血症、细菌性心内膜炎引起的肝脓肿，血培养常可发现致病菌
- 特殊检查
  - B超检查
    - 可发现肝脏内低回声或无回声占位病变，一般为多发，直径 $3\sim4cm$，病变周围组织的界限大都清晰，边缘也较整齐
    - 可发现伴随现象，如膈下脓肿、胸腔积液等
    - 可在B超指引下做肝脏脓肿穿刺，抽出脓液做涂片及培养
  - X线检查：在胸部透视时，多可发现右侧膈肌升高，并且活动受到限制
  - CT检查平扫可发现低密度大小不等的病灶，CT值为 $2\sim29Hu$
  - 磁共振检查：早期 T_1 加权像为类圆形低信号，T_2 加权像为高信号。脓肿壁为环状低信号

【诊断】

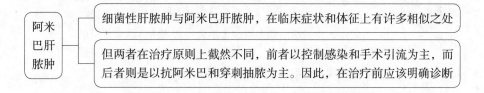

肝脓肿的诊断：

- 根据患者骤起寒战、高热、肝区或右上腹痛等症状，以及尽早完善 B 超、CT 及肝穿刺检查等，通常可明确诊断

- 在急性胆道感染和肠道炎症病例中，如突然发生脓毒血症性寒战和高热，并伴有肝大和肝区疼痛者，应想到有肝脓肿可能

- 如患者白细胞数明显增多，X 线检查发现肝大，或有液平面可见，且右侧膈肌活动受限制者，对诊断更有帮助

- B 超检查作为首选的检查方法，其阳性诊断率可达 96% 以上

- 必要时可在 B 超定位引导下或在肝区压痛最剧处，进行肝脓肿穿刺，以确定诊断，并可进行脓液培养和药物敏感试验，作为以后药物治疗的依据

【鉴别诊断】

1. 阿米巴肝脓肿

阿米巴肝脓肿：

- 细菌性肝脓肿与阿米巴肝脓肿，在临床症状和体征上有许多相似之处

- 但两者在治疗原则上截然不同，前者以控制感染和手术引流为主，而后者则是以抗阿米巴和穿刺抽脓为主。因此，在治疗前应该明确诊断

2. 胆囊炎、胆石症

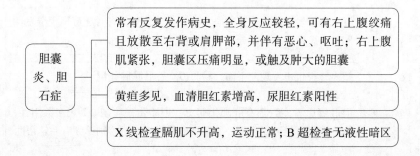

胆囊炎、胆石症：

- 常有反复发作病史，全身反应较轻，可有右上腹绞痛且放散至右背或肩胛部，并伴有恶心、呕吐；右上腹肌紧张，胆囊区压痛明显，或触及肿大的胆囊

- 黄疸多见，血清胆红素增高，尿胆红素阳性

- X 线检查膈肌不升高，运动正常；B 超检查无液性暗区

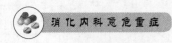

3. 膈下脓肿

膈下脓肿

> 膈下脓肿多发生于腹膜炎之后，其中以胃十二指肠溃疡穿孔、急性阑尾炎穿孔及上腹部手术后感染等原因所引起的腹膜炎，最易并发膈下脓肿

> 膈下脓肿有畏寒、发热等全身脓毒血症表现和压痛、叩痛等局部体征，但其程度都不如肝脓肿显著

> 相当一部分患者往往以胸痛为主，尤其在深呼吸时加重

> X线检查可发现膈肌运动受限、膈下气液平面等改变。超声和CT检查，对肝脓肿与膈下脓肿的鉴别诊断也有重要意义

4. 重症胆管炎

重症胆管炎

> 本病起病急骤，以右上腹痛、畏寒发热、黄疸为典型症状。疼痛多有反复发作并向右侧肩背部放射史，查体多发现右上腹肌紧张，有时可扪及肿大的胆囊

> X线检查：膈肌位置、动度一般无明显改变；超声检查则可发现胆管扩张、胆管内结石、胆管壁增厚等

> 但临床上重症胆管炎往往与细菌性肝脓肿同时或前后相继发生，在发病早期多以胆道感染症状为主，随后则可能以肝脓肿症状为明显。有时肝脓肿的症状完全被胆管炎症状所掩盖，在诊断中应注意鉴别，以防误诊

5. 原发性肝癌

原发性肝癌

> 巨块型原发性肝癌，其中心常有液化、坏死，有时还可出现继发性感染，患者可有畏寒、发热等全身性反应

> 超声检查也可发现液平面，易与孤立性肝脓肿相混淆

> 但肝癌患者多数都有肝硬化病史，甲胎蛋白（AFP）大多数阳性，血管造影可见肿瘤血管、肿瘤染色等影像，对鉴别诊断有一定帮助

326

6. 右下肺炎

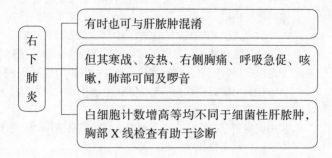

右下肺炎
- 有时也可与肝脓肿混淆
- 但其寒战、发热、右侧胸痛、呼吸急促、咳嗽，肺部可闻及啰音
- 白细胞计数增高等均不同于细菌性肝脓肿，胸部 X 线检查有助于诊断

【治疗】

1. 一般治疗

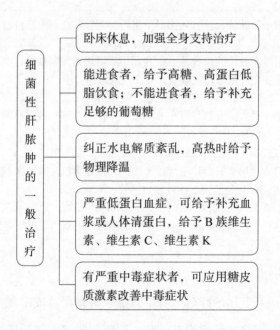

细菌性肝脓肿的一般治疗
- 卧床休息，加强全身支持治疗
- 能进食者，给予高糖、高蛋白低脂饮食；不能进食者，给予补充足够的葡萄糖
- 纠正水电解质紊乱，高热时给予物理降温
- 严重低蛋白血症，可给予补充血浆或人体清蛋白，给予 B 族维生素、维生素 C、维生素 K
- 有严重中毒症状者，可应用糖皮质激素改善中毒症状

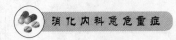

2. 药物治疗

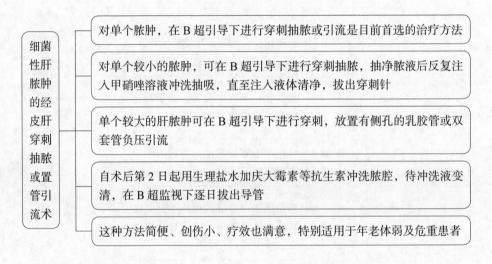

细菌性肝脓肿的药物治疗

- 患者血培养或肝穿刺脓液涂片、培养和药敏试验是选择抗生素的重要依据
- 肝脓肿的致病菌往往是厌氧菌与需氧菌混合感染，应及时给予足量广谱抗生素，疗程宜长，治疗一般采用两种或三种联合治疗，通常会在联合用药中加用甲硝唑等抗厌氧菌药物
- 常用抗生素包括青霉素、头孢菌素类、氨基糖苷类、喹诺酮类、克林霉素类和甲硝唑
- 多发性小脓肿经全身抗生素治疗不能控制时，可考虑在肝动脉或门静脉内置管滴注抗生素

3. 经皮肝穿刺抽脓或置管引流术

细菌性肝脓肿的经皮肝穿刺抽脓或置管引流术

- 对单个脓肿，在 B 超引导下进行穿刺抽脓或引流是目前首选的治疗方法
- 对单个较小的脓肿，可在 B 超引导下进行穿刺抽脓，抽净脓液后反复注入甲硝唑溶液冲洗抽吸，直至注入液体清净，拔出穿刺针
- 单个较大的肝脓肿可在 B 超引导下进行穿刺，放置有侧孔的乳胶管或双套管负压引流
- 自术后第 2 日起用生理盐水加庆大霉素等抗生素冲洗脓腔，待冲洗液变清，在 B 超监视下逐日拔出导管
- 这种方法简便、创伤小、疗效也满意，特别适用于年老体弱及危重患者

4. 手术治疗

脓肿较大或经上述治疗后全身中毒症状仍较严重或出现并发症，如脓肿穿透胸腔、穿入腹腔引起腹膜炎或穿入胆道等时考虑脓肿切开引流术；慢性肝脓肿因其壁厚难以用非手术疗法治疗且局限于一个肝叶者考虑肝叶切除术。

5. 中医治疗

中药治疗宜辨证论治，多与抗生素和手术治疗配合应用，以清热解毒为主。

二、阿米巴肝脓肿

阿米巴肝脓肿是阿米巴肠病最常见的并发症，常继发于肠道阿米巴病。以长期发热、右上腹或右下胸痛、全身消耗及肝大、压痛、白细胞增多等为主要临床表现，且易导致胸部并发症。

【病因及发病机制】

阿米巴肝脓肿是肠阿米巴原虫引起的肝脏感染性疾病。溶组织内阿米巴的生活史可分为滋养体、包囊前和包囊三种形态。

阿米巴肝脓肿的病因及发病机制	寄生在肠腔内的阿米巴小滋养体，借助对肠黏膜组织的溶解破坏作用，侵入肠黏膜下层及黏膜下小血管成为大滋养体，并随血流经门静脉系统进入肝脏
	如果入侵肝脏的滋养体数量较大，机体抵抗力降低，可引起肝脏微血管及周围组织的炎症反应，形成微血管栓塞，导致局部组织缺血、缺氧、肝组织坏死
	滋养体的溶组织作用引起肝小叶的灶性坏死、液化而成为微小脓肿。滋养体不断地从坏死组织向周围组织扩散，不断破坏正常肝组织，脓肿随之逐步扩大
	肝内小脓肿也可互相融合，最后形成巨大的肝脓肿。阿米巴滋养体除经门脉血流侵入肝脏外，还可以直接通过肠壁或淋巴管侵入肝脏

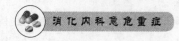

【临床表现】

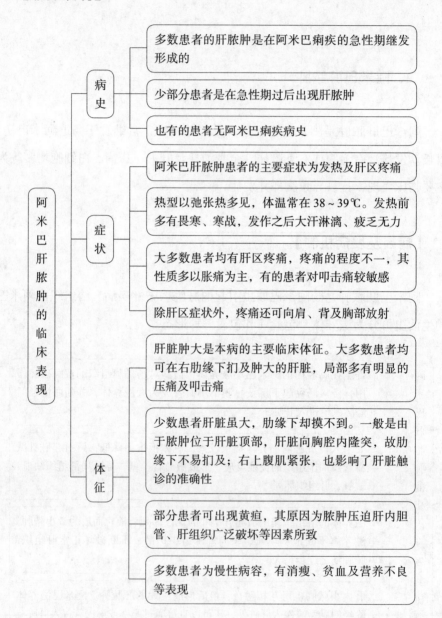

阿米巴肝脓肿的临床表现

病史
- 多数患者的肝脓肿是在阿米巴痢疾的急性期继发形成的
- 少部分患者是在急性期过后出现肝脓肿
- 也有的患者无阿米巴痢疾病史

症状
- 阿米巴肝脓肿患者的主要症状为发热及肝区疼痛
- 热型以弛张热多见，体温常在 38～39℃。发热前多有畏寒、寒战，发作之后大汗淋漓、疲乏无力
- 大多数患者均有肝区疼痛，疼痛的程度不一，其性质多以胀痛为主，有的患者对叩击痛较敏感
- 除肝区症状外，疼痛还可向肩、背及胸部放射

体征
- 肝脏肿大是本病的主要临床体征。大多数患者均可在右肋缘下扪及肿大的肝脏，局部多有明显的压痛及叩击痛
- 少数患者肝脏虽大，肋缘下却摸不到。一般是由于脓肿位于肝脏顶部，肝脏向胸腔内隆突，故肋缘下不易扪及；右上腹肌紧张，也影响了肝脏触诊的准确性
- 部分患者可出现黄疸，其原因为脓肿压迫肝内胆管、肝组织广泛破坏等因素所致
- 多数患者为慢性病容，有消瘦、贫血及营养不良等表现

【辅助检查】

阿米巴肝脓肿的辅助检查

X 线检查可见肝脏阴影增大，右侧膈肌抬高、运动受限。如炎症已侵犯到胸部，可见到胸膜反应、积液或肺部实变等改变，肝脓肿如果已经液化，在 X 线立位平片上有时可显示出液平面

CT 检查能较清楚地显示病变所在的部位和大小，但定性比较困难，尤其在与细菌性肝脓肿的鉴别诊断中，CT 尚有一定的困难

超声检查，当脓肿已经液化并出现液平面时，其阳性检出率达90% 以上

上述检查发现肝脓肿不能确定性质时，可行诊断性穿刺。典型的阿米巴肝脓肿脓液呈巧克力色，黏稠且无臭味。而细菌性肝脓肿的脓液多乳白色或黄白色，而且多臭味。可见从脓液的颜色及性状上便能初步确定脓肿的性质（阿米巴肝脓肿伴有细菌性感染时例外）。因此，诊断性脓肿穿刺抽脓是确定阿米巴肝脓肿的主要依据，也是治疗中的重要手段

实验室检查，急性期白细胞总数常达 15×10^9/L 左右，中性粒细胞占比 0.80 以上；慢性期则多恢复至正常，但常有贫血出现

对新鲜大便进行反复多次化验检查，在部分患者中可发现阿米巴肝包囊或原虫，但阳性率不高（30%）

可疑阿米巴肝脓肿的患者，应做乙状结肠镜检查。在结肠可发现阿米巴所致典型病变，如底大口小的溃疡，或愈合以后残留的溃疡瘢痕等。取溃疡黏液或自溃疡面刮取材料做涂片检查，可能找到阿米巴滋养体

血清补体结合实验及间接血凝法对阿米巴肝脓肿的诊断均有较高的特异性及敏感性，红细胞沉降率增快是阿米巴肝脓肿的特点之一

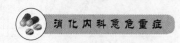

【诊断】

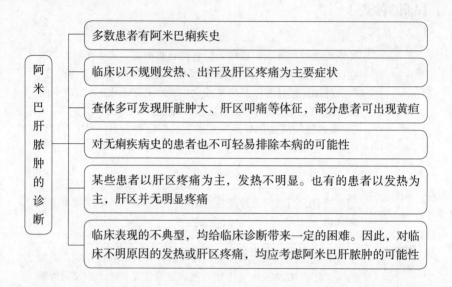

阿米巴肝脓肿的诊断

- 多数患者有阿米巴痢疾史
- 临床以不规则发热、出汗及肝区疼痛为主要症状
- 查体多可发现肝脏肿大、肝区叩痛等体征，部分患者可出现黄疸
- 对无痢疾病史的患者也不可轻易排除本病的可能性
- 某些患者以肝区疼痛为主，发热不明显。也有的患者以发热为主，肝区并无明显疼痛
- 临床表现的不典型，均给临床诊断带来一定的困难。因此，对临床不明原因的发热或肝区疼痛，均应考虑阿米巴肝脓肿的可能性

【鉴别诊断】

1. 细菌性肝脓肿

细菌性肝脓肿起病急骤，脓肿以多发为主，全身毒血症状较明显，一般不难鉴别。其鉴别要点见表 5-4。

表 5-4　细菌性肝脓肿与阿米巴性肝脓肿的鉴别诊断

	阿米巴性肝脓肿	细菌性肝脓肿
病史	有阿米巴痢疾病史	常继发于胆道感染（如化脓性胆管炎、胆道蛔虫等）或其他化脓性疾病
症状	起病较缓慢、病程较长	起病急骤，全身脓毒血症症状明显，有寒战、高热等
体征	肝大显著，可有局限性隆起	肝大不显著，一般多无局限性隆起
脓肿	脓肿较大，多为单发性，位于肝右叶	脓肿较小，常为多发性

续表

	阿米巴性肝脓肿	细菌性肝脓肿
脓液	呈巧克力色，无臭味，可找到阿米巴滋养体，若无混合感染，脓液细菌培养阴性	多为黄白色脓液，涂片和培养大都有细菌，肝组织为化脓性病变
血象	白细胞计数可增加	白细胞计数及中性粒细胞均明显增加
血培养	若无混合感染，细菌培养阴性	细菌培养可阳性
粪便培养	部分患者可找到阿米巴滋养体或包囊	无特殊发现
诊断性治疗	抗阿米巴药物治疗后症状好转	抗阿米巴药物治疗无效

2. 原发性肝癌

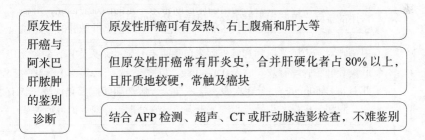

原发性肝癌与阿米巴肝脓肿的鉴别诊断

- 原发性肝癌可有发热、右上腹痛和肝大等
- 但原发性肝癌常有肝炎史，合并肝硬化者占 80% 以上，且肝质地较硬，常触及癌块
- 结合 AFP 检测、超声、CT 或肝动脉造影检查，不难鉴别

【治疗】

一般认为，下列因素能影响到治疗阿米巴肝脓肿的疗效。

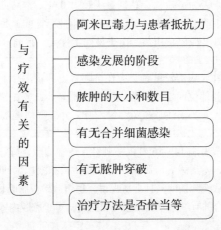

与疗效有关的因素

- 阿米巴毒力与患者抵抗力
- 感染发展的阶段
- 脓肿的大小和数目
- 有无合并细菌感染
- 有无脓肿穿破
- 治疗方法是否恰当等

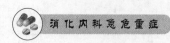

　　阿米巴肝脓肿的治疗多以主张内科治疗为主，强调早期诊断，及早治疗。如病情不严重，脓肿较小，则单纯以药物治疗即可。如病情严重，脓肿较大，则以药物治疗的同时，配合肝穿刺抽脓或置管引流。如脓腔巨大，上述治疗效果不理想者，或并发细菌感染而难以控制者需做手术引流治疗。

　　1. 非手术治疗

阿米巴肝脓肿的非手术治疗

首先应考虑非手术治疗，以抗阿米巴药物治疗和反复穿刺吸脓及支持疗法为主

由于本病病程较长，全身情况较差，常有贫血和营养不良，应给予高碳水化合物、高蛋白、高维生素和低脂饮食；有严重贫血或水肿者，需多次输给血浆和全血

常用的抗阿米巴药物为甲硝唑、氯喹和盐酸吐根碱

甲硝唑对肠道阿米巴病和肠外阿米巴原虫有较强的杀灭作用，对阿米巴性肝炎和肝脓肿均有效。成人 0.4 ~ 0.8g，口服，3 次 / 日，7 ~ 10 天为一疗程。儿童每日 50mg/kg，分 3 次服，连服 7 天。服药期间应禁止饮酒，偶有恶心、腹痛、皮炎、头晕及心慌，不需要特殊处理，停药后即可消失

氯喹对阿米巴滋养体有杀灭作用，口服后肝内浓度较高，排泄也慢，毒性小，疗效高。常用量为成人 0.5g，口服，2 次/天，连用 2 天后改为 0.25g，2 次/天，14 ~ 20 天为一疗程。偶有胃肠道反应、头晕、皮肤瘙痒等

盐酸吐根碱对阿米巴滋养体有较强的杀灭作用，成人 0.06g/d，肌内注射，连续 6 ~ 10 天为一疗程，总剂量不超过 0.6g。本品毒性大，可引起心肌损害、血压下降、心律失常等。故在应用此药期间，每日需监测血压，如发现血压下降，应停止用药。由于该药毒性大，目前多用甲硝唑或氯喹

对较大脓肿或病情较重者，应在抗阿米巴药物治疗下行肝穿刺吸脓。穿刺点应视脓肿部位而定。一般以压痛较明显处，或在超声定位引导下，离脓腔最近处刺入。需注意避免穿过胸腔，并应严格无菌操作

在局部麻醉后用 14 ~ 16 号粗穿刺针，边穿边吸，待针进入脓腔内，尽量将脓液吸净，术后患者应卧床休息；随后按脓液积累的快慢，隔 2 ~ 5 天吸脓一次，至脓液转稀薄，且不易吸得，超声波检查脓腔很小，体温下降至正常为止。如合并有细菌感染，穿刺吸脓后，可于脓腔内置管引流并注入抗生素

2. 手术治疗

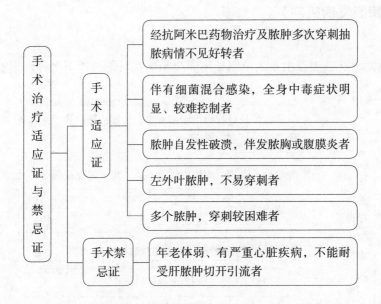

第六节 原发性肝癌破裂出血

原发性肝癌破裂出血是肝癌的一种严重而致命的常见并发症，多发生于中晚期肝癌患者，其发生率为3%~15%。由于其发病急，急性期有12%~45%出现肝功能衰竭，病死率高（25%~75%），占肝癌死亡原因的9%~10%。

肝癌破裂出血的首发症状多表现为突然发作的腹痛、腹部压痛、心悸、休克、腹膜炎、腹水征等，结合B超或上腹部CT及诊断性腹腔穿刺，诊断并无困难。该病在临床上的困难之处在于往往起病突然，病情危重且变化快，可供治疗的时间窗较短。治疗的关键在于选择最适宜的方法在最短时间内有效止血，而不影响患者的生存以及后续择期的肝癌治疗。

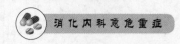

【病因发病机制】

原发性肝癌破裂出血的机制还不完全明确，可能与以下多种因素有关。

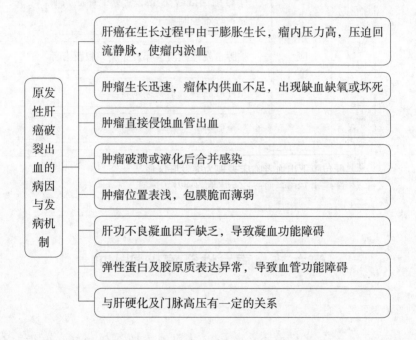

原发性肝癌破裂出血的病因与发病机制

- 肝癌在生长过程中由于膨胀生长，瘤内压力高，压迫回流静脉，使瘤内淤血
- 肿瘤生长迅速，瘤体内供血不足，出现缺血缺氧或坏死
- 肿瘤直接侵蚀血管出血
- 肿瘤破溃或液化后合并感染
- 肿瘤位置表浅，包膜脆而薄弱
- 肝功不良凝血因子缺乏，导致凝血功能障碍
- 弹性蛋白及胶原质表达异常，导致血管功能障碍
- 与肝硬化及门脉高压有一定的关系

【病史采集及体格检查】

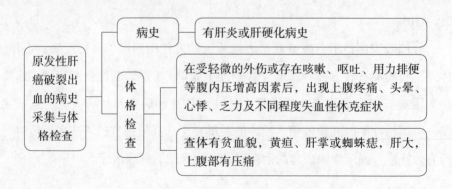

原发性肝癌破裂出血的病史采集与体格检查

- 病史：有肝炎或肝硬化病史
- 体格检查：
  - 在受轻微的外伤或存在咳嗽、呕吐、用力排便等腹内压增高因素后，出现上腹疼痛、头晕、心悸、乏力及不同程度失血性休克症状
  - 查体有贫血貌，黄疸、肝掌或蜘蛛痣，肝大，上腹部有压痛

【临床表现】

多数患者肝癌破裂出血前已诊断为肝癌，或正接受治疗，只有少数患者以肝癌破裂出血为首发症状。对于有肝炎或肝硬化病史患者，或已诊断为肝癌者，在受轻微的外伤或存在咳嗽、呕吐、用力排便等腹内压增高因素后，出现上腹疼痛或头晕、心悸、乏力及不同程度失血性休克症状，或以腹腔积血为首发症状，少数患者可表现血胸；症状严重者出现休克。

原发性肝癌破裂出血的具体临床表现如下：

原发性肝癌破裂出血的临床表现

- 肝包膜下出血者临床表现为突发肝区痛，右上腹包块迅速增大。肝区压痛及局部肌紧张等，可伴恶心、呕吐、面色苍白、出冷汗、头晕、心悸、脉搏加快、血压下降等血容量不足的临床表现

- 若肝癌破裂较小，出血缓慢，可无血容量不足的临床表现，或仅有肝区局限性轻微疼痛，3~5天后自行缓解

- 肝癌破裂穿破包膜进入腹腔者，临床表现为突发腹剧痛，继而疼痛减轻，但扩散至全腹，同时伴有急性出血和腹膜炎的临床表现，如腹痛、腹胀、恶心、呕吐、面色苍白、出冷汗、脉搏加快、腹肌紧张，移动性浊音阳性，患者很快进入休克状态

- 肝癌破裂出血的患者中，发生上腹剧痛的占 66% 以上，发生休克的占 33%~90%，而出现腹膜刺激征的肝癌破裂患者占 93% 左右

【辅助检查】

1. 肝癌破裂出血的超声诊断

根据肝癌破裂部位不同，超声声像特点分为以下 3 型：

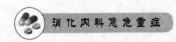

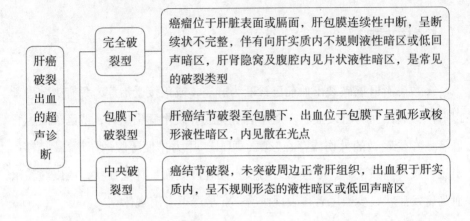

肝癌破裂出血的超声诊断	完全破裂型	癌瘤位于肝脏表面或膈面，肝包膜连续性中断，呈断续状不完整，伴有向肝实质内不规则液性暗区或低回声暗区，肝肾隐窝及腹腔内见片状液性暗区，是常见的破裂类型
	包膜下破裂型	肝癌结节破裂至包膜下，出血位于包膜下呈弧形或梭形液性暗区，内见散在光点
	中央破裂型	癌结节破裂，未突破周边正常肝组织，出血积于肝实质内，呈不规则形态的液性暗区或低回声暗区

2. 肝癌自发破裂的 CT 诊断

肝癌自发破裂的CT诊断	肝癌自发破裂 CT 诊断，在条件允许的情况下是有益的，包括原发肿瘤的确认和因癌肿破裂导致血腹的检查
	破裂的肿块多位于肝脏的周边带，有的部分肿瘤实质突出于肝的边缘轮廓线之外
	肿块的最大径不等，肿块在造影的动脉期表现为低密度，中间夹杂着局灶性强化，有时可呈混杂密度。肿瘤的包膜由于实质的部分或全部脱出表现为"飘带状"低密度，增强时可为连续或不连续的强化带状
	血腹常在破裂处附近的腹腔内凝集成血块，并以此血块为中心，出现密度渐低的腹腔积血。部分肿瘤表面破裂，出血直接破入腹腔或肝被膜下，肿瘤内可无高密度出血征象
	原有肝硬化腹水的患者，出血附近的腹水内出现血凝块，同时患者的腹水密度增高
	增强扫描时，有时可显示破裂的肿瘤供血动脉，并见造影剂外溢进入病灶内部及周围，甚至进入肝周间隙，呈不规则形状的高密度影
	在实际工作中，CT 难以确定出血点

3. 肝癌破裂出血的血管造影（DSA）表现

DSA 诊断 HCC 自发破裂出血具有一定的局限性，但仍可有约 1/3 的患者可通过血管造影而发现出血灶，DSA 表现具有一定的特征性。

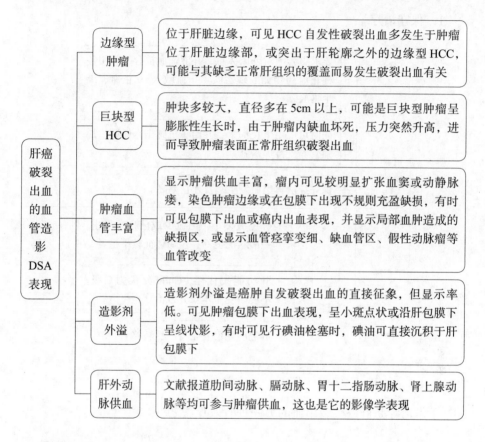

肝癌破裂出血的血管造影 DSA 表现

- 边缘型肿瘤：位于肝脏边缘，可见 HCC 自发性破裂出血多发生于肿瘤位于肝脏边缘部，或突出于肝轮廓之外的边缘型 HCC，可能与其缺乏正常肝组织的覆盖而易发生破裂出血有关
- 巨块型 HCC：肿块多较大，直径多在 5cm 以上，可能是巨块型肿瘤呈膨胀性生长时，由于肿瘤内缺血坏死，压力突然升高，进而导致肿瘤表面正常肝组织破裂出血
- 肿瘤血管丰富：显示肿瘤供血丰富，瘤内可见较明显扩张血窦或动静脉瘘，染色肿瘤边缘或在包膜下出现不规则充盈缺损，有时可见包膜下出血或癌内出血表现，并显示局部血肿造成的缺损区，或显示血管痉挛变细、缺血管区、假性动脉瘤等血管改变
- 造影剂外溢：造影剂外溢是癌肿自发破裂出血的直接征象，但显示率低。可见肿瘤包膜下出血表现，呈小斑点状或沿肝包膜下呈线状影，有时可见行碘油栓塞时，碘油可直接沉积于肝包膜下
- 肝外动脉供血：文献报道肋间动脉、膈动脉、胃十二指肠动脉、肾上腺动脉等均可参与肿瘤供血，这也是它的影像学表现

【诊断】

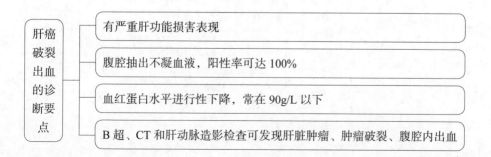

肝癌破裂出血的诊断要点

- 有严重肝功能损害表现
- 腹腔抽出不凝血液，阳性率可达 100%
- 血红蛋白水平进行性下降，常在 90g/L 以下
- B 超、CT 和肝动脉造影检查可发现肝脏肿瘤、肿瘤破裂、腹腔内出血

【治疗】

1. 保守治疗

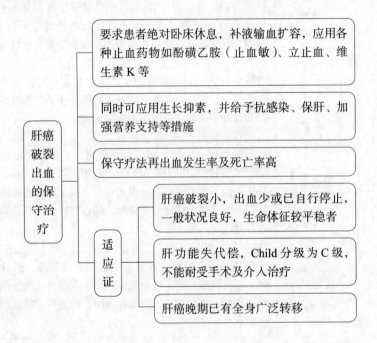

肝癌破裂出血的保守治疗
- 要求患者绝对卧床休息，补液输血扩容，应用各种止血药物如酚磺乙胺（止血敏）、立止血、维生素 K 等
- 同时可应用生长抑素，并给予抗感染、保肝、加强营养支持等措施
- 保守疗法再出血发生率及死亡率高
- 适应证
  - 肝癌破裂小，出血少或已自行停止，一般状况良好，生命体征较平稳者
  - 肝功能失代偿，Child 分级为 C 级，不能耐受手术及介入治疗
  - 肝癌晚期已有全身广泛转移

2. 手术治疗

手术治疗是肝癌破裂出血的另一种有效疗法之一。

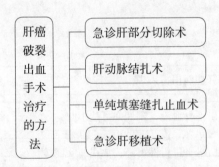

肝癌破裂出血手术治疗的方法
- 急诊肝部分切除术
- 肝动脉结扎术
- 单纯填塞缝扎止血术
- 急诊肝移植术

3. 介入治疗（TAE）

肝癌破裂出血的介入治疗

- TAE 法是采用 Seldinger 技术穿刺股动脉，将 5F 肝管或 Yashiro 导管置入肠系膜上动脉或腹腔动脉造影，并间接行门静脉造影，再将导管插至肝总或肝固有动脉进行造影

- 明确肿瘤血供及出血情况后，在肝左右动脉或使用超微导管超选择插至肿瘤供应血管，注入碘化油或明胶海绵行肿瘤供血动脉及出血动脉栓塞，也可将化疗药物（如氟尿嘧啶）同时注入血管行经动脉肿瘤化疗

- 用栓塞法阻断肝动脉既可阻断出血动脉又可阻断肿瘤大部分血液供应，达到抑制肿瘤生长的目的

- 优越性
  - 通过血管造影有利于发现可能存在的寄生性或迷走血管
  - 栓塞能有效防止侧支血管的形成及再通后出血
  - 超选择性栓塞最大程度保证正常肝组织血供，减少急性肝衰竭的发生
  - 手术创伤小，不良反应少，对患者的打击小
  - 可同时应用化疗药物（TACE）在止血的同时达到治疗原发病的目的

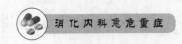

4．其他疗法

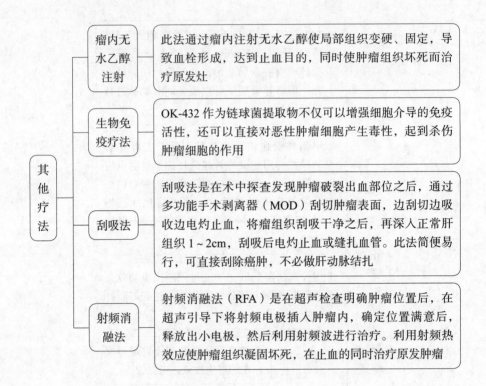

其他疗法	瘤内无水乙醇注射	此法通过瘤内注射无水乙醇使局部组织变硬、固定，导致血栓形成，达到止血目的，同时使肿瘤组织坏死而治疗原发灶
	生物免疫疗法	OK-432 作为链球菌提取物不仅可以增强细胞介导的免疫活性，还可以直接对恶性肿瘤细胞产生毒性，起到杀伤肿瘤细胞的作用
	刮吸法	刮吸法是在术中探查发现肿瘤破裂出血部位之后，通过多功能手术剥离器（MOD）刮切肿瘤表面，边切切边吸收边电灼止血，将瘤组织刮吸干净之后，再深入正常肝组织 1～2cm，刮吸后电灼止血或缝扎血管。此法简便易行，可直接刮除癌肿，不必做肝动脉结扎
	射频消融法	射频消融法（RFA）是在超声检查明确肿瘤位置后，在超声引导下将射频电极插入肿瘤内，确定位置满意后，释放出小电极，然后利用射频波进行治疗。利用射频热效应使肿瘤组织凝固坏死，在止血的同时治疗原发肿瘤

第七节　急性药物性肝损害

药物性肝损害（DILI）是指应用治疗剂量的药物时肝脏受药物毒性损害或发生变态反应所引起的疾病。近年来，随着药物种类的不断增加，药物性肝病的发生率日趋上升。因黄疸而住院患者中 2%～5% 是由药物性肝病所致。

药物性肝损害具备以下特点：

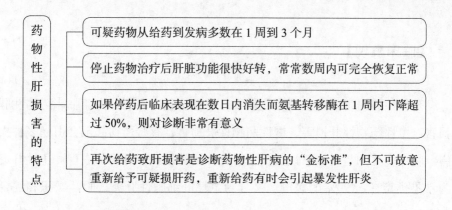

药物性肝损害的特点

- 可疑药物从给药到发病多数在 1 周到 3 个月
- 停止药物治疗后肝脏功能很快好转，常常数周内可完全恢复正常
- 如果停药后临床表现在数日内消失而氨基转移酶在 1 周内下降超过 50%，则对诊断非常有意义
- 再次给药致肝损害是诊断药物性肝病的"金标准"，但不可故意重新给予可疑损肝药，重新给药有时会引起暴发性肝炎

【病因及发病机制】

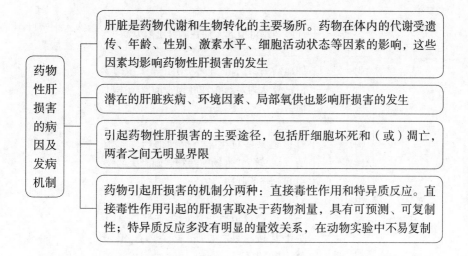

药物性肝损害的病因及发病机制

- 肝脏是药物代谢和生物转化的主要场所。药物在体内的代谢受遗传、年龄、性别、激素水平、细胞活动状态等因素的影响，这些因素均影响药物性肝损害的发生
- 潜在的肝脏疾病、环境因素、局部氧供也影响肝损害的发生
- 引起药物性肝损害的主要途径，包括肝细胞坏死和（或）凋亡，两者之间无明显界限
- 药物引起肝损害的机制分两种：直接毒性作用和特异质反应。直接毒性作用引起的肝损害取决于药物剂量，具有可预测、可复制性；特异质反应多没有明显的量效关系，在动物实验中不易复制

【病史采集及体格检查】

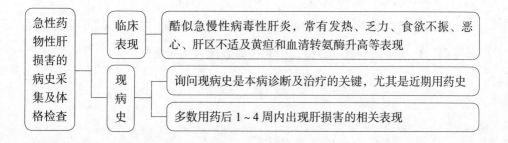

急性药物性肝损害的病史采集及体格检查

- 临床表现
  - 酷似急慢性病毒性肝炎，常有发热、乏力、食欲不振、恶心、肝区不适及黄疸和血清转氨酶升高等表现
- 现病史
  - 询问现病史是本病诊断及治疗的关键，尤其是近期用药史
  - 多数用药后 1~4 周内出现肝损害的相关表现

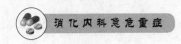

【临床表现】

药物性肝损害临床表现变化较大，一般按临床表现分为亚临床药物性肝损害、急性药物性肝损害、慢性药物性肝损害，有些药物甚至会引起多种损害。临床多见的是类似急性黄疸型肝炎和胆汁淤积性肝病的表现。急性肝炎为常见类型，占90%的病例。又分为急性肝细胞性肝炎、胆汁淤积和混合型急性肝炎。

1. 亚临床药物性肝损害

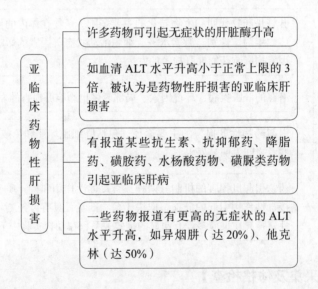

亚临床药物性肝损害
- 许多药物可引起无症状的肝脏酶升高
- 如血清 ALT 水平升高小于正常上限的 3 倍，被认为是药物性肝损害的亚临床肝损害
- 有报道某些抗生素、抗抑郁药、降脂药、磺胺药、水杨酸药物、磺脲类药物引起亚临床肝病
- 一些药物报道有更高的无症状的 ALT 水平升高，如异烟肼（达 20%）、他克林（达 50%）

2. 急性药物性肝损害

急性药物性肝损害是药物性肝损害最常见的一种。急性肝损害可表现为肝炎型、胆汁淤积型或混合型，另有少数表现为脂肪变性。

（1）急性肝炎型

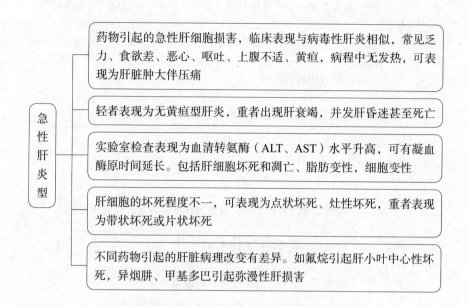

急性肝炎型	药物引起的急性肝细胞损害，临床表现与病毒性肝炎相似，常见乏力、食欲差、恶心、呕吐、上腹不适、黄疸，病程中无发热，可表现为肝脏肿大伴压痛
	轻者表现为无黄疸型肝炎，重者出现肝衰竭，并发肝昏迷甚至死亡
	实验室检查表现为血清转氨酶（ALT、AST）水平升高，可有凝血酶原时间延长。包括肝细胞坏死和凋亡、脂肪变性，细胞变性
	肝细胞的坏死程度不一，可表现为点状坏死、灶性坏死，重者表现为带状坏死或片状坏死
	不同药物引起的肝脏病理改变有差异。如氟烷引起肝小叶中心性坏死，异烟肼、甲基多巴引起弥漫性肝损害

（2）急性淤胆型：胆汁淤积型药物性功能损害，类似肝外胆管阻塞引起的黄疸。患者很少感到不适，常见症状是黄疸和瘙痒。实验室检查表现为碱性磷酸酶和胆红素水平增高，血清转氨酶水平轻度增高（通常低于正常上限8倍）。单纯淤胆型肝损害预后好于肝炎型。病理学改变分为4种。

1）毛细胆管型

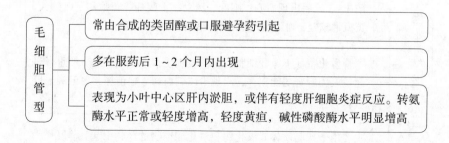

毛细胆管型	常由合成的类固醇或口服避孕药引起
	多在服药后1~2个月内出现
	表现为小叶中心区肝内淤胆，或伴有轻度肝细胞炎症反应。转氨酶水平正常或轻度增高，轻度黄疸，碱性磷酸酶水平明显增高

2）肝毛胆管型

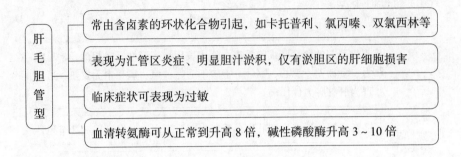

肝毛胆管型

- 常由含卤素的环状化合物引起，如卡托普利、氯丙嗪、双氯西林等
- 表现为汇管区炎症、明显胆汁淤积，仅有淤胆区的肝细胞损害
- 临床症状可表现为过敏
- 血清转氨酶可从正常到升高 8 倍，碱性磷酸酶升高 3 ~ 10 倍

（3）混合型

混合型

- 混合型肝损害较常见，表现为肝细胞损害的症状和黄疸
- 转氨酶及碱性磷酸酶均升高
- 病理表现兼有肝细胞损害和淤胆型表现
- 这种肝损害患者易于发展为慢性肝病

（4）急性脂肪变性

急性脂肪变性

- 药物引起的肝脏脂肪变性急性较少见，更多表现为慢性脂肪变性
- 其临床特征与怀孕后的急性脂肪肝或 Reye 综合征相似，表现为用药 3 ~ 5 天后出现恶心、呕吐、厌食、上腹痛、黄疸和肝脏肿大，黄疸常较轻，血清转氨酶水平较肝细胞损害为低
- 尽管生化特征不像肝细胞损害的表现重，但预后较差，严重者迅速发展为肝肾功能损害，出现少尿、血尿、血清尿素氮升高、肝功能衰竭等，死亡率高
- 主要由干扰脂质体 β 氧化物和氧化能产物的药物引起。静脉用大剂量四环素可引起肝脏急性脂肪变性。病理变化表现为肝细胞内大量脂肪小滴的沉着，以小叶中心显著，伴有坏死、炎症和淤胆

3. 慢性药物性肝损害

慢性药物性肝损害与自身免疫性肝炎及酒精性肝病类似，即使停药肝损害仍可进展为肝硬化和肝衰竭。

（1）慢性肝炎型：药物引起的慢性肝炎型以无症状或仅有轻微转氨酶升高较多见，有四种类型，多为长期服药的结局。

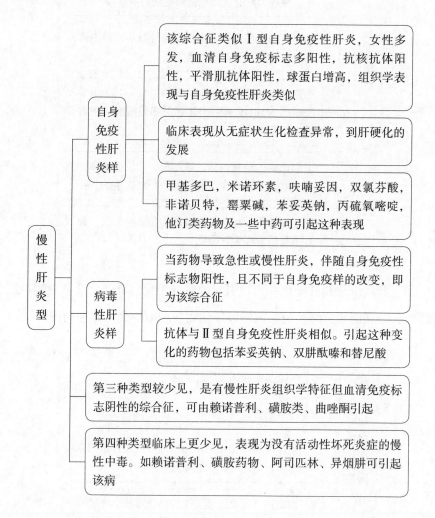

（2）脂肪肝

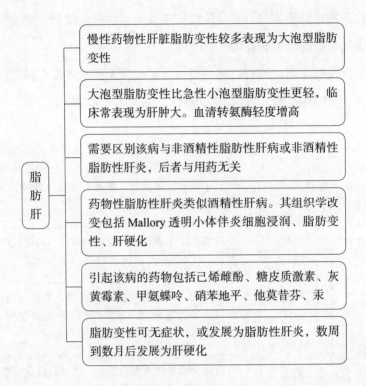

脂肪肝
- 慢性药物性肝脏脂肪变性较多表现为大泡型脂肪变性
- 大泡型脂肪变性比急性小泡型脂肪变性更轻，临床常表现为肝肿大。血清转氨酶轻度增高
- 需要区别该病与非酒精性脂肪性肝病或非酒精性脂肪性肝炎，后者与用药无关
- 药物性脂肪性肝炎类似酒精性肝病。其组织学改变包括 Mallory 透明小体伴炎细胞浸润、脂肪变性、肝硬化
- 引起该病的药物包括己烯雌酚、糖皮质激素、灰黄霉素、甲氨蝶呤、硝苯地平、他莫昔芬、汞
- 脂肪变性可无症状，或发展为脂肪性肝炎，数周到数月后发展为肝硬化

（3）肝纤维化和肝硬化：药物引起的肝纤维化、肝硬化通常由慢性肝炎或脂肪肝进展而来，与其他原因的肝硬化表现相似。分为四种病理类型：

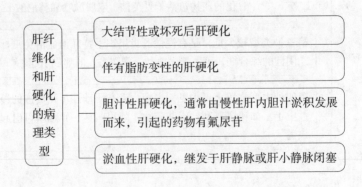

肝纤维化和肝硬化的病理类型
- 大结节性或坏死后肝硬化
- 伴有脂肪变性的肝硬化
- 胆汁性肝硬化，通常由慢性肝内胆汁淤积发展而来，引起的药物有氟尿苷
- 淤血性肝硬化，继发于肝静脉或肝小静脉闭塞

（4）肝磷脂蓄积症

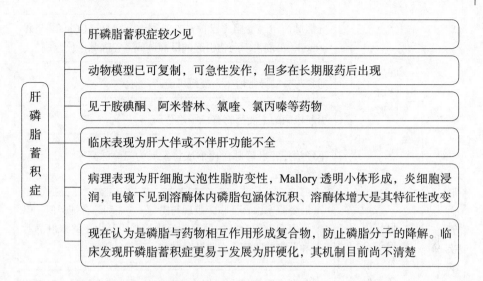

肝磷脂蓄积症

- 肝磷脂蓄积症较少见
- 动物模型已可复制，可急性发作，但多在长期服药后出现
- 见于胺碘酮、阿米替林、氯喹、氯丙嗪等药物
- 临床表现为肝大伴或不伴肝功能不全
- 病理表现为肝细胞大泡性脂肪变性，Mallory 透明小体形成，炎细胞浸润，电镜下见到溶酶体内磷脂包涵体沉积、溶酶体增大是其特征性改变
- 现在认为是磷脂与药物相互作用形成复合物，防止磷脂分子的降解。临床发现肝磷脂蓄积症更易于发展为肝硬化，其机制目前尚不清楚

（5）慢性胆汁淤积：药物引起的慢性胆汁淤积有两种形式：胆管消失和胆管硬化。

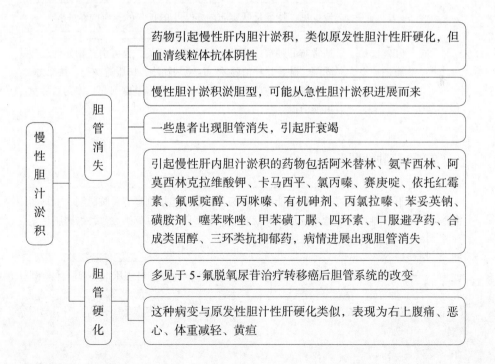

慢性胆汁淤积

- 胆管消失
  - 药物引起慢性肝内胆汁淤积，类似原发性胆汁性肝硬化，但血清线粒体抗体阴性
  - 慢性胆汁淤积淤胆型，可能从急性胆汁淤积进展而来
  - 一些患者出现胆管消失，引起肝衰竭
  - 引起慢性肝内胆汁淤积的药物包括阿米替林、氨苄西林、阿莫西林克拉维酸钾、卡马西平、氯丙嗪、赛庚啶、依托红霉素、氟哌啶醇、丙咪嗪、有机砷剂、丙氯拉嗪、苯妥英钠、磺胺剂、噻苯咪唑、甲苯磺丁脲、四环素、口服避孕药、合成类固醇、三环类抗抑郁药，病情进展出现胆管消失
- 胆管硬化
  - 多见于 5-氟脱氧尿苷治疗转移癌后胆管系统的改变
  - 这种病变与原发性胆汁性肝硬化类似，表现为右上腹痛、恶心、体重减轻、黄疸

349

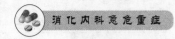

（6）肝血管疾病

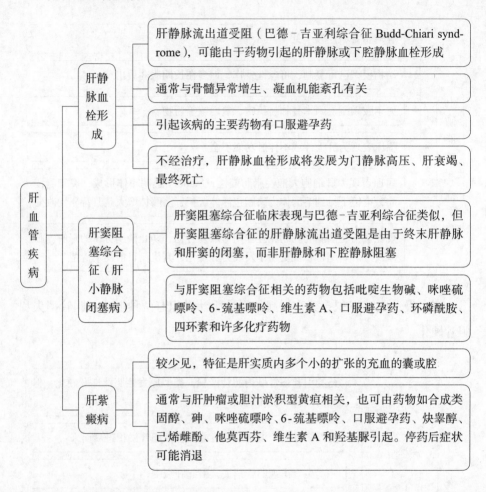

肝血管疾病

肝静脉血栓形成
- 肝静脉流出道受阻（巴德 - 吉亚利综合征 Budd-Chiari syndrome），可能由于药物引起的肝静脉或下腔静脉血栓形成
- 通常与骨髓异常增生、凝血机能紊乱有关
- 引起该病的主要药物有口服避孕药
- 不经治疗，肝静脉血栓形成将发展为门静脉高压、肝衰竭、最终死亡

肝窦阻塞综合征（肝小静脉闭塞病）
- 肝窦阻塞综合征临床表现与巴德 - 吉亚利综合征类似，但肝窦阻塞综合征的肝静脉流出道受阻是由于终末肝静脉和肝窦的闭塞，而非肝静脉和下腔静脉阻塞
- 与肝窦阻塞综合征相关的药物包括吡啶生物碱、咪唑硫嘌呤、6-巯基嘌呤、维生素 A、口服避孕药、环磷酰胺、四环素和许多化疗药物

肝紫癜病
- 较少见，特征是肝实质内多个小的扩张的充血的囊或腔
- 通常与肝肿瘤或胆汁淤积型黄疸相关，也可由药物如合成类固醇、砷、咪唑硫嘌呤、6-巯基嘌呤、口服避孕药、炔睾醇、己烯雌酚、他莫西芬、维生素 A 和羟基脲引起。停药后症状可能消退

（7）肉芽肿性肝炎

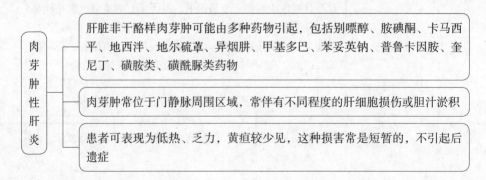

肉芽肿性肝炎
- 肝脏非干酪样肉芽肿可能由多种药物引起，包括别嘌醇、胺碘酮、卡马西平、地西泮、地尔硫䓬、异烟肼、甲基多巴、苯妥英钠、普鲁卡因胺、奎尼丁、磺胺类、磺酰脲类药物
- 肉芽肿常位于门静脉周围区域，常伴有不同程度的肝细胞损伤或胆汁淤积
- 患者可表现为低热、乏力，黄疸较少见，这种损害常是短暂的，不引起后遗症

（8）肿瘤：已发现有几种药物与肝脏的良性和恶性肿瘤有关。

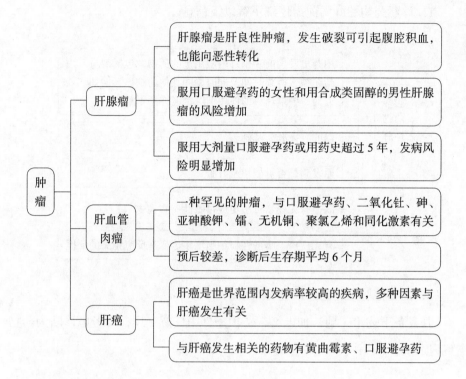

【辅助检查】

应立即进行如下实验室检查：血常规、血小板、肝肾功能、凝血功能、电解质、病毒性肝炎标志物检查、自身免疫性肝病抗体检查。

【诊断】

药物性肝损害的诊断主要根据用药史、发病过程与服药时间及临床表现特点等，且除外其他因素肝损害后做出诊断。药物性肝病的诊断难点在于某些不典型病例患者可能没有肝病症状，或仅有轻微症状，患者存在既往肝病，临床上患者常服用了多种药物，想确定是哪种药物引起的肝损害也比较

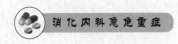

困难。

1. 诊断药物性肝病前需仔细了解以下信息

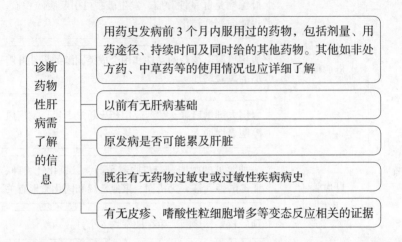

诊断药物性肝病需了解的信息

- 用药史发病前3个月内服用过的药物，包括剂量、用药途径、持续时间及同时给的其他药物。其他如非处方药、中草药等的使用情况也应详细了解
- 以前有无肝病基础
- 原发病是否可能累及肝脏
- 既往有无药物过敏史或过敏性疾病病史
- 有无皮疹、嗜酸性粒细胞增多等变态反应相关的证据

2. 药物性肝损害的诊断标准

凡具备下述第①项，加上②~⑦项条件中任意2项，可考虑诊断为药物性肝损伤。

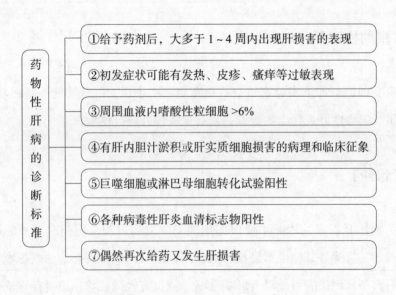

药物性肝病的诊断标准

- ①给予药剂后，大多于1~4周内出现肝损害的表现
- ②初发症状可能有发热、皮疹、瘙痒等过敏表现
- ③周围血液内嗜酸性粒细胞 >6%
- ④有肝内胆汁淤积或肝实质细胞损害的病理和临床征象
- ⑤巨噬细胞或淋巴母细胞转化试验阳性
- ⑥各种病毒性肝炎血清标志物阳性
- ⑦偶然再次给药又发生肝损害

支持药物性肝损害的还有以下临床诊断依据：

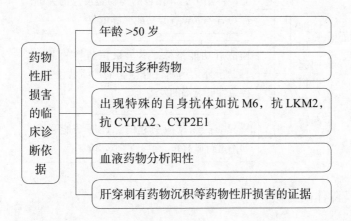

多数情况下诊断药物性肝病不需肝穿刺活检，然而需排除其他原因的肝损伤时需行活检，疾病早期肝活检有助于鉴别病变类别和病变程度，为制订治疗方案提供依据。

【鉴别诊断】

可行肝穿刺活检，排除其他原因的肝损伤。疾病早期肝活检有助于鉴别病变种类和病变程度，为制订治疗方案提供依据。

【治疗】

药物性肝病的治疗无特殊性，治疗的前提是确诊，通过早期正确的诊断而阻止慢性肝损伤。

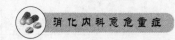

1. 立即停用引起肝损害的药物

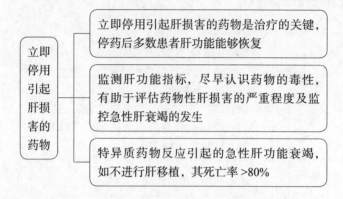

立即停用引起肝损害的药物

- 立即停用引起肝损害的药物是治疗的关键，停药后多数患者肝功能能够恢复
- 监测肝功能指标，尽早认识药物的毒性，有助于评估药物性肝损害的严重程度及监控急性肝衰竭的发生
- 特异质药物反应引起的急性肝功能衰竭，如不进行肝移植，其死亡率 >80%

2. 清除体内药物

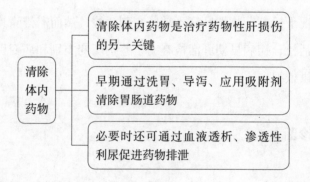

清除体内药物

- 清除体内药物是治疗药物性肝损伤的另一关键
- 早期通过洗胃、导泻、应用吸附剂清除胃肠道药物
- 必要时还可通过血液透析、渗透性利尿促进药物排泄

3. 支持治疗

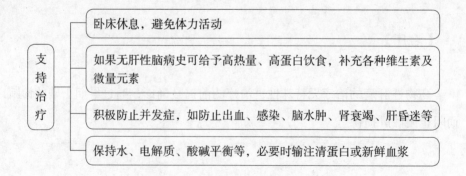

支持治疗

- 卧床休息，避免体力活动
- 如果无肝性脑病史可给予高热量、高蛋白饮食，补充各种维生素及微量元素
- 积极防止并发症，如防止出血、感染、脑水肿、肾衰竭、肝昏迷等
- 保持水、电解质、酸碱平衡等，必要时输注清蛋白或新鲜血浆

4. 非特异性保肝治疗

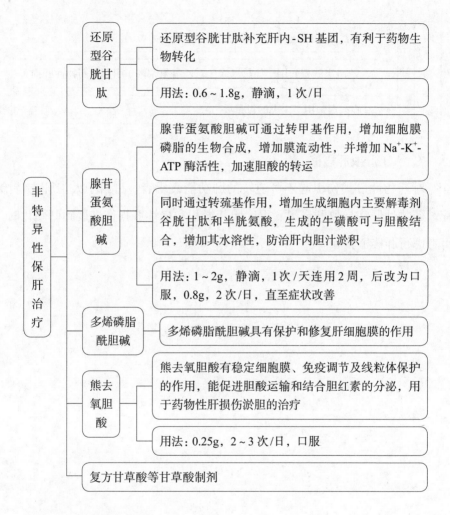

5. 肾上腺皮质激素

肾上腺皮质激素能够减缓免疫高敏感性的肝损伤，对其他类型的肝损伤尚未证实有确切疗效。

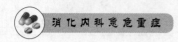
6. 特殊解毒药

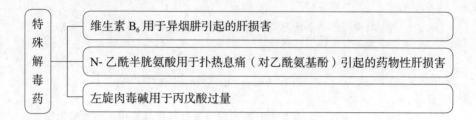

特殊解毒药 —— 维生素 B_6 用于异烟肼引起的肝损害

N- 乙酰半胱氨酸用于扑热息痛（对乙酰氨基酚）引起的药物性肝损害

左旋肉毒碱用于丙戊酸过量

7. 人工肝或肝移植

对药物性肝损伤引起不可逆转的肝功能衰竭者，可给予人工肝支持治疗。药物性肝病导致肝衰竭、重度胆汁淤积和慢性肝损伤进展到肝硬化时，可考虑行肝移植。

第六章　胆系疾病急危重症

第一节　急性胆囊炎

急性胆囊炎是由于胆囊管或胆总管梗阻和细菌感染而导致的胆囊急性炎症。其主要临床表现有发热、右上腹痛及压痛、恶心呕吐及白细胞增多等。梗阻大多由于胆囊结石或胆管蛔虫阻塞引起。胆囊的急性炎症可单独存在，亦可为胆管急性感染的一部分。

【病因及发病机制】

在解剖上，胆囊是一个盲袋，有细长而弯曲的胆囊管与胆管相通，因而容易发生梗阻并引起急性胆囊炎，或在急性炎症消退之后，留下慢性炎症的改变。由胆囊结石引起者称结石性胆囊炎，无胆囊结石者称非结石性胆囊炎。前者约占 95%。

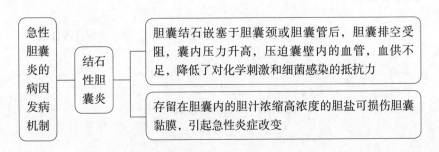

357

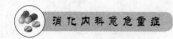

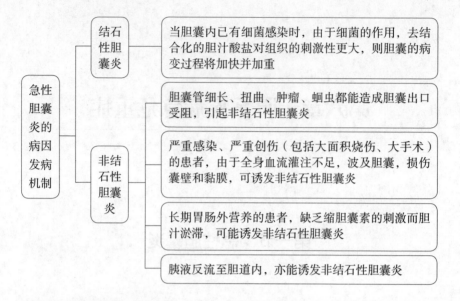

急性胆囊炎的病因发病机制

- 结石性胆囊炎：当胆囊内已有细菌感染时，由于细菌的作用，去结合化的胆汁酸盐对组织的刺激性更大，则胆囊的病变过程将加快并加重
- 非结石性胆囊炎：
  - 胆囊管细长、扭曲、肿瘤、蛔虫都能造成胆囊出口受阻，引起非结石性胆囊炎
  - 严重感染、严重创伤（包括大面积烧伤、大手术）的患者，由于全身血流灌注不足，波及胆囊，损伤囊壁和黏膜，可诱发非结石性胆囊炎
  - 长期胃肠外营养的患者，缺乏缩胆囊素的刺激而胆汁淤滞，可能诱发非结石性胆囊炎
  - 胰液反流至胆道内，亦能诱发非结石性胆囊炎

【病史采集及体格检查】

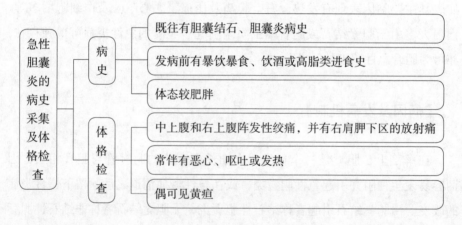

急性胆囊炎的病史采集及体格检查

- 病史：
  - 既往有胆囊结石、胆囊炎病史
  - 发病前有暴饮暴食、饮酒或高脂类进食史
  - 体态较肥胖
- 体格检查：
  - 中上腹和右上腹阵发性绞痛，并有右肩胛下区的放射痛
  - 常伴有恶心、呕吐或发热
  - 偶可见黄疸

【临床表现】

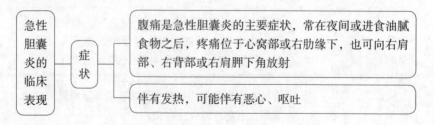

急性胆囊炎的临床表现

- 症状：
  - 腹痛是急性胆囊炎的主要症状，常在夜间或进食油腻食物之后，疼痛位于心窝部或右肋缘下，也可向右肩部、右背部或右肩胛下角放射
  - 伴有发热，可能伴有恶心、呕吐

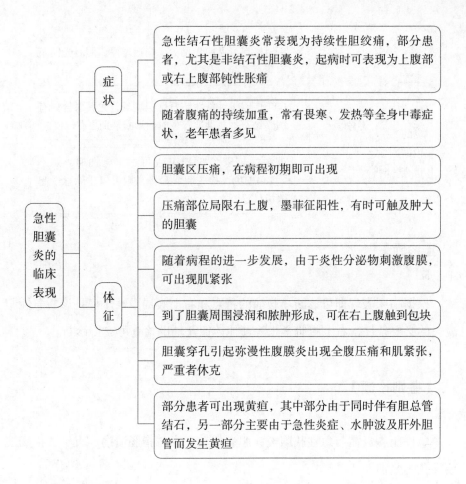

急性胆囊炎的临床表现

症状
- 急性结石性胆囊炎常表现为持续性胆绞痛，部分患者，尤其是非结石性胆囊炎，起病时可表现为上腹部或右上腹部钝性胀痛
- 随着腹痛的持续加重，常有畏寒、发热等全身中毒症状，老年患者多见

体征
- 胆囊区压痛，在病程初期即可出现
- 压痛部位局限右上腹，墨菲征阳性，有时可触及肿大的胆囊
- 随着病程的进一步发展，由于炎性分泌物刺激腹膜，可出现肌紧张
- 到了胆囊周围浸润和脓肿形成，可在右上腹触到包块
- 胆囊穿孔引起弥漫性腹膜炎出现全腹压痛和肌紧张，严重者休克
- 部分患者可出现黄疸，其中部分由于同时伴有胆总管结石，另一部分主要由于急性炎症、水肿波及肝外胆管而发生黄疸

【辅助检查】

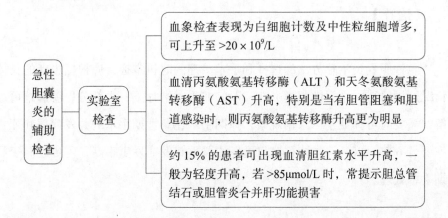

急性胆囊炎的辅助检查

实验室检查
- 血象检查表现为白细胞计数及中性粒细胞增多，可上升至 $>20 \times 10^9/L$
- 血清丙氨酸氨基转移酶（ALT）和天冬氨酸氨基转移酶（AST）升高，特别是当有胆管阻塞和胆道感染时，则丙氨酸氨基转移酶升高更为明显
- 约 15% 的患者可出现血清胆红素水平升高，一般为轻度升高，若 $>85\mu mol/L$ 时，常提示胆总管结石或胆管炎合并肝功能损害

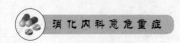

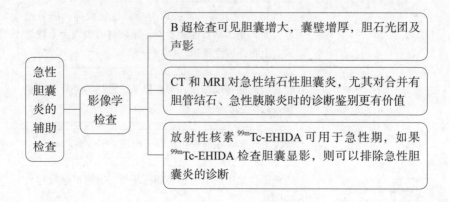

【诊断】

根据临床表现即可诊断。腹痛的特点和右上腹局限性压痛是诊断急性胆囊炎的必要条件，右上腹肌紧张等其他体征及辅助检查可支持诊断。

【鉴别诊断】

急性胆囊炎需与急性胰腺炎、胆囊扭转、十二指肠溃疡、胃十二指肠溃疡穿孔等鉴别。

【治疗】

急性胆囊炎治疗方法的选择和手术治疗的时机掌握，应根据患者的具体情况区别对待。结石性胆囊炎在一般的非手术治疗下，大部分患者病情可缓解，需要时可择期手术。据观察，择期手术比急性期手术的并发症率和死亡率要低 60%～80%。非结石性胆囊炎的严重并发症发生率高，需更趋向于早期手术处理。

非手术治疗包括对患者的全身支持疗法、维持水和电解质的平衡、解痉镇痛、抗生素治疗和临床观察护理

解痉镇痛需明确诊断才可进行，否则易使原有症状和体征减轻，影响进一步诊断

非手术治疗

一般经过上述非手术治疗手段，多数患者的急性胆囊炎病程可以得到缓解，但如果治疗中腹部压痛和肌紧张的范围扩大，出现更加严重的全身症状，应行手术治疗，上述非手术治疗措施可作为必要的术前准备

急性胆囊炎的治疗

首选胆囊切除术。胆囊切除术在目前是个较安全的手术，但需把握手术时机

临床症状较轻的患者，在非手术治疗下病情趋于稳定并有缓解者，宜待急性期过后择期手术，大部分患者适用

病程较晚，发病 3 天以上，局部有肿块非手术治疗下情况稳定者，宜继续非手术治疗，待择期手术

手术治疗

如果在非手术治疗中胆囊周围的浸润块不是缩小反而增大，并伴体温升高，说明浸润块向脓肿转变，应行脓肿切开引流术，脓肿治愈后再择期行胆囊切除术

患者全身情况不能耐受胆囊切除术，或局部充血、血肿、粘连致解剖不清，可行胆囊造瘘术作为急救措施，待急性炎症消退后 3 个月后再行胆囊切除术，其中经皮胆囊造瘘术与普通经腹胆囊造瘘在并发症和危险性上并无明显差异，且创伤较小，应提倡应用

在非手术治疗过程中如有以下情况者，应尽早手术：①寒战、高热，白细胞计数 >20×10^9/L；②黄疸加重；③局部腹膜刺激征；④并发重症胰腺炎；⑤60 岁以上的老人，易发生并发症，应尽早手术处理

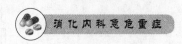

第二节 急性化脓性胆管炎

急性化脓性胆管炎是指各种原因导致的胆管梗阻、胆管内压力升高和细菌感染引起的胆管急性化脓性炎症。表现为右上腹痛、发热、黄疸（查科三联征），严重者可以出现感染性休克、中枢神经系统症状以及多脏器功能衰竭。本病起病急，发展快，病死率高。近年来，随着内镜技术的不断发展，该病的病死率明显下降，得到了比较满意的治疗效果。

【病因】

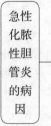

急性化脓性胆管炎的病因
- 急性化脓性胆管炎基本都是胆管梗阻所致，在我国引起急性化脓性胆管炎的最常见原因是胆管结石，另外原因有胆道蛔虫、胆管良恶性狭窄、壶腹部肿瘤、原发性硬化性胆管炎等
- 导致化脓性感染的致病菌有大肠杆菌、变形杆菌、产气杆菌、铜绿假单胞菌等革兰阴性杆菌以及厌氧菌

【病史采集】

急性化脓性胆管炎的病史采集
- 急性胆管炎以往多有胆道疾病发作史和胆道手术史，或经历 ERCP、EUS 和经皮肝穿刺胆道造影等胆道检查史，因此应着重了解这些既往史
- 同时应了解近期抗生素使用情况
- 既往实施过 Billoth Ⅰ 或 Ⅱ 手术或胆总管空肠吻合手术者，这些手术可能改变胆管的解剖结构，导致 ERCP 操作困难

【体格检查】

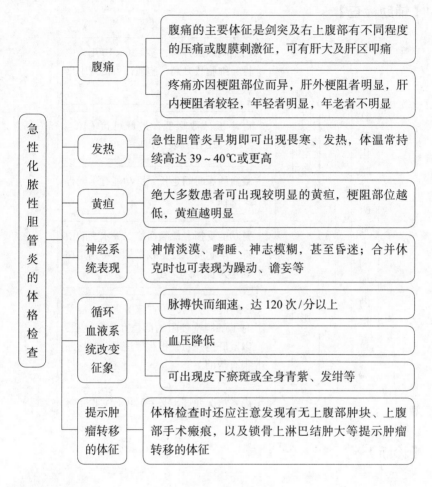

急性化脓性胆管炎的体格检查

- 腹痛
  - 腹痛的主要体征是剑突及右上腹部有不同程度的压痛或腹膜刺激征，可有肝大及肝区叩痛
  - 疼痛亦因梗阻部位而异，肝外梗阻者明显，肝内梗阻者较轻，年轻者明显，年老者不明显
- 发热
  - 急性胆管炎早期即可出现畏寒、发热，体温常持续高达39～40℃或更高
- 黄疸
  - 绝大多数患者可出现较明显的黄疸，梗阻部位越低，黄疸越明显
- 神经系统表现
  - 神情淡漠、嗜睡、神志模糊，甚至昏迷；合并休克时也可表现为躁动、谵妄等
- 循环血液系统改变征象
  - 脉搏快而细速，达120次/分以上
  - 血压降低
  - 可出现皮下瘀斑或全身青紫、发绀等
- 提示肿瘤转移的体征
  - 体格检查时还应注意发现有无上腹部肿块、上腹部手术瘢痕，以及锁骨上淋巴结肿大等提示肿瘤转移的体征

【临床表现】

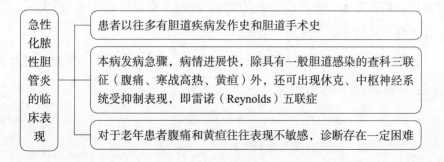

急性化脓性胆管炎的临床表现

- 患者以往多有胆道疾病发作史和胆道手术史
- 本病发病急骤，病情进展快，除具有一般胆道感染的查科三联征（腹痛、寒战高热、黄疸）外，还可出现休克、中枢神经系统受抑制表现，即雷诺（Reynolds）五联症
- 对于老年患者腹痛和黄疸往往表现不敏感，诊断存在一定困难

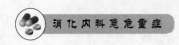

【辅助检查】

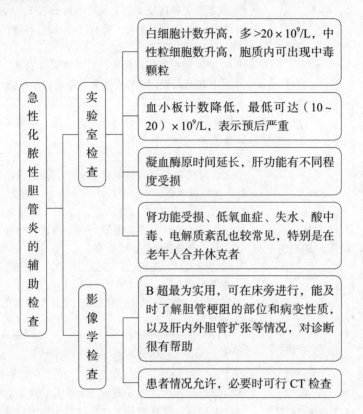

【诊断】

急性胆管炎的诊断标准尚未统一。本病起病急骤，病情发展凶猛，有时在未出现黄疸之前，患者已有意识改变，同时伴有寒战、高热、低血压、休克等表现，故给诊断带来很大困难。

1983 年在重庆举行的肝胆管结石症专题讨论会上，中国学者制定出了"急性重症胆管炎的诊断标准"。

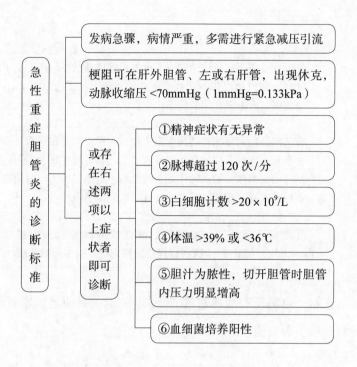

急性重症胆管炎的诊断标准
- 发病急骤，病情严重，多需进行紧急减压引流
- 梗阻可在肝外胆管、左或右肝管，出现休克，动脉收缩压 <70mmHg（1mmHg=0.133kPa）
- 或存在右述两项以上症状者即可诊断
  - ①精神症状有无异常
  - ②脉搏超过 120 次/分
  - ③白细胞计数 >20×10⁹/L
  - ④体温 >39% 或 <36℃
  - ⑤胆汁为脓性，切开胆管时胆管内压力明显增高
  - ⑥血细菌培养阳性

上述诊断标准已试行了近 20 年，它对临床工作有实际指导意义，有利于避免盲目性，及时救治患者，有效降低病死率。

【治疗】

急性化脓性胆管炎的治疗原则是解除胆管梗阻、减轻胆管内压力和引流胆汁。治疗方案应根据住院时患者的具体情况而定。多数学者认为该病应在严重休克或多器官功能未发生衰竭之前就及时采用手术治疗。但手术治疗必须结合有效的药物治疗，才能取得较为理想的效果。

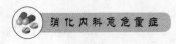

1. 药物治疗

（1）抗生素的应用

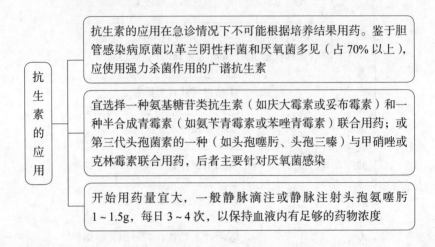

抗生素的应用

- 抗生素的应用在急诊情况下不可能根据培养结果用药。鉴于胆管感染病原菌以革兰阴性杆菌和厌氧菌多见（占70%以上），应使用强力杀菌作用的广谱抗生素

- 宜选择一种氨基糖苷类抗生素（如庆大霉素或妥布霉素）和一种半合成青霉素（如氨苄青霉素或苯唑青霉素）联合用药；或第三代头孢菌素的一种（如头孢噻肟、头孢三嗪）与甲硝唑或克林霉素联合用药，后者主要针对厌氧菌感染

- 开始用药量宜大，一般静脉滴注或静脉注射头孢氨噻肟1～1.5g，每日3～4次，以保持血液内有足够的药物浓度

（2）纠正水、电解质紊乱和酸碱平衡失调：合并休克者，常有严重水电解质紊乱和酸碱平衡失调，必须及时纠正。

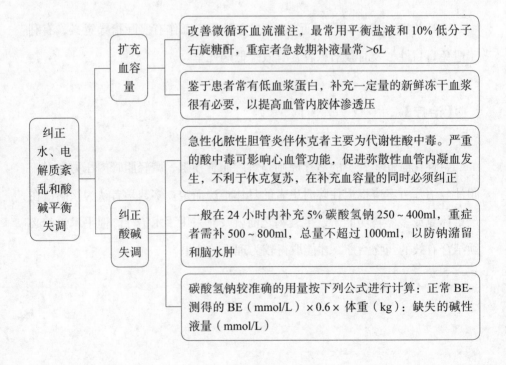

纠正水、电解质紊乱和酸碱平衡失调

- 扩充血容量
  - 改善微循环血流灌注，最常用平衡盐液和10%低分子右旋糖酐，重症者急救期补液量常>6L
  - 鉴于患者常有低血浆蛋白，补充一定量的新鲜冻干血浆很有必要，以提高血管内胶体渗透压

- 纠正酸碱失调
  - 急性化脓性胆管炎伴休克者主要为代谢性酸中毒。严重的酸中毒可影响心血管功能，促进弥散性血管内凝血发生，不利于休克复苏，在补充血容量的同时必须纠正
  - 一般在24小时内补充5%碳酸氢钠250～400ml，重症者需补500～800ml，总量不超过1000ml，以防钠潴留和脑水肿
  - 碳酸氢钠较准确的用量按下列公式进行计算：正常BE-测得的BE（mmol/L）×0.6×体重（kg）：缺失的碱性液量（mmol/L）

（3）心血管活性药物

| 心血管活性药物的治疗作用 | 伴有脓毒性休克者，在采取有力的扩容和纠正酸中毒等措施后，循环功能仍未见改善，可能有心肌损害和外周血管衰竭存在 |
| | 可应用强心剂（如毒毛花苷K、毛花苷丙）或血管活性药（如多巴胺）和胆碱能神经阻滞剂（如山莨菪碱），以增强心血管活性及改善微循环，也能起到解痉作用 |

2．内镜治疗

随着内镜技术的不断发展，内镜下治疗已经具有了快速、可靠、创伤小等优点，可以有效地提高治愈率、降低病死率，因此已成为治疗急性化脓性胆管炎的首选方法。

（1）内镜下乳头括约肌切开术（EST）

内镜下乳头括约肌切开术（EST）	胆总管结石并发化脓性胆管炎的患者，在条件允许的情况下，进行ERCP检查，在内镜下和（或）ERCP造影明确结石梗阻部位后进行EST术，起到切开排脓的作用
	如果是结石嵌顿在壶腹部可以用针式切开刀进行乳头切开排石、排脓
	其他结石患者可以通过普通切开刀行EST，快速、有效地解除梗阻
	视患者全身情况和局部化脓情况，考虑同时进行取石或引流后择期取石治疗
	乳头括约肌切开后的并发症包括出血、胰腺炎、穿孔、胆管炎等，但同其他治疗方法相比，这一治疗方法的安全性相对较高

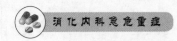

（2）鼻胆管引流或放置支架

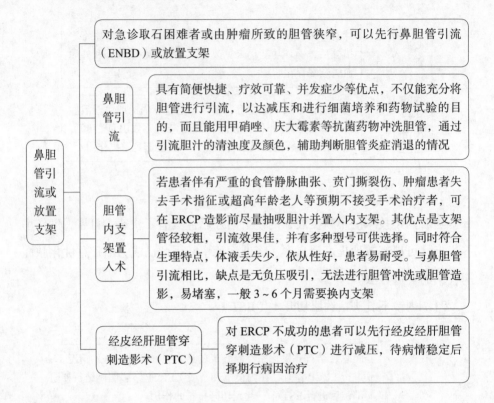

3. 外科治疗

随着内镜下治疗技术的不断发展，在急性化脓性胆管炎早期的治疗中手术的应用逐渐减少。但在某些病例，如肿瘤引起的梗阻，待患者病情稳定后仍需外科手术进一步治疗。

第三节　胆道蛔虫病

胆道蛔虫病是指寄生于小肠的蛔虫进入胆管后，引起 Oddi 括约肌强烈痉挛收缩而发生剧烈上腹痛、呕吐、发热、黄疸等症状。是蛔虫病最为常见的并发症。多见于卫生条件较差的儿童、青壮年，女性尤多。

蛔虫有乱窜钻孔的习性，当受刺激（如高热、驱虫不当、妊娠、胃酸分泌减少等）后易钻入胆道，形成胆道蛔虫病。胆道蛔虫病的危险性在于它可引发较多严重的并发症，其中肝脓肿为首位，其他还有化脓性胆管炎、胆囊炎、胆道出血、胆道穿孔、急性胰腺炎等。

【病因及发病机制】

胆道蛔虫病的病因及发病机制

- 蛔虫虫体进入胆管的机械刺激和损伤及带入的细菌感染是本病的发病基础

- 蛔虫成虫主要寄生在人体小肠中下段，喜游走或钻孔，当人体全身或局部因素造成肠道内环境改变时，如发热、妊娠、饥饿、手术、胃酸分泌减少、胆管慢性炎症等情况时，肠道内环境的紊乱，肠管蠕动失常，蛔虫活动频繁而上下游走至十二指肠钻入胆管

- 蛔虫喜碱恶酸，当蛔虫上行至十二指肠时，喜欢钻入碱性胆汁的胆管内。当虫体部分钻入胆总管时，引起 Oddi 括约肌强烈收缩，产生剧烈疼痛，而虫体完全进入胆总管时，则疼痛缓解

- 少数情况下可穿破胆总管、胆囊或肝脏引起胆汁性腹膜炎，或从肝脏穿出进而穿过膈肌引起脓胸或肺脓肿，或损伤胆管系统引起出血

- 蛔虫虫体上常有多种共生菌，特别是大肠杆菌、产气杆菌、变形杆菌及铜绿假单胞菌等革兰阴性杆菌，蛔虫进入胆管后，将其带入胆管系统引起感染

【病史采集及体格检查】

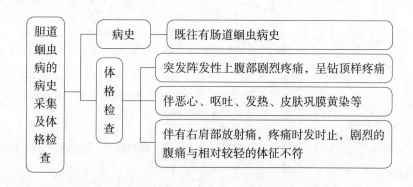

胆道蛔虫病的病史采集及体格检查

- 病史——既往有肠道蛔虫病史
- 体格检查
  - 突发阵发性上腹部剧烈疼痛，呈钻顶样疼痛
  - 伴恶心、呕吐、发热、皮肤巩膜黄染等
  - 伴有右肩部放射痛，疼痛时发时止，剧烈的腹痛与相对较轻的体征不符

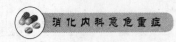

【临床表现】

最常见的临床症状是腹痛，随后恶心、呕吐。并发症常见的有胃胆管炎、梗阻性黄疸和急性胰腺炎、肝脓肿等。

1. 症状

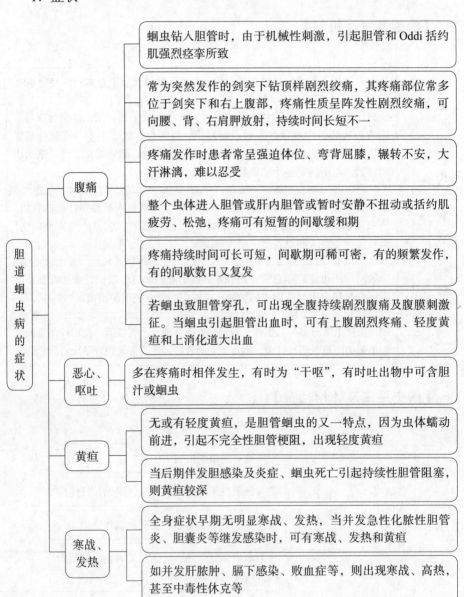

胆道蛔虫病的症状

腹痛
- 蛔虫钻入胆管时，由于机械性刺激，引起胆管和 Oddi 括约肌强烈痉挛所致
- 常为突然发作的剑突下钻顶样剧烈绞痛，其疼痛部位常多位于剑突下和右上腹部，疼痛性质呈阵发性剧烈绞痛，可向腰、背、右肩胛放射，持续时间长短不一
- 疼痛发作时患者常呈强迫体位、弯背屈膝，辗转不安，大汗淋漓，难以忍受
- 整个虫体进入胆管或肝内胆管或暂时安静不扭动或括约肌疲劳、松弛，疼痛可有短暂的间歇缓和期
- 疼痛持续时间可长可短，间歇期可稀可密，有的频繁发作，有的间歇数日又复发
- 若蛔虫致胆管穿孔，可出现全腹持续剧烈腹痛及腹膜刺激征。当蛔虫引起胆管出血时，可有上腹剧烈疼痛、轻度黄疸和上消化道大出血

恶心、呕吐
- 多在疼痛时相伴发生，有时为"干呕"，有时吐出物中可含胆汁或蛔虫

黄疸
- 无或有轻度黄疸，是胆管蛔虫的又一特点，因为虫体蠕动前进，引起不完全性胆管梗阻，出现轻度黄疸
- 当后期伴发胆感染及炎症、蛔虫死亡引起持续性胆管阻塞，则黄疸较深

寒战、发热
- 全身症状早期无明显寒战、发热，当并发急性化脓性胆管炎、胆囊炎等继发感染时，可有寒战、发热和黄疸
- 如并发肝脓肿、膈下感染、败血症等，则出现寒战、高热，甚至中毒性休克等

2. 体征

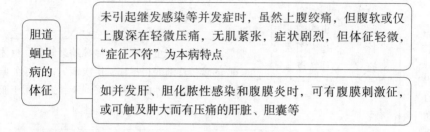

胆道蛔虫病的体征

- 未引起继发感染等并发症时，虽然上腹绞痛，但腹软或仅上腹深在轻微压痛，无肌紧张，症状剧烈，但体征轻微，"症征不符"为本病特点
- 如并发肝、胆化脓性感染和腹膜炎时，可有腹膜刺激征，或可触及肿大而有压痛的肝脏、胆囊等

【辅助检查】

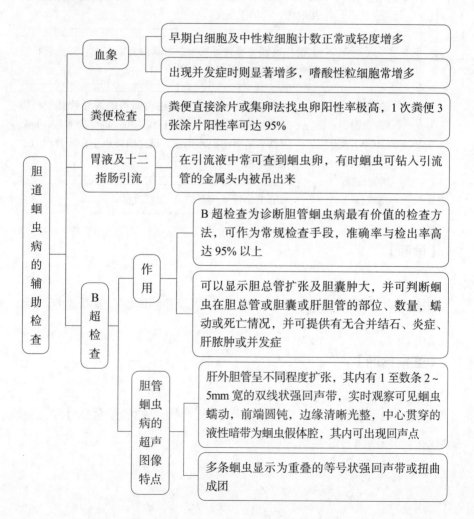

胆道蛔虫病的辅助检查

- 血象
  - 早期白细胞及中性粒细胞计数正常或轻度增多
  - 出现并发症时则显著增多，嗜酸性粒细胞常增多
- 粪便检查
  - 粪便直接涂片或集卵法找虫卵阳性率极高，1 次粪便 3 张涂片阳性率可达 95%
- 胃液及十二指肠引流
  - 在引流液中常可查到蛔虫卵，有时蛔虫可钻入引流管的金属头内被吊出来
- B 超检查
  - 作用
    - B 超检查为诊断胆管蛔虫病最有价值的检查方法，可作为常规检查手段，准确率与检出率高达 95% 以上
    - 可以显示胆总管扩张及胆囊肿大，并可判断蛔虫在胆总管或胆囊或肝胆管的部位、数量、蠕动或死亡情况，并可提供有无合并结石、炎症、肝脓肿或并发症
  - 胆管蛔虫病的超声图像特点
    - 肝外胆管呈不同程度扩张，其内有 1 至数条 2～5mm 宽的双线状强回声带，实时观察可见蛔虫蠕动，前端圆钝，边缘清晰光整，中心贯穿的液性暗带为蛔虫假体腔，其内可出现回声点
    - 多条蛔虫显示为重叠的等号状强回声带或扭曲成团

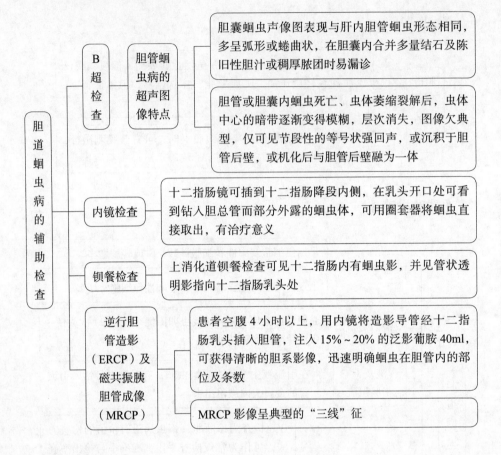

胆道蛔虫病的辅助检查

B超检查 — 胆管蛔虫病的超声图像特点
- 胆囊蛔虫声像图表现与肝内胆管蛔虫形态相同，多呈弧形或蜷曲状，在胆囊内合并多量结石及陈旧性胆汁或稠厚脓团时易漏诊
- 胆管或胆囊内蛔虫死亡、虫体萎缩裂解后，虫体中心的暗带逐渐变得模糊，层次消失，图像欠典型，仅可见节段性的等号状强回声，或沉积于胆管后壁，或机化后与胆管后壁融为一体

内镜检查
- 十二指肠镜可插到十二指肠降段内侧，在乳头开口处可看到钻入胆总管而部分外露的蛔虫体，可用圈套器将蛔虫直接取出，有治疗意义

钡餐检查
- 上消化道钡餐检查可见十二指肠内有蛔虫影，并见管状透明影指向十二指肠乳头处

逆行胆管造影（ERCP）及磁共振胰胆管成像（MRCP）
- 患者空腹4小时以上，用内镜将造影导管经十二指肠乳头插入胆管，注入15%~20%的泛影葡胺40ml，可获得清晰的胆系影像，迅速明确蛔虫在胆管内的部位及条数
- MRCP影像呈典型的"三线"征

【诊断】

根据患者有不良驱虫等病史、结合临床表现和辅助检查多可做出诊断。

【鉴别诊断】

本病应与胆囊炎、胆石症、急性胰腺炎、胃十二指肠溃疡急性穿孔、肠蛔虫病、泌尿系结石等鉴别。

【治疗】

1. 非手术治疗

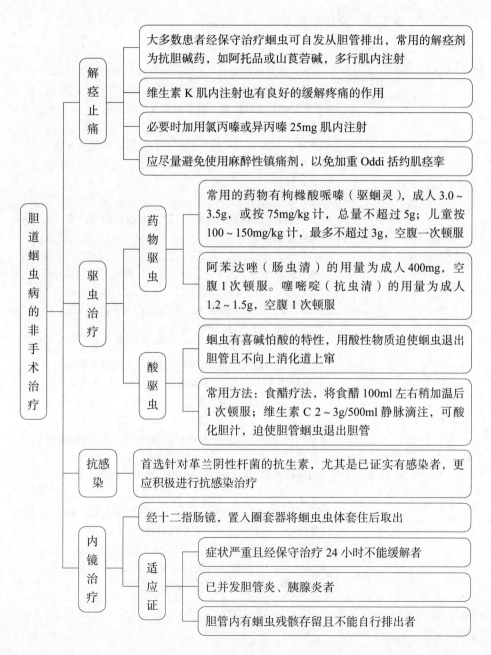

胆道蛔虫病的非手术治疗

解痉止痛
- 大多数患者经保守治疗蛔虫可自发从胆管排出，常用的解痉剂为抗胆碱药，如阿托品或山莨菪碱，多行肌内注射
- 维生素 K 肌内注射也有良好的缓解疼痛的作用
- 必要时加用氯丙嗪或异丙嗪 25mg 肌内注射
- 应尽量避免使用麻醉性镇痛剂，以免加重 Oddi 括约肌痉挛

驱虫治疗
- 药物驱虫
  - 常用的药物有枸橼酸哌嗪（驱蛔灵），成人 3.0～3.5g，或按 75mg/kg 计，总量不超过 5g；儿童按 100～150mg/kg 计，最多不超过 3g，空腹一次顿服
  - 阿苯达唑（肠虫清）的用量为成人 400mg，空腹 1 次顿服。噻嘧啶（抗虫清）的用量为成人 1.2～1.5g，空腹 1 次顿服
- 酸驱虫
  - 蛔虫有喜碱怕酸的特性，用酸性物质迫使蛔虫退出胆管且不向上消化道上窜
  - 常用方法：食醋疗法，将食醋 100ml 左右稍加温后 1 次顿服；维生素 C 2～3g/500ml 静脉滴注，可酸化胆汁，迫使胆管蛔虫退出胆管

抗感染
- 首选针对革兰阴性杆菌的抗生素，尤其是已证实有感染者，更应积极进行抗感染治疗

内镜治疗
- 经十二指肠镜，置入圈套器将蛔虫虫体套住后取出
- 适应证
  - 症状严重且经保守治疗 24 小时不能缓解者
  - 已并发胆管炎、胰腺炎者
  - 胆管内有蛔虫残骸存留且不能自行排出者

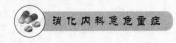

2. 手术治疗

非手术治疗失败或出现严重并发症者，应考虑手术治疗。

3. 并发症

对有关并发症，应作相应处理。

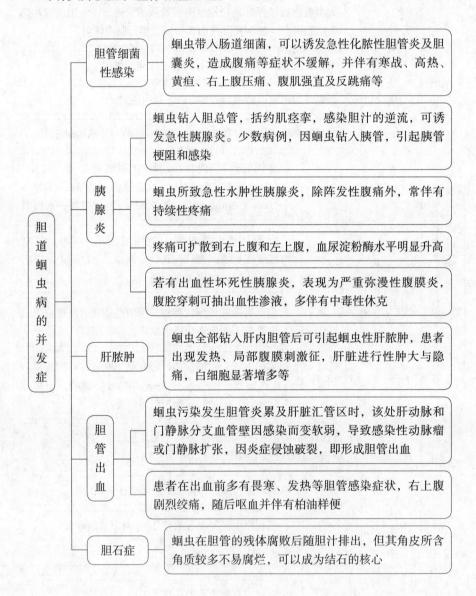

第四节　胆石症

胆石症是指胆管系统（包括胆囊和胆管）的任何部位发生结石的疾病。结石的种类和成分不完全相同，临床表现取决于结石是否引起胆道感染、胆道梗阻及梗阻的部位和程度。

【病因及发病机制】

胆汁的形成对于脂质的消化非常重要，通过胆汁的直接排泄或转化成胆酸除去体内多余的胆固醇。胆汁由水分（90%）和三种脂质包括胆固醇（溶质质量的4%）、磷脂（24%）和胆盐（72%）组成。

1. 胆固醇结石

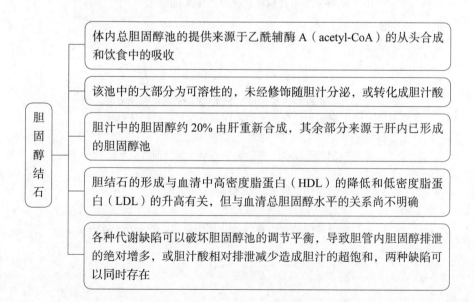

胆
固
醇
结
石

- 体内总胆固醇池的提供来源于乙酰辅酶A（acetyl-CoA）的从头合成和饮食中的吸收
- 该池中的大部分为可溶性的，未经修饰随胆汁分泌，或转化成胆汁酸
- 胆汁中的胆固醇约20%由肝重新合成，其余部分来源于肝内已形成的胆固醇池
- 胆结石的形成与血清中高密度脂蛋白（HDL）的降低和低密度脂蛋白（LDL）的升高有关，但与血清总胆固醇水平的关系尚不明确
- 各种代谢缺陷可以破坏胆固醇池的调节平衡，导致胆管内胆固醇排泄的绝对增多，或胆汁酸相对排泄减少造成胆汁的超饱和，两种缺陷可以同时存在

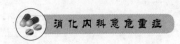

2. 胆色素结石

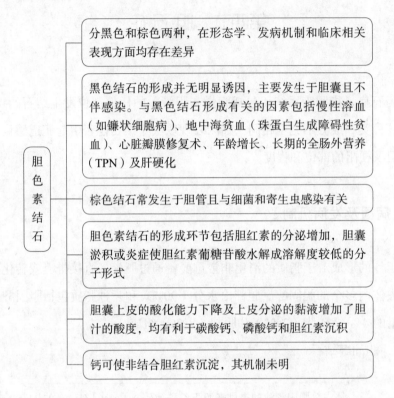

胆色素结石

- 分黑色和棕色两种，在形态学、发病机制和临床相关表现方面均存在差异

- 黑色结石的形成并无明显诱因，主要发生于胆囊且不伴感染。与黑色结石形成有关的因素包括慢性溶血（如镰状细胞病）、地中海贫血（珠蛋白生成障碍性贫血）、心脏瓣膜修复术、年龄增长、长期的全肠外营养（TPN）及肝硬化

- 棕色结石常发生于胆管且与细菌和寄生虫感染有关

- 胆色素结石的形成环节包括胆红素的分泌增加，胆囊淤积或炎症使胆红素葡糖苷酸水解成溶解度较低的分子形式

- 胆囊上皮的酸化能力下降及上皮分泌的黏液增加了胆汁的酸度，均有利于碳酸钙、磷酸钙和胆红素沉积

- 钙可使非结合胆红素沉淀，其机制未明

3. 混合性结石

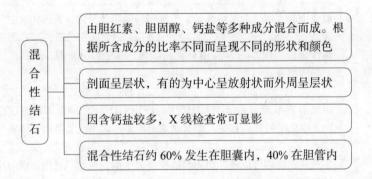

混合性结石

- 由胆红素、胆固醇、钙盐等多种成分混合而成。根据所含成分的比率不同而呈现不同的形状和颜色

- 剖面呈层状，有的为中心呈放射状而外周呈层状

- 因含钙盐较多，X线检查常可显影

- 混合性结石约60%发生在胆囊内，40%在胆管内

【临床表现】

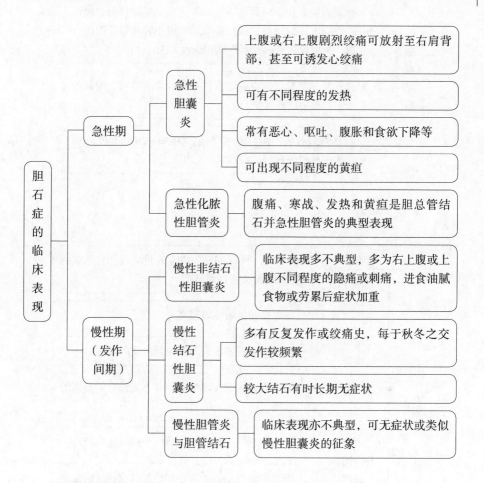

【辅助检查】

1. 实验室检查

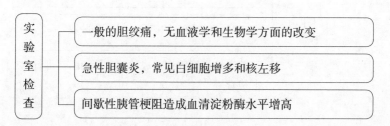

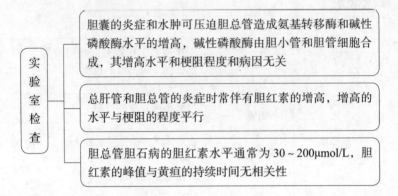

实验室检查
- 胆囊的炎症和水肿可压迫胆总管造成氨基转移酶和碱性磷酸酶水平的增高，碱性磷酸酶由胆小管和胆管细胞合成，其增高水平和梗阻程度和病因无关
- 总肝管和胆总管的炎症时常伴有胆红素的增高，增高的水平与梗阻的程度平行
- 胆总管胆石病的胆红素水平通常为 30~200μmol/L，胆红素的峰值与黄疸的持续时间无相关性

2. 影像学检查

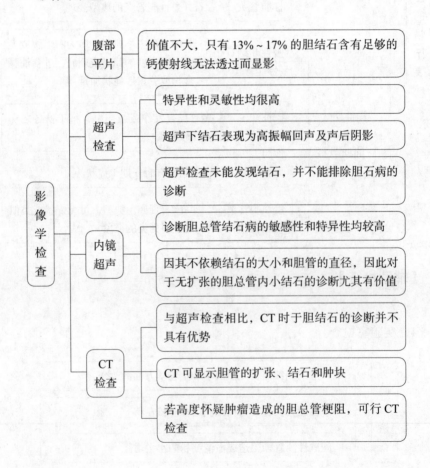

影像学检查
- 腹部平片
  - 价值不大，只有 13%~17% 的胆结石含有足够的钙使射线无法透过而显影
- 超声检查
  - 特异性和灵敏性均很高
  - 超声下结石表现为高振幅回声及声后阴影
  - 超声检查未能发现结石，并不能排除胆石病的诊断
- 内镜超声
  - 诊断胆总管结石病的敏感性和特异性均较高
  - 因其不依赖结石的大小和胆管的直径，因此对于无扩张的胆总管内小结石的诊断尤其有价值
- CT 检查
  - 与超声检查相比，CT 时于胆结石的诊断并不具有优势
  - CT 可显示胆管的扩张、结石和肿块
  - 若高度怀疑肿瘤造成的胆总管梗阻，可行 CT 检查

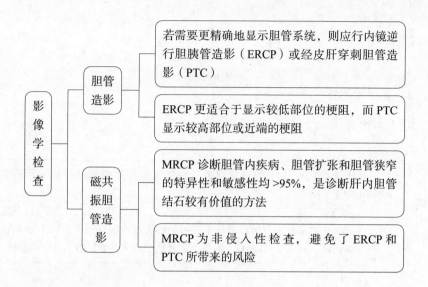

影像学检查
- 胆管造影
  - 若需要更精确地显示胆管系统，则应行内镜逆行胆胰管造影（ERCP）或经皮肝穿刺胆管造影（PTC）
  - ERCP 更适合于显示较低部位的梗阻，而 PTC 显示较高部位或近端的梗阻
- 磁共振胆管造影
  - MRCP 诊断胆管内疾病、胆管扩张和胆管狭窄的特异性和敏感性均 >95%，是诊断肝内胆管结石较有价值的方法
  - MRCP 为非侵入性检查，避免了 ERCP 和 PTC 所带来的风险

【诊断】

胆石症的诊断依据包括：

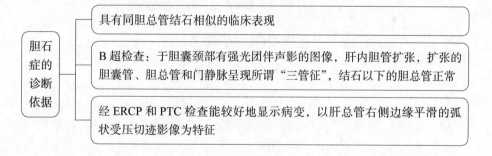

胆石症的诊断依据
- 具有同胆总管结石相似的临床表现
- B 超检查：于胆囊颈部有强光团伴声影的图像，肝内胆管扩张，扩张的胆囊管、胆总管和门静脉呈现所谓"三管征"，结石以下的胆总管正常
- 经 ERCP 和 PTC 检查能较好地显示病变，以肝总管右侧边缘平滑的弧状受压切迹影像为特征

【鉴别诊断】

急性发作时，注意与高位急性阑尾炎、右侧肾绞痛、胃十二指肠溃疡穿孔、急性胰腺炎、肝脓肿、原发性肝癌、肾盂肾炎、右侧胸膜炎、肺炎及冠心病相鉴别。

【治疗】

1. 非手术治疗

（1）内镜治疗

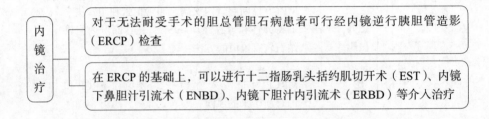

内镜治疗

- 对于无法耐受手术的胆总管胆石病患者可行经内镜逆行胰胆管造影（ERCP）检查
- 在 ERCP 的基础上，可以进行十二指肠乳头括约肌切开术（EST）、内镜下鼻胆汁引流术（ENBD）、内镜下胆汁内引流术（ERBD）等介入治疗

（2）药物溶石：随着腹腔镜技术的发展，药物溶石仅限于无法行腹腔镜或剖腹手术的患者。

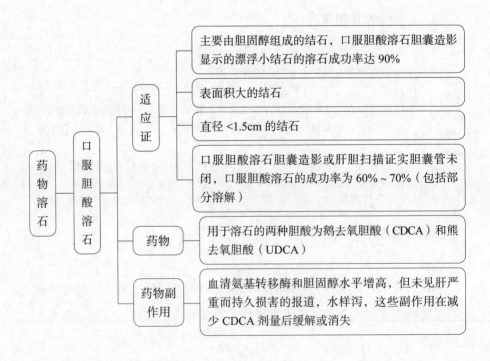

药物溶石 — 口服胆酸溶石

适应证
- 主要由胆固醇组成的结石，口服胆酸溶石胆囊造影显示的漂浮小结石的溶石成功率达 90%
- 表面积大的结石
- 直径 <1.5cm 的结石
- 口服胆酸溶石胆囊造影或肝胆扫描证实胆囊管未闭，口服胆酸溶石的成功率为 60%～70%（包括部分溶解）

药物
- 用于溶石的两种胆酸为鹅去氧胆酸（CDCA）和熊去氧胆酸（UDCA）

药物副作用
- 血清氨基转移酶和胆固醇水平增高，但未见肝严重而持久损害的报道，水样泻，这些副作用在减少 CDCA 剂量后缓解或消失

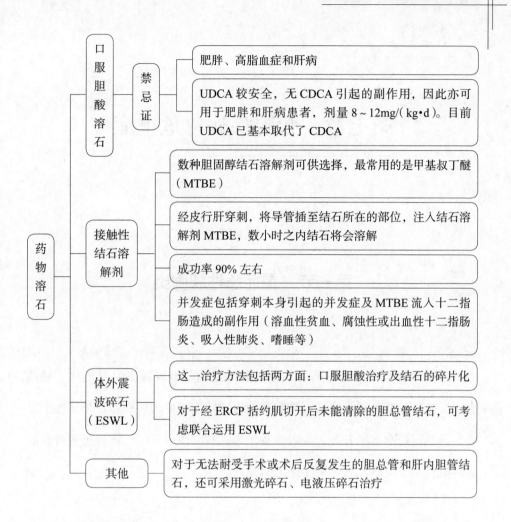

药物溶石

口服胆酸溶石
├─ 禁忌证
│   ├─ 肥胖、高脂血症和肝病
│   └─ UDCA 较安全，无 CDCA 引起的副作用，因此亦可用于肥胖和肝病患者，剂量 8~12mg/(kg•d)。目前 UDCA 已基本取代了 CDCA

接触性结石溶解剂
├─ 数种胆固醇结石溶解剂可供选择，最常用的是甲基叔丁醚（MTBE）
├─ 经皮行肝穿刺，将导管插至结石所在的部位，注入结石溶解剂 MTBE，数小时之内结石将会溶解
├─ 成功率 90% 左右
└─ 并发症包括穿刺本身引起的并发症及 MTBE 流入十二指肠造成的副作用（溶血性贫血、腐蚀性或出血性十二指肠炎、吸入性肺炎、嗜睡等）

体外震波碎石（ESWL）
├─ 这一治疗方法包括两方面：口服胆酸治疗及结石的碎片化
└─ 对于经 ERCP 括约肌切开后未能清除的胆总管结石，可考虑联合运用 ESWL

其他
└─ 对于无法耐受手术或术后反复发生的胆总管和肝内胆管结石，还可采用激光碎石、电液压碎石治疗

2．手术治疗

剖腹手术、腹腔镜胆囊切除术、胆总管探查术、小切口胆囊切除术等。

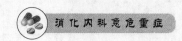

第七章　胰腺疾病急危重症

第一节　重症急性胰腺炎

急性胰腺炎是指多种病因引起的胰酶激活，继以胰腺自身消化、局部炎症反应为主要特征，伴或不伴有其他器官功能改变的疾病。常呈急性上腹痛，伴血淀粉酶水平升高，轻者病程 1 周左右，预后良好；重症患者可发展为多器官功能障碍，病死率高达 15%。

【病因】

急性胰腺炎的病因较多，且存在地区差异。在确诊急性胰腺炎基础上，应尽可能明确其病因，并努力去除病因，以防复发。胆源性胰腺炎最为常见，占 30%~60%。

1. 局部梗阻

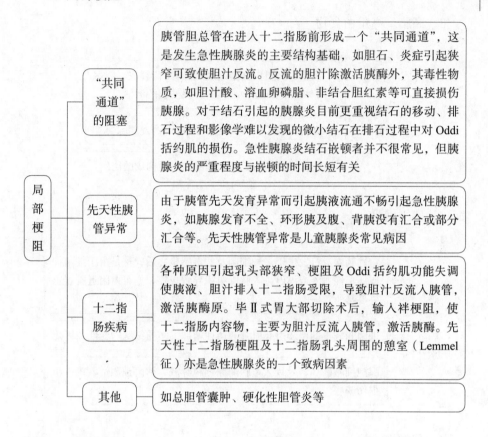

局部梗阻

"共同通道"的阻塞
胰管胆总管在进入十二指肠前形成一个"共同通道"，这是发生急性胰腺炎的主要结构基础，如胆石、炎症引起狭窄可致使胆汁反流。反流的胆汁除激活胰酶外，其毒性物质，如胆汁酸、溶血卵磷脂、非结合胆红素等可直接损伤胰腺。对于结石引起的胰腺炎目前更重视结石的移动、排石过程和影像学难以发现的微小结石在排石过程中对 Oddi 括约肌的损伤。急性胰腺炎结石嵌顿者并不很常见，但胰腺炎的严重程度与嵌顿的时间长短有关

先天性胰管异常
由于胰管先天发育异常而引起胰液流通不畅引起急性胰腺炎，如胰腺发育不全、环形胰及腹、背胰没有汇合或部分汇合等。先天性胰管异常是儿童胰腺炎常见病因

十二指肠疾病
各种原因引起乳头部狭窄、梗阻及 Oddi 括约肌功能失调使胰液、胆汁排入十二指肠受限，导致胆汁反流入胰管，激活胰酶原。毕Ⅱ式胃大部切除术后，输入袢梗阻，使十二指肠内容物，主要为胆汁反流入胰管，激活胰酶。先天性十二指肠梗阻及十二指肠乳头周围的憩室（Lemmel 征）亦是急性胰腺炎的一个致病因素

其他
如总胆管囊肿、硬化性胆管炎等

2. 酒精中毒

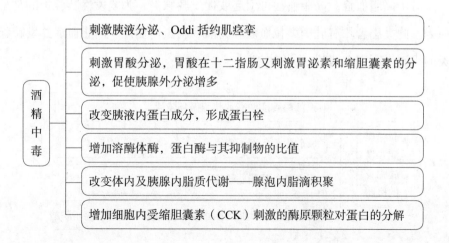

酒精中毒

刺激胰液分泌、Oddi 括约肌痉挛

刺激胃酸分泌，胃酸在十二指肠又刺激胃泌素和缩胆囊素的分泌，促使胰腺外分泌增多

改变胰液内蛋白成分，形成蛋白栓

增加溶酶体酶，蛋白酶与其抑制物的比值

改变体内及胰腺内脂质代谢——腺泡内脂滴积聚

增加细胞内受缩胆囊素（CCK）刺激的酶原颗粒对蛋白的分解

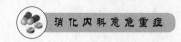

3. 高脂、高蛋白食物

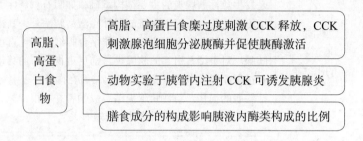

高脂、高蛋白食物 —— 高脂、高蛋白食糜过度刺激 CCK 释放，CCK 刺激腺泡细胞分泌胰酶并促使胰酶激活

—— 动物实验于胰管内注射 CCK 可诱发胰腺炎

—— 膳食成分的构成影响胰液内酶类构成的比例

4. 感染因素

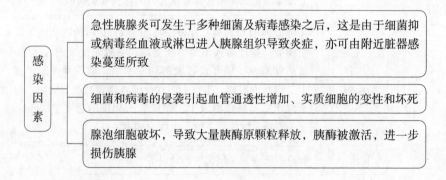

感染因素 —— 急性胰腺炎可发生于多种细菌及病毒感染之后，这是由于细菌抑或病毒经血液或淋巴进入胰腺组织导致炎症，亦可由附近脏器感染蔓延所致

—— 细菌和病毒的侵袭引起血管通透性增加、实质细胞的变性和坏死

—— 腺泡细胞破坏，导致大量胰酶原颗粒释放，胰酶被激活，进一步损伤胰腺

5. 代谢性疾病

（1）高脂血症：高脂血症可引起或促发胰腺炎，为复发性胰腺炎的常见原因。此类患者均有乳糜微粒血症和高前 β 脂蛋白血症。高脂血症并发胰腺炎的机制尚不完全清楚。可能由于：

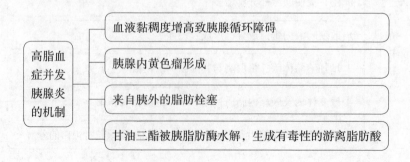

高脂血症并发胰腺炎的机制 —— 血液黏稠度增高致胰腺循环障碍

—— 胰腺内黄色瘤形成

—— 来自胰外的脂肪栓塞

—— 甘油三酯被胰脂肪酶水解，生成有毒性的游离脂肪酸

（2）甲状旁腺功能亢进或高钙血症

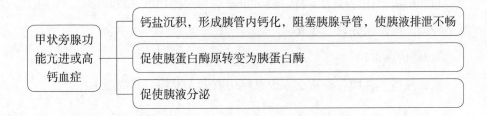

6. 外伤和手术

外伤可引起胰液外渗，同时血供不足、感染易发生急性胰腺炎。术后胰腺炎多由于：

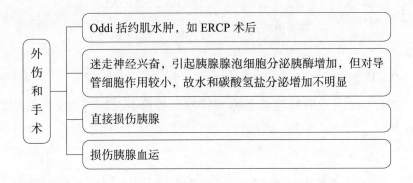

7. 药物

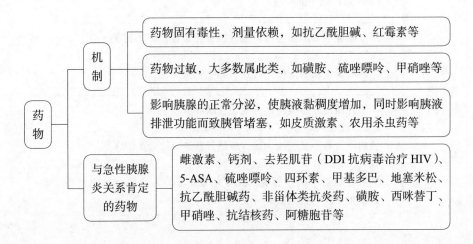

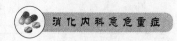

8. 血管性疾病

胰腺的血液供应极为丰富，通常重症胰腺炎多伴继发血栓形成。由于血流量降低，促使胰腺缺血坏死。

9. 遗传因素

家族性遗传性胰腺炎常在一个家族中有多人发病，其特点为：

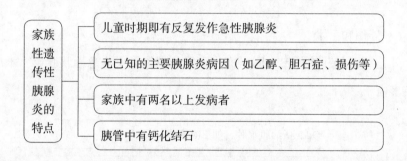

10. 其他

临床上原因不明的胰腺炎称为特发性胰腺炎，约占10%。其病因可能为：

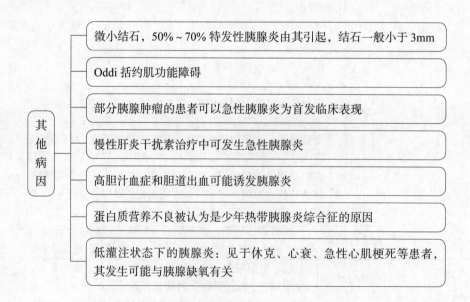

【发病机制】

1. 胰腺所分泌的消化酶及作用

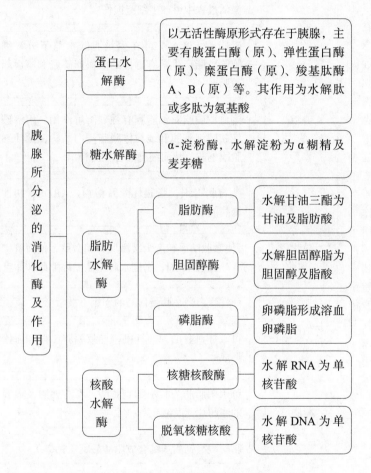

2. 在急性胰腺炎中起主要作用的胰酶及其作用

胰酶主要由胰腺细胞分泌，胰液中 H_2O、HCO_3^- 由小导管上皮分泌。大部分胰酶在胰腺内以无活性的酶原方式存在。正常胰腺为防止胰腺内存在活化的胰酶有一系列保护机制。

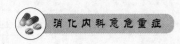

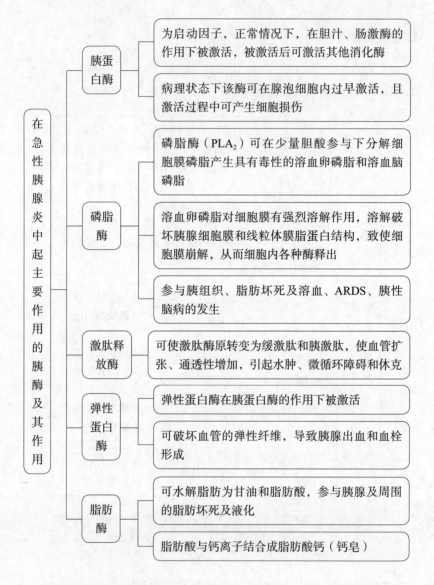

3．胰腺的自身防御机制

（1）机体的自身防御机制：正常情况下机体通过一系列自身防御机制预防急性胰腺炎的发生，主要有：

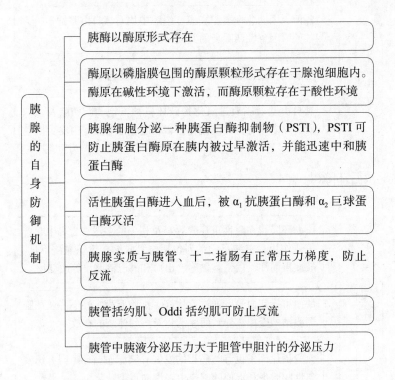

（2）起防御机制的因素

1）细胞部位

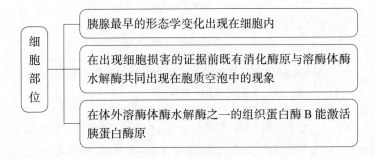

2）氧自由基

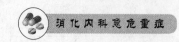

氧自由基
- 各种原因的急性胰腺炎血、组织中均有氧自由基增多，为各种原因急性胰腺炎的共同环节
- 超氧化物歧化酶（SOD）可阻止某些病理变化
- 氧自由基及脂质过氧化物破坏多种不饱和脂肪酸及蛋白质、黏多糖等，可使血管痉挛、通透性增加、内皮受损

3）微循环障碍

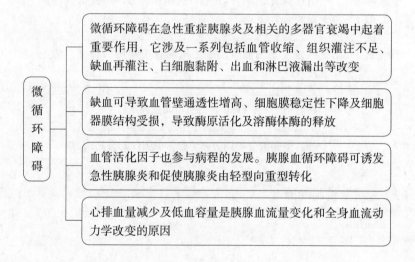

微循环障碍
- 微循环障碍在急性重症胰腺炎及相关的多器官衰竭中起着重要作用，它涉及一系列包括血管收缩、组织灌注不足、缺血再灌注、白细胞黏附、出血和淋巴液漏出等改变
- 缺血可导致血管壁通透性增高、细胞膜稳定性下降及细胞器膜结构受损，导致酶原活化及溶酶体酶的释放
- 血管活化因子也参与病程的发展。胰腺血循环障碍可诱发急性胰腺炎和促使胰腺炎由轻型向重型转化
- 心排血量减少及低血容量是胰腺血流量变化和全身血流动力学改变的原因

4）细胞因子（CK）

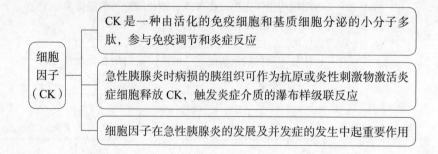

细胞因子（CK）
- CK 是一种由活化的免疫细胞和基质细胞分泌的小分子多肽，参与免疫调节和炎症反应
- 急性胰腺炎时病损的胰组织可作为抗原或炎性刺激物激活炎症细胞释放 CK，触发炎症介质的瀑布样级联反应
- 细胞因子在急性胰腺炎的发展及并发症的发生中起重要作用

5）促炎因子

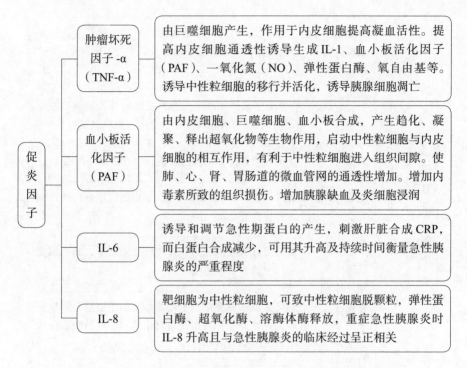

急性胰腺炎时机体在释放促炎因子的同时，也释放抗炎细胞因子：

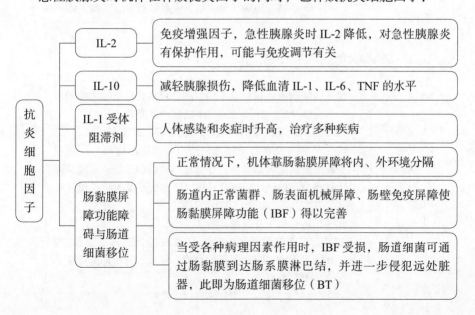

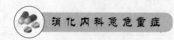

急性胰腺炎时，发生 BT 主要通过以下机制：

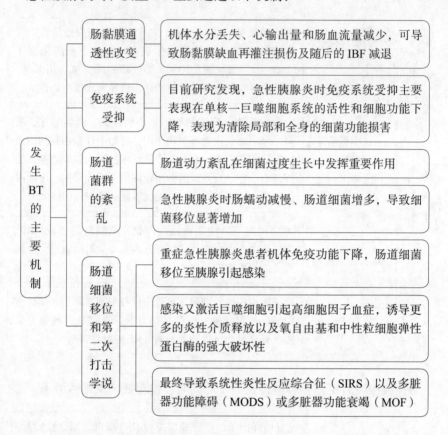

发生BT的主要机制	肠黏膜通透性改变	机体水分丢失、心输出量和肠血流量减少，可导致肠黏膜缺血再灌注损伤及随后的 IBF 减退
	免疫系统受抑	目前研究发现，急性胰腺炎时免疫系统受抑主要表现在单核—巨噬细胞系统的活性和细胞功能下降，表现为清除局部和全身的细菌功能损害
	肠道菌群的紊乱	肠道动力紊乱在细菌过度生长中发挥重要作用
		急性胰腺炎时肠蠕动减慢、肠道细菌增多，导致细菌移位显著增加
	肠道细菌移位和第二次打击学说	重症急性胰腺炎患者机体免疫功能下降，肠道细菌移位至胰腺引起感染
		感染又激活巨噬细胞引起高细胞因子血症，诱导更多的炎性介质释放以及氧自由基和中性粒细胞弹性蛋白酶的强大破坏性
		最终导致系统性炎性反应综合征（SIRS）以及多脏器功能障碍（MODS）或多脏器功能衰竭（MOF）

4. 急性胰腺炎的病理生理学变化

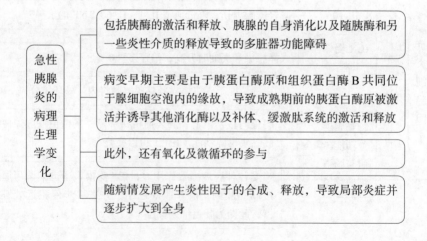

急性胰腺炎的病理生理学变化	包括胰酶的激活和释放、胰腺的自身消化以及随胰酶和另一些炎性介质的释放导致的多脏器功能障碍
	病变早期主要是由于胰蛋白酶原和组织蛋白酶 B 共同位于腺细胞空泡内的缘故，导致成熟期前的胰蛋白酶原被激活并诱导其他消化酶以及补体、缓激肽系统的激活和释放
	此外，还有氧化及微循环的参与
	随病情发展产生炎性因子的合成、释放，导致局部炎症并逐步扩大到全身

【病史采集】

1. 腹痛

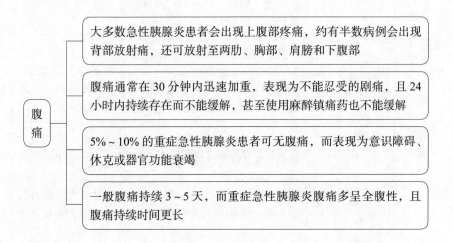

2. 伴随症状

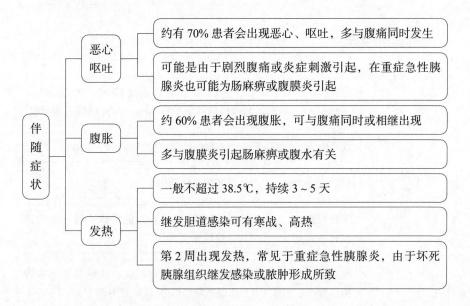

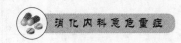

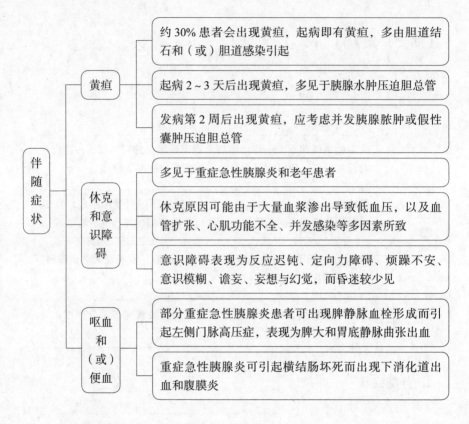

3. 询问既往史

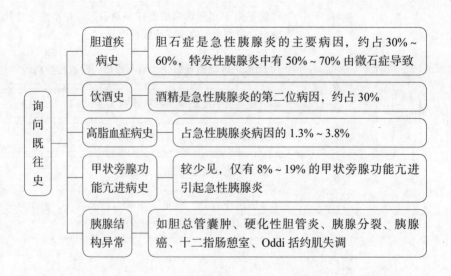

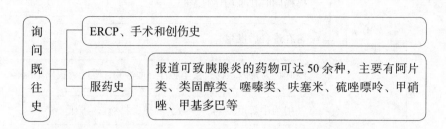

【体格检查】

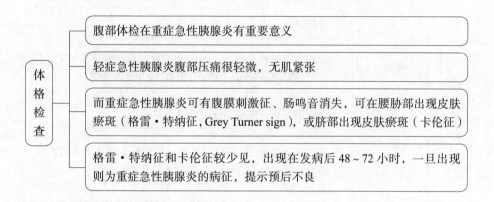

【临床表现】

1. 症状

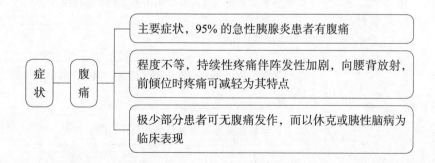

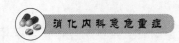

症状
├─ 恶心、呕吐
│ ├─ 疼痛同时几乎均伴有恶心、呕吐
│ ├─ 常在进食后发生
│ └─ 呕吐物为胃内容物，甚至胆汁、血性物，呕吐后腹痛不减轻
│
├─ 发热
│ ├─ 一般为中等度发热，少数为高热，持续 3 ~ 5 天
│ └─ 如发热持续不退或高热，提示合并感染，如胰腺脓肿或腹膜炎
│
├─ 腹胀
│ ├─ 急性胰腺炎大部分患者会出现腹胀
│ ├─ 原因为麻痹性肠梗阻，且腹胀的程度与病情呈正相关，即病情越重腹胀越重，大部分患者 3 ~ 5 天内无排气、排便
│ └─ 随病情好转，肠蠕动逐渐恢复
│
├─ 黄疸
│ ├─ 黄疸多于发病后 1 ~ 2 天发生，黄疸的发生主要由于肿大的胰头压迫胆总管引起，多于几天内消退
│ ├─ 如黄疸持续不退甚至逐渐加深，则黄疸可能由胆总管结石引起
│ ├─ 起病后第二周出现黄疸，一般由于并发胰腺脓肿或囊肿压迫胆总管所致
│ └─ 少数患者后期可因并发肝细胞损害引起肝细胞性黄疸
│
├─ 低血压、休克
│ └─ 主要发生在重症胰腺炎
│
└─ 其他
   ├─ 少数患者可因低钙血症发生手足搐搦，偶见下肢血栓性静脉炎
   ├─ 患者因脾静脉栓塞可出现门静脉高压、脾脏肿大
   └─ 罕见横结肠坏死

2. 并发症

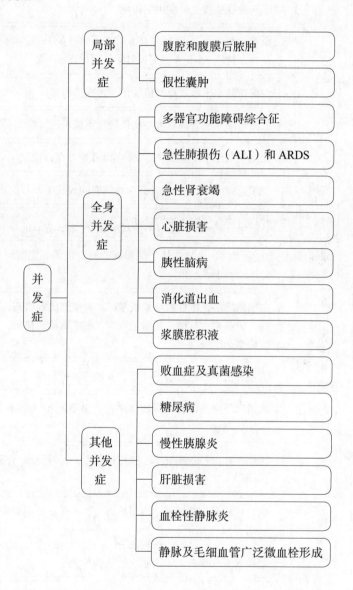

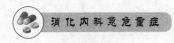

【辅助检查】

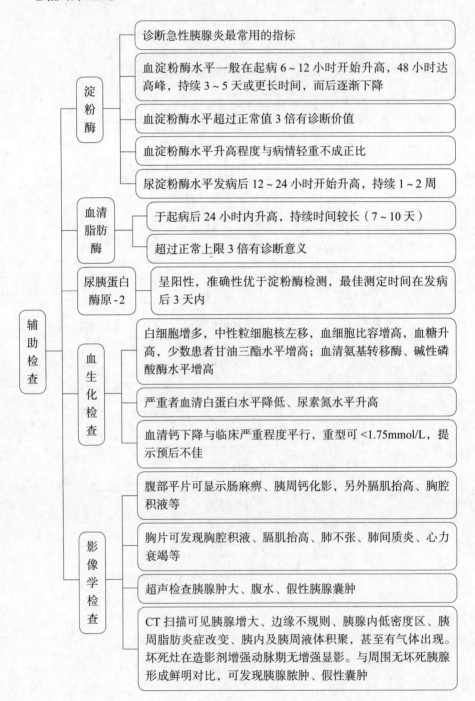

辅助检查

淀粉酶
- 诊断急性胰腺炎最常用的指标
- 血淀粉酶水平一般在起病 6～12 小时开始升高，48 小时达高峰，持续 3～5 天或更长时间，而后逐渐下降
- 血淀粉酶水平超过正常值 3 倍有诊断价值
- 血淀粉酶水平升高程度与病情轻重不成正比
- 尿淀粉酶水平发病后 12～24 小时开始升高，持续 1～2 周

血清脂肪酶
- 于起病后 24 小时内升高，持续时间较长（7～10 天）
- 超过正常上限 3 倍有诊断意义

尿胰蛋白酶原 -2
- 呈阳性，准确性优于淀粉酶检测，最佳测定时间在发病后 3 天内

血生化检查
- 白细胞增多，中性粒细胞核左移，血细胞比容增高，血糖升高，少数患者甘油三酯水平增高；血清氨基转移酶、碱性磷酸酶水平增高
- 严重者血清白蛋白水平降低、尿素氮水平升高
- 血清钙下降与临床严重程度平行，重型可 <1.75mmol/L，提示预后不佳

影像学检查
- 腹部平片可显示肠麻痹、胰周钙化影，另外膈肌抬高、胸腔积液等
- 胸片可发现胸腔积液、膈肌抬高、肺不张、肺间质炎、心力衰竭等
- 超声检查胰腺肿大、腹水、假性胰腺囊肿
- CT 扫描可见胰腺增大、边缘不规则、胰腺内低密度区、胰周脂肪炎症改变、胰内及胰周液体积聚，甚至有气体出现。坏死灶在造影剂增强动脉期无增强显影。与周围无坏死胰腺形成鲜明对比，可发现胰腺脓肿、假性囊肿

【诊断】

1. 诊断条件

急性胰腺炎应该在患者入院后 48 小时内明确诊断，诊断主要满足下列条件中任意两条即可成立。

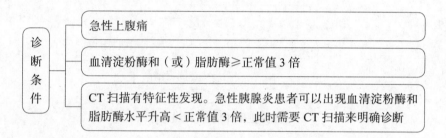

诊断条件
- 急性上腹痛
- 血清淀粉酶和（或）脂肪酶≥正常值 3 倍
- CT 扫描有特征性发现。急性胰腺炎患者可以出现血清淀粉酶和脂肪酶水平升高＜正常值 3 倍，此时需要 CT 扫描来明确诊断

2. 诊断难点

通常情况下，临床医师根据患者腹部症状体征及血淀粉酶升高做出急性胰腺炎的诊断。但仍存在诊断难点：

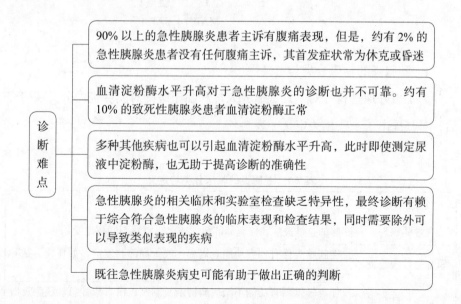

诊断难点
- 90% 以上的急性胰腺炎患者主诉有腹痛表现，但是，约有 2% 的急性胰腺炎患者没有任何腹痛主诉，其首发症状常为休克或昏迷
- 血清淀粉酶水平升高对于急性胰腺炎的诊断也并不可靠。约有 10% 的致死性胰腺炎患者血清淀粉酶正常
- 多种其他疾病也可以引起血清淀粉酶水平升高，此时即使测定尿液中淀粉酶，也无助于提高诊断的准确性
- 急性胰腺炎的相关临床和实验室检查缺乏特异性，最终诊断有赖于综合符合急性胰腺炎的临床表现和检查结果，同时需要除外可以导致类似表现的疾病
- 既往急性胰腺炎病史可能有助于做出正确的判断

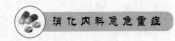

3. 诊断流程

中华医学会消化分会建议采用下图流程进行诊断。

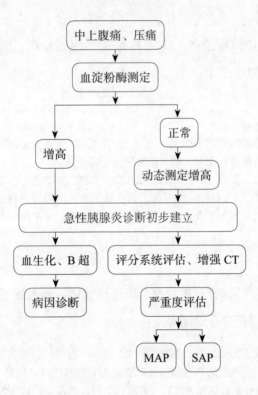

4. 胰腺炎的临床分类与定义

为了更好地进行针对治疗，研究人员和临床医师对胰腺炎的分类在研究后，对其提出了一些相关定义（表 7-1）。

表 7-1　胰腺炎的临床分类与定义

临床分类	定　　义
急性胰腺炎	胰腺的急性炎症，伴有局部组织或远隔脏器不同程度受累
重症急性胰腺炎	急性胰腺炎伴有器官功能衰竭和（或）局部并发症，如坏死、脓肿或假性囊肿形成
轻症急性胰腺炎	仅伴有轻度器官功能不全，病情恢复顺利，没有重症急性胰腺炎所伴随的器官衰竭和局部并发症

临床分类	定　义
急性积液	急性胰腺炎病程早期发生，位于胰腺内或附近，且没有纤维组织形成的壁
胰腺坏死	弥漫性或局灶性胰腺实质失活，通常伴有胰腺周围脂肪组织的坏死
急性假性囊肿	纤维组织所包裹的胰液，可发生于急性胰腺炎、胰腺损伤或慢性胰腺炎后
胰腺脓肿	腹腔内包裹性脓液，经常位于胰腺附近，仅含有少量或不含胰腺坏死组织，可发生于急性胰腺炎或胰腺损伤后

5．诊断注意事项

在急性胰腺炎的诊断中，需注意以下几点：

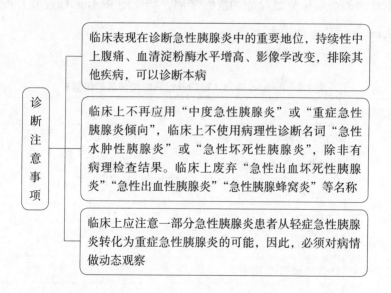

诊断注意事项

临床表现在诊断急性胰腺炎中的重要地位，持续性中上腹痛、血清淀粉酶水平增高、影像学改变，排除其他疾病，可以诊断本病

临床上不再应用"中度急性胰腺炎"或"重症急性胰腺炎倾向"，临床上不使用病理性诊断名词"急性水肿性胰腺炎"或"急性坏死性胰腺炎"，除非有病理检查结果。临床上废弃"急性出血坏死性胰腺炎""急性出血性胰腺炎""急性胰腺蜂窝炎"等名称

临床上应注意一部分急性胰腺炎患者从轻症急性胰腺炎转化为重症急性胰腺炎的可能，因此，必须对病情做动态观察

6．重症急性胰腺炎病程分期

全病程大体可以分为三期，但不是所有患者都有三期病程，有的只有第一期，有的有两期，有的有三期。

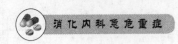

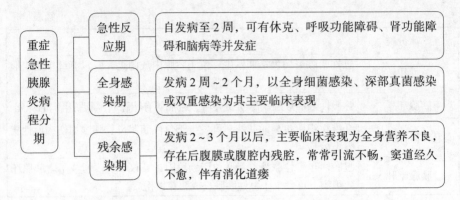

重症急性胰腺炎病程分期	急性反应期	自发病至 2 周，可有休克、呼吸功能障碍、肾功能障碍和脑病等并发症
	全身感染期	发病 2 周~2 个月，以全身细菌感染、深部真菌感染或双重感染为其主要临床表现
	残余感染期	发病 2~3 个月以后，主要临床表现为全身营养不良，存在后腹膜或腹腔内残腔，常常引流不畅，窦道经久不愈，伴有消化道瘘

7. 急性胰腺炎严重性评价

评价胰腺炎严重性的指标很多，有 Ranson 指标、APACHE Ⅱ 指标，其中，急性胰腺炎临床分级诊断如仅临床用，均应用 Ranson 标准或 CT 分级，下为 Ranson 评价标准（表 7-2）。

表 7-2　Ranson 评分（影响急性胰腺炎预后的因素）

入院时间	危险因素
入院时	年龄 >55 岁
	白细胞计数 >16 × 10^9/L
	血糖 >11mmol/L
	LDH>400U/L
	AST>250U/L
	HCT 下降超过 10%
入院 48 小时内	血尿素氮升高超过 1.8mmol/L
	血钙 <2mmol/L
	PaO_2<8kPa
	碱剩余 >4mmol/L
	液体缺乏 >6L

危险因素	病死率
0~2 项	<1%
3~4 项	≈15%
5~6 项	≈40%
>6 项	≈100%

除上述两项评价治疗，其他有价值的判别指标有：

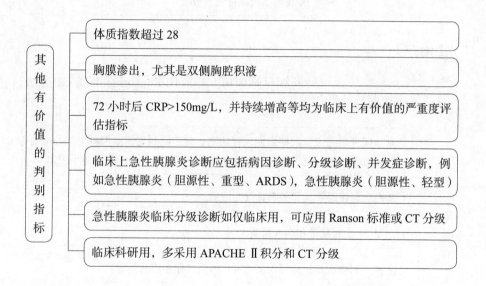

其他有价值的判别指标

- 体质指数超过 28
- 胸膜渗出，尤其是双侧胸腔积液
- 72 小时后 CRP>150mg/L，并持续增高等均为临床上有价值的严重度评估指标
- 临床上急性胰腺炎诊断应包括病因诊断、分级诊断、并发症诊断，例如急性胰腺炎（胆源性、重型、ARDS），急性胰腺炎（胆源性、轻型）
- 急性胰腺炎临床分级诊断如仅临床用，可应用 Ranson 标准或 CT 分级
- 临床科研用，多采用 APACHE II 积分和 CT 分级

【鉴别诊断】

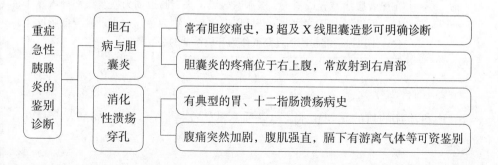

重症急性胰腺炎的鉴别诊断

- 胆石病与胆囊炎
  - 常有胆绞痛史，B 超及 X 线胆囊造影可明确诊断
  - 胆囊炎的疼痛位于右上腹，常放射到右肩部
- 消化性溃疡穿孔
  - 有典型的胃、十二指肠溃疡病史
  - 腹痛突然加剧，腹肌强直，膈下有游离气体等可资鉴别

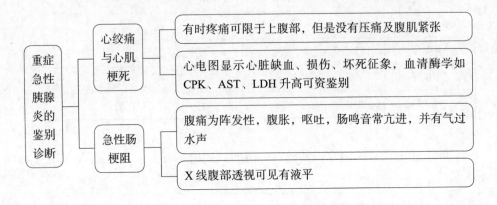

【治疗】

1. 发病初期的处理和监护

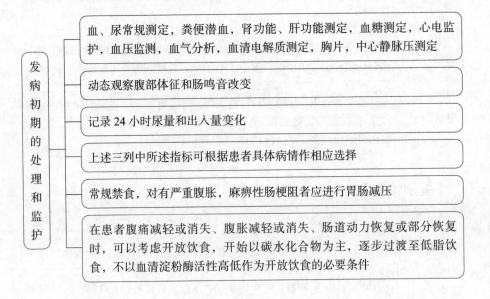

2. 内科治疗

内科治疗的目的是纠正水、电解质紊乱，支持治疗，防止局部及全身并发症。

（1）液体治疗

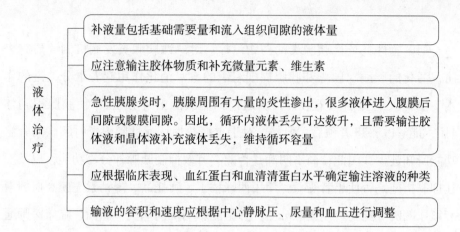

液体治疗
- 补液量包括基础需要量和流入组织间隙的液体量
- 应注意输注胶体物质和补充微量元素、维生素
- 急性胰腺炎时，胰腺周围有大量的炎性渗出，很多液体进入腹膜后间隙或腹膜间隙。因此，循环内液体丢失可达数升，且需要输注胶体液和晶体液补充液体丢失，维持循环容量
- 应根据临床表现、血红蛋白和血清清蛋白水平确定输注溶液的种类
- 输液的容积和速度应根据中心静脉压、尿量和血压进行调整

（2）镇痛

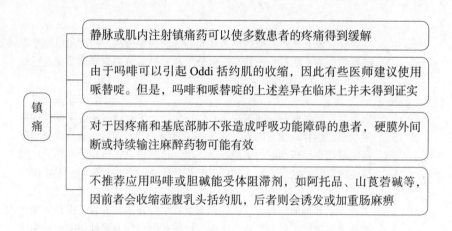

镇痛
- 静脉或肌内注射镇痛药可以使多数患者的疼痛得到缓解
- 由于吗啡可以引起 Oddi 括约肌的收缩，因此有些医师建议使用哌替啶。但是，吗啡和哌替啶的上述差异在临床上并未得到证实
- 对于因疼痛和基底部肺不张造成呼吸功能障碍的患者，硬膜外间断或持续输注麻醉药物可能有效
- 不推荐应用吗啡或胆碱能受体阻滞剂，如阿托品、山莨菪碱等，因前者会收缩壶腹乳头括约肌，后者则会诱发或加重肠麻痹

（3）代谢和电解质平衡

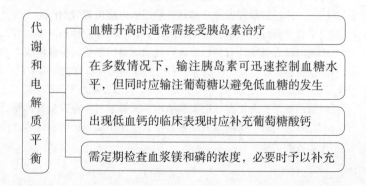

代谢和电解质平衡
- 血糖升高时通常需接受胰岛素治疗
- 在多数情况下，输注胰岛素可迅速控制血糖水平，但同时应输注葡萄糖以避免低血糖的发生
- 出现低血钙的临床表现时应补充葡萄糖酸钙
- 需定期检查血浆镁和磷的浓度，必要时予以补充

（4）急性坏死性胰腺炎的药物治疗：对急性胰腺炎发病机制的研究表明，活化的胰酶对胰腺和胰腺周围组织的自身消化作用起着十分关键的作用。据此人们提出如下假设，即通过抑制胰腺的外分泌，"使胰腺得到休息"，能够改善患者预后。但是，对于重症急性坏死性胰腺炎时胰腺的分泌功能所知甚少，因此，尚不明确是否能够有效抑制胰腺外分泌功能，以及上述抑制措施是否使患者受益。使用西咪替丁、阿托品、降钙素、胰高血糖素和氟尿嘧啶等药物抑制胰腺分泌，并不能影响疾病病程。然而，临床医师通常应用蛋白酶抑制剂、生长抑素或奥曲肽，以期改善患者预后。

1）生长抑素和奥曲肽

生长抑素和奥曲肽

生长抑素及其长效类似物奥曲肽能够抑制胰腺分泌，同时可以刺激单核吞噬细胞系统活性，并通过自分泌和神经内分泌途径调节免疫反应（主要为抑制作用）

生长抑素和奥曲肽对胰腺细胞有保护作用，生长抑素还能阻断外周血单个核细胞释放细胞因子，如肿瘤坏死因子和干扰素。而且，奥曲肽还能够增强单核细胞的细胞吞噬作用。这些机制在重症急性坏死性胰腺炎的常见并发症，如ARDS及感染性休克的发病过程中起重要作用

生长抑素和奥曲肽对于试验性胰腺炎有治疗作用，并且可以预防慢性胰腺炎患者的术后并发症。然而，这些药物在细胞毒性损害前应用才能取得疗效，这在重症急性坏死性胰腺炎显然是不可能实现的

同时，生长抑素和奥曲肽都具有强烈的内脏血管收缩作用，因此广泛用于食管静脉曲张破裂出血的治疗。在急性坏死性胰腺炎患者，胰腺坏死与胰腺低灌注有关，而血管收缩剂可以加重试验性胰腺炎的组织学损害程度。因此，生长抑素和奥曲肽同时具有有益和有害的作用

目前尚缺乏充分证据证明奥曲肽或生长抑素对中重度急性胰腺炎患者的疗效。另外，奥曲肽的疗效甚微，可能不足以影响急性坏死性胰腺炎患者的治疗

2）蛋白酶抑制剂

<table>
<tr><td rowspan="4">蛋白酶抑制剂</td><td>急性胰腺炎病理生理学的机制之一为蛋白酶活化对胰腺组织的自身消化作用，更确切地说，即蛋白酶和抗蛋白酶之间的不平衡状态。抑肽酶和甲磺酸加贝酯是经常使用的蛋白酶抑制剂，能够抑制多种丝氨酸蛋白酶如胰蛋白酶、磷脂酶 A2、缓激肽、纤溶酶、血栓素和 Clr 及 Cls 酯酶</td></tr>
<tr><td>胰腺炎起病与用药之间具有一定的时间间隔，这可能是导致这类药物不能改善患者预后的原因。另外，胰腺组织的微血管调控异常及血管通透性增加，也影响了药物的作用</td></tr>
<tr><td>有学者提出假设，动脉局部持续输注药物或腹腔内注射药物可能取得一定的效果</td></tr>
<tr><td>截至目前，采用这些方式用药的临床试验仅涉及少数患者，而且试验设计也存在一定的缺陷。因此，目前尚缺乏足够的证据推荐使用蛋白酶抑制剂治疗重症急性坏死性胰腺炎</td></tr>
</table>

3）血管活性物质的应用：由于微循环障碍在急性胰腺炎，尤其重症急性胰腺炎发病中起重要作用，推荐应用改善胰腺和其他器官微循环的药物，如前列腺素 E 制剂、血小板活化因子阻滞剂、丹参制剂等。

4）预防性抗生素

<table>
<tr><td rowspan="4">预防性抗生素</td><td>对于非胆源性轻症急性胰腺炎不推荐常规使用抗生素。对于胆源性轻症急性胰腺炎或重症急性胰腺炎应常规使用抗生素</td></tr>
<tr><td>胰腺感染的致病菌主要为革兰阴性菌和厌氧菌等肠道常驻菌。抗生素的应用应遵循抗菌谱为革兰阴性菌和厌氧菌为主、脂溶性强、有效通过血胰屏障等三大原则</td></tr>
<tr><td>推荐甲硝唑联合喹诺酮类药物为一线用药，疗效不佳时改用其他广谱抗生素，疗程为 7～14 天，特殊情况下可延长应用</td></tr>
<tr><td>要注意真菌感染的诊断，临床上无法用细菌感染来解释发热等表现时，应考虑到真菌感染的可能，可经验性应用抗真菌药，同时进行血液或体液真菌培养</td></tr>
</table>

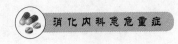

5）选择性肠道去污染

选择性肠道去污染

急性胰腺炎能够引起细菌移位，导致胰腺及其周围组织发生感染。研究表明，细菌经过腹膜途径进行移位，导致胰腺感染。最初的选择性胃肠道去污染（SDD）包括口咽部和胃内使用多黏菌素 E、妥布霉素和两性霉素 B，同时静脉应用头孢噻肟，疗程共 4 天

SDD 通过清除需氧革兰阴性细菌，能够减少感染并发症。但是，有关这种措施的疗效尚存在争议，而且对于危重病患者死亡率的影响也不确定

SDD 很少能够达到真正的去污染效果，SDD 仅在某些特定的患者人群（多发创伤、急性肝功能衰竭）显示出有益的疗效

6）预防和治疗肠道衰竭

预防和治疗肠道衰竭

对于重症急性胰腺炎患者，应密切观察腹部体征及排便情况，监测肠鸣音的变化

及早给予促肠道动力药物，包括生大黄、硫酸镁、乳果糖等；给予微生态制剂调节肠道细菌菌群；应用谷氨酰胺制剂保护肠道黏膜屏障，同时可应用中药（如皮硝）外敷

病情允许下尽早恢复饮食或实施肠内营养，对预防肠道衰竭具有重要意义

7）中医中药

中医中药

单味中药如生大黄，复方制剂如清胰汤、柴芍承气汤等，被临床实践证明有效

中药制剂通过降低血管通透性、抑制巨噬细胞和中性粒细胞活化、清除内毒素达到治疗功效

3. 内镜治疗

| 内镜治疗 | 急性胰腺炎（胆源型）的内镜治疗推荐在有条件的单位，对于怀疑或已经证实的急性胰腺炎（胆源型） |
| | 如果符合重症指标和（或）有胆管炎、黄疸、胆总管扩张，或最初判断是轻症急性胰腺炎，但在治疗中病情恶化者，应行鼻胆管引流或内镜下括约肌切开术（EST） |

4. 营养治疗

营养治疗	在急性坏死性胰腺炎患者的支持性治疗中，营养支持是一个重要的组成部分
	很多胰腺炎患者在发病前就已经处于营养不良的状态，且在整个病程中代谢需求明显增加。如果不能有效逆转或防止营养不良状况及长期负氮平衡的发生，患者病死率将显著升高
	近年来，在危重病患者的支持性治疗中，胃肠道营养（EN）有逐步取代 TPN 的趋势。与 TPN 和晚期 EN 相比，收治 ICU 后 24 小时开始早期 EN，可以促进伤口愈合，减少感染性并发症
	另外，越来越多的研究证实了 TPN 的副作用，包括增加胃肠道通透性和导管相关性感染，抑制宿主免疫功能，增加感染性并发症和医疗费用
	有关 EN 的推荐意见：多数轻度且无并发症的胰腺炎患者不能从营养支持治疗中受益；患者接受手术时应留置空肠营养管；中重度胰腺炎患者（Ranson 评分 >2）在发病早期即应开始营养支持治疗。应通过鼻空肠营养管给予 EN，若患者不能耐受，可采用 TPN

5. 急性坏死性胰腺炎的手术治疗

在重症急性坏死性胰腺炎的各项治疗措施中，手术治疗的作用颇有争议。早期，即使病情并不危重，多数急性胰腺炎患者也接受手术治疗，但病

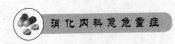

死率超过 50%。时至今日，多数观点认为，部分重症胰腺炎患者确实能够从手术治疗中受益，而且手术治疗也的确能够挽救部分患者的生命。但是，是否应当或何时进行手术治疗，需要进行细致的临床判断。

第二节　胰性脑病

胰性脑病是发生于急性重症胰腺炎病程中的神经精神障碍，也可发生于轻型胰腺炎或慢性胰腺炎的急性发作过程中。胰性脑病在急性重症胰腺炎中的发生率远高于急性轻症胰腺炎，发病年龄趋向中、老年，病死率高。随着临床上胰腺炎就诊率越来越高，应重视胰性脑病的早期诊断、积极预防和处理。

【病因及发病机制】

胰性脑病的病因以胆系疾病为主，急性重症胰腺炎的胰性脑病发生率为急性水肿型胰腺炎的 7 倍。其发病机制目前尚不十分清楚，一般认为与胰腺炎发作时磷脂酶 A 活化、细胞因子作用、低蛋白血症和电解质紊乱、低血容量、低氧血症、真菌感染以及 MODS 有关。

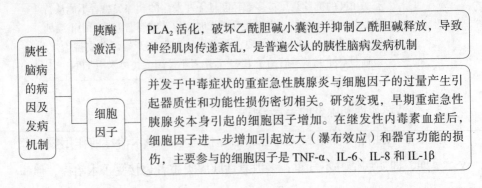

胰性脑病的病因及发病机制

胰酶激活——PLA$_2$ 活化，破坏乙酰胆碱小囊泡并抑制乙酰胆碱释放，导致神经肌肉传递紊乱，是普遍公认的胰性脑病发病机制

细胞因子——并发于中毒症状的重症急性胰腺炎与细胞因子的过量产生引起器质性和功能性损伤密切相关。研究发现，早期重症急性胰腺炎本身引起的细胞因子增加。在继发性内毒素血症后，细胞因子进一步增加引起放大（瀑布效应）和器官功能的损伤，主要参与的细胞因子是 TNF-α、IL-6、IL-8 和 IL-1β

重症急性胰腺炎可产生坏死毒素和胰酶，并激活激肽、血液凝固、补体和其他系统，对血流动力学稳定性有严重的不良影响，对微循环有强大的影响 — 血流动力学紊乱

在重症急性胰腺炎期间，ET-1 和 NO 增加，ET-1/NO 比率失衡可引起全身性循环障碍 — 内皮素 -1（ET-1）和一氧化氮（NO）

OFR 代谢产物 MDA 含量和 PLA_2 活性增加，可能是胰性脑病的原因 — 氧自由基（OFR）和 PLA_2 的协同作用

在重症急性胰腺炎发生后 48 小时内 58% 的患者有动脉低氧血症，严重的低氧血症也可引起微循环紊乱和组织缺血，这进一步加重脑缺血、缺氧和损伤 — 低氧血症

在重症急性胰腺炎晚期真菌菌血症诱发中枢神经系统的真菌感染，这也可能参与胰性脑病的发生 — 继发性细菌/真菌感染

重症急性胰腺炎常伴随电解质的紊乱，例如钠、镁、磷、钙和钾。水、电解质和渗透压的改变易于影响脑细胞引起代谢异常、水肿、急性颅内高压和脑膜刺激 — 水和电解质紊乱

重症急性胰腺炎患者长期禁食，尤其是术后，可能易于忽略补充维生素 B_1，因此易于发生韦尼克脑病的临床症状 — 维生素 B_1 缺乏病

高脂血症、高血糖症或大脑代谢异常、氮质血症和手术应激，也可能与早期胰性脑病有关

晚期胰性脑病（感染阶段）可能与过早摄食、疾病反跳、长期禁食、摄食缺乏、全身性器官代偿耗竭引起的消耗性疾病、内环境缓冲系统破坏或并发于大出血和低血容量性脑损伤引起的休克的继发性腹腔高压

胰岛素治疗的最终调节可引起低血糖症，这也是胰性脑病的重要诱发因素 — 其他因素

胰性脑病的病因及发病机制

411

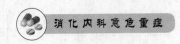

【临床表现】

胰性脑病有两个发病高峰：一是在重症急性胰腺炎发病后的急性炎症期（2~9天）内，往往同时伴有其他器官功能障碍；二是在重症急性胰腺炎的恢复期（2周后）。因此，必须依据病史和临床表现，并在排除性诊断后方可确诊本病。

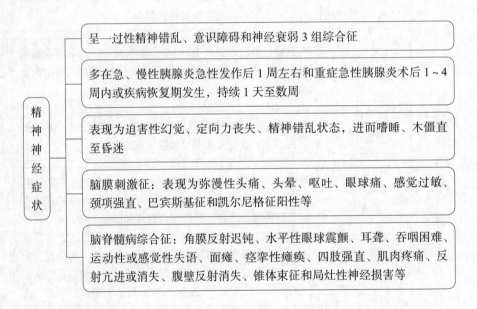

精神神经症状
- 呈一过性精神错乱、意识障碍和神经衰弱3组综合征
- 多在急、慢性胰腺炎急性发作后1周左右和重症急性胰腺炎术后1~4周内或疾病恢复期发生，持续1天至数周
- 表现为迫害性幻觉、定向力丧失、精神错乱状态，进而嗜睡、木僵直至昏迷
- 脑膜刺激征：表现为弥漫性头痛、头晕、呕吐、眼球痛、感觉过敏、颈项强直、巴宾斯基征和凯尔尼格征阳性等
- 脑脊髓病综合征：角膜反射迟钝、水平性眼球震颤、耳聋、吞咽困难、运动性或感觉性失语、面瘫、痉挛性瘫痪、四肢强直、肌肉疼痛、反射亢进或消失、腹壁反射消失、锥体束征和局灶性神经损害等

【临床分型】

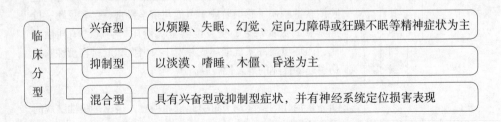

临床分型
- 兴奋型：以烦躁、失眠、幻觉、定向力障碍或狂躁不眠等精神症状为主
- 抑制型：以淡漠、嗜睡、木僵、昏迷为主
- 混合型：具有兴奋型或抑制型症状，并有神经系统定位损害表现

【辅助检查】

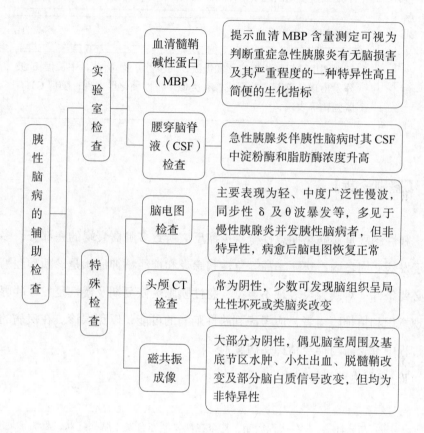

胰性脑病的辅助检查
- 实验室检查
  - 血清髓鞘碱性蛋白（MBP）：提示血清 MBP 含量测定可视为判断重症急性胰腺炎有无脑损害及其严重程度的一种特异性高且简便的生化指标
  - 腰穿脑脊液（CSF）检查：急性胰腺炎伴胰性脑病时其 CSF 中淀粉酶和脂肪酶浓度升高
- 特殊检查
  - 脑电图检查：主要表现为轻、中度广泛性慢波，同步性 δ 及 θ 波暴发等，多见于慢性胰腺炎并发胰性脑病者，但非特异性，病愈后脑电图恢复正常
  - 头颅 CT 检查：常为阴性，少数可发现脑组织呈局灶性坏死或类脑炎改变
  - 磁共振成像：大部分为阴性，偶见脑室周围及基底节区水肿、小灶出血、脱髓鞘改变及部分脑白质信号改变，但均为非特异性

【诊断】

胰性脑病绝大多数为临床诊断，目前尚无统一的诊断标准、可靠的实验室及影像学检查指标，早期确诊较困难。胰性脑病的发生是多因素作用的结果，急性呼吸窘迫综合征、高血糖的发生可能是其高危因素。一般认为具备以下 2~3 点者，可考虑诊断胰性脑病：

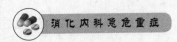

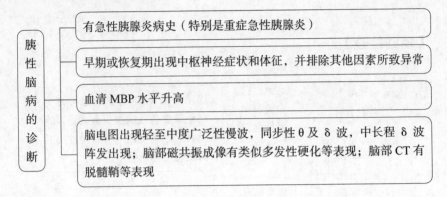

胰性脑病的诊断
- 有急性胰腺炎病史（特别是重症急性胰腺炎）
- 早期或恢复期出现中枢神经症状和体征，并排除其他因素所致异常
- 血清 MBP 水平升高
- 脑电图出现轻至中度广泛性慢波，同步性 θ 及 δ 波，中长程 δ 波阵发出现；脑部磁共振成像有类似多发性硬化等表现；脑部 CT 有脱髓鞘等表现

【鉴别诊断】

胰性脑病是疾病早期急性全身炎症反应所致多脏器衰竭的一部分，多发生于发病 2 周之内，病死率高。急性胰腺炎和神经精神症状是诊断胰性脑病的必要条件；对胰腺炎表现不典型、急性胰腺炎恢复期及慢性复发性胰腺炎出现意识和精神障碍者，应考虑到胰性脑病的可能，以免误诊。在疾病的诊断过程中首先需与神经精神疾病鉴别。

1. 韦尼克脑病（WE）

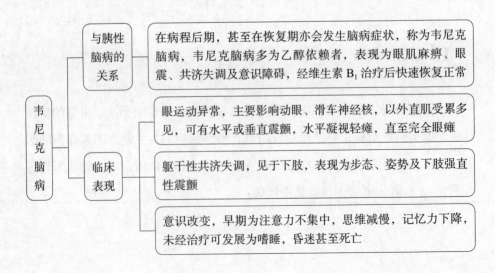

韦尼克脑病

与胰性脑病的关系
- 在病程后期，甚至在恢复期亦会发生脑病症状，称为韦尼克脑病，韦尼克脑病多为乙醇依赖者，表现为眼肌麻痹、眼震、共济失调及意识障碍，经维生素 B_1 治疗后快速恢复正常

临床表现
- 眼运动异常，主要影响动眼、滑车神经核，以外直肌受累多见，可有水平或垂直震颤，水平凝视轻瘫，直至完全眼瘫
- 躯干性共济失调，见于下肢，表现为步态、姿势及下肢强直性震颤
- 意识改变，早期为注意力不集中，思维减慢，记忆力下降，未经治疗可发展为嗜睡，昏迷甚至死亡

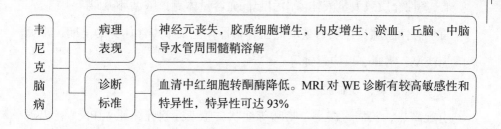

韦尼克脑病
- 病理表现：神经元丧失，胶质细胞增生，内皮增生、淤血，丘脑、中脑导水管周围髓鞘溶解
- 诊断标准：血清中红细胞转酮酶降低。MRI 对 WE 诊断有较高敏感性和特异性，特异性可达 93%

2. 糖代谢紊乱

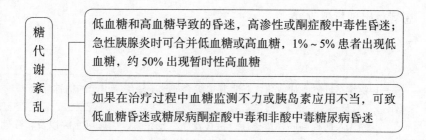

糖代谢紊乱
- 低血糖和高血糖导致的昏迷，高渗性或酮症酸中毒性昏迷；急性胰腺炎时可合并低血糖或高血糖，1%～5% 患者出现低血糖，约 50% 出现暂时性高血糖
- 如果在治疗过程中血糖监测不力或胰岛素应用不当，可致低血糖昏迷或糖尿病酮症酸中毒和非酸中毒糖尿病昏迷

3. 电解质紊乱

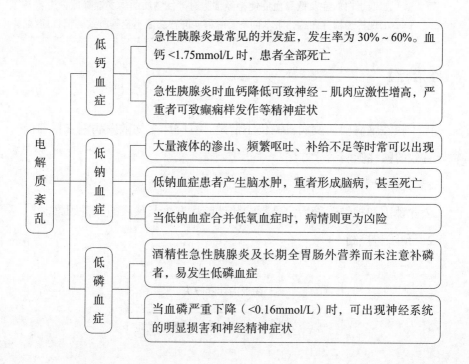

电解质紊乱
- 低钙血症
  - 急性胰腺炎最常见的并发症，发生率为 30%～60%。血钙 <1.75mmol/L 时，患者全部死亡
  - 急性胰腺炎时血钙降低可致神经－肌肉应激性增高，严重者可致癫痫样发作等精神症状
- 低钠血症
  - 大量液体的渗出、频繁呕吐、补给不足等时常可以出现
  - 低钠血症患者产生脑水肿，重者形成脑病，甚至死亡
  - 当低钠血症合并低氧血症时，病情则更为凶险
- 低磷血症
  - 酒精性急性胰腺炎及长期全胃肠外营养而未注意补磷者，易发生低磷血症
  - 当血磷严重下降（<0.16mmol/L）时，可出现神经系统的明显损害和神经精神症状

4. 炎性介质致大量液体渗出引起低血容量休克，脑循环障碍

重症急性胰腺炎伴发的重度低血容量性休克及中毒性休克的早期，常见表现为淡漠、嗜睡、反应迟钝等。

5. 严重感染、败血症

引起高热、头痛、谵妄、嗜睡等症状；感染性胰腺坏死（IPN）在出现明显的局部和全身中毒症状时多伴随神经精神症状。

6. 深部真菌感染

患者可出现意识改变。

7. 其他

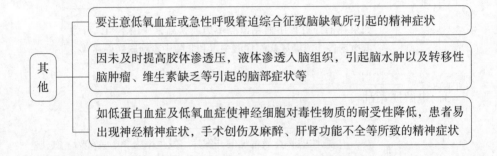

【治疗】

由于胰性脑病确切发病机制仍不清楚，且临床多为散发病例，目前尚无特异有效的胰性脑病治疗方法。

1. 关键因素

去除诱因和神经营养治疗是影响胰性脑病发生及预后的关键因素。

2. 预防与控制

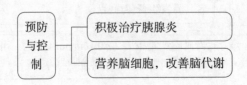

3．内科治疗

内科治疗
- 治疗原发病：胰腺炎是胰性脑病发生的基础，由于胰性脑病是重症胰腺炎病程中伴随出现的一组综合征，胰性脑病的预后，取决于胰腺炎的程度和转归，故处理原发病是治疗胰性脑病的关键
- 禁食、胃肠减压和纠正电解质紊乱
- 降颅内压治疗：对于有颅内压增高者，可酌情应用甘露醇、高渗糖水、地塞米松、血浆及清蛋白等
- 抗生素的选用：除应注意到细菌敏感性外，还需考虑血脑屏障和血胰屏障的存在，可选用氟喹诺酮类和甲硝唑
- 胰酶抑制剂的应用：如抑肽酶、加贝酯、依地酸钙
- 胰岛素治疗：应根据血糖值及时调整胰岛素的用量
- 镇静剂的应用
  - 兴奋型以镇静剂为主
  - 轻者可用安定类镇静药
  - 中度到重度者可用普鲁卡因或加用抗精神病药物如安坦等
- 中枢神经系统营养药物：如肌苷 AIP、辅酶 A、细胞色素 C 及维生素组成的能量合剂等
- 完全静脉营养支持和补充大剂量维生素 B_1
- 生长激素合并生长抑素的应用：生长激素对早期胰性脑病有治疗作用，生长激素与生长抑素联合应用有可能降低胰性脑病的发生
- 中医中药：有一定疗效删除
- 血液透析
- 乌司他汀和细胞因子抗体：可根据情况选用

417

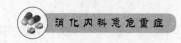

4. 外科治疗

胰性脑病不是外科手术的禁忌。对于有手术指征者，只要全身情况许可，应早手术。

第三节　胰腺癌

胰腺癌系胰腺外分泌腺的恶性肿瘤，临床主要表现为腹痛、消瘦、黄疸等，大多数患者在确诊后已无法手术切除，在半年左右死亡，5 年存活率小于 5%。其病情发展快，预后很差。发病多在中年以后，男性比女性多见。

【病因及病理】

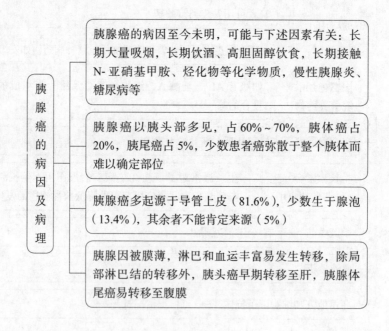

胰腺癌的病因及病理

- 胰腺癌的病因至今未明，可能与下述因素有关：长期大量吸烟，长期饮酒、高胆固醇饮食，长期接触 N- 亚硝基甲胺、烃化物等化学物质，慢性胰腺炎、糖尿病等
- 胰腺癌以胰头部多见，占 60%~70%，胰体癌占 20%，胰尾癌占 5%，少数患者癌弥散于整个胰体而难以确定部位
- 胰腺癌多起源于导管上皮（81.6%），少数生于腺泡（13.4%），其余者不能肯定来源（5%）
- 胰腺因被膜薄，淋巴和血运丰富易发生转移，除局部淋巴结的转移外，胰头癌早期转移至肝，胰腺体尾癌易转移至腹膜

【临床表现】

胰腺癌起病隐匿，早期无特殊表现，可诉上腹不适、轻度腹泻、食欲减退、乏力等，数月后出现明显症状时，病程多已进入晚期。其主要临床表现：腹痛、黄疸、腹泻、体重减轻及转移灶症状。整个病程短、病情发展快、迅速恶化。

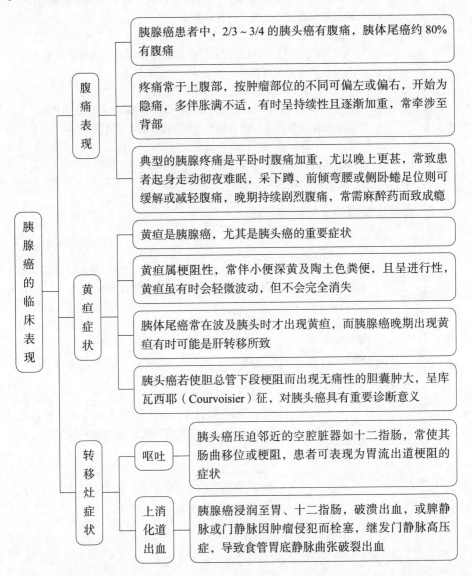

胰腺癌的临床表现

腹痛表现
- 胰腺癌患者中，2/3～3/4 的胰头癌有腹痛，胰体尾癌约80%有腹痛
- 疼痛常于上腹部，按肿瘤部位的不同可偏左或偏右，开始为隐痛，多伴胀满不适，有时呈持续性且逐渐加重，常牵涉至背部
- 典型的胰腺疼痛是平卧时腹痛加重，尤以晚上更甚，常致患者起身走动彻夜难眠，采下蹲、前倾弯腰或侧卧蜷足位则可缓解或减轻腹痛，晚期持续剧烈腹痛，常需麻醉药而致成瘾

黄疸症状
- 黄疸是胰腺癌，尤其是胰头癌的重要症状
- 黄疸属梗阻性，常伴小便深黄及陶土色粪便，且呈进行性，黄疸虽有时会轻微波动，但不会完全消失
- 胰体尾癌常在波及胰头时才出现黄疸，而胰腺癌晚期出现黄疸有时可能是肝转移所致
- 胰头癌若使胆总管下段梗阻而出现无痛性的胆囊肿大，呈库瓦西耶（Courvoisier）征，对胰头癌具有重要诊断意义

转移灶症状
- 呕吐：胰头癌压迫邻近的空腔脏器如十二指肠，常使其肠曲移位或梗阻，患者可表现为胃流出道梗阻的症状
- 上消化道出血：胰腺癌浸润至胃、十二指肠，破溃出血，或脾静脉或门静脉因肿瘤侵犯而栓塞，继发门静脉高压症，导致食管胃底静脉曲张破裂出血

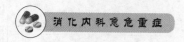

【辅助检查】

1. 血、尿与粪便检查

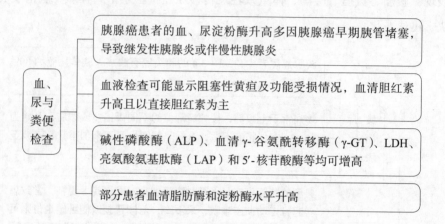

血、尿与粪便检查

- 胰腺癌患者的血、尿淀粉酶升高多因胰腺癌早期胰管堵塞，导致继发性胰腺炎或伴慢性胰腺炎
- 血液检查可能显示阻塞性黄疸及功能受损情况，血清胆红素升高且以直接胆红素为主
- 碱性磷酸酶（ALP）、血清 γ- 谷氨酰转移酶（γ-GT）、LDH、亮氨酸氨基肽酶（LAP）和 5′-核苷酸酶等均可增高
- 部分患者血清脂肪酶和淀粉酶水平升高

2. 血清中肿瘤相关抗原的检测

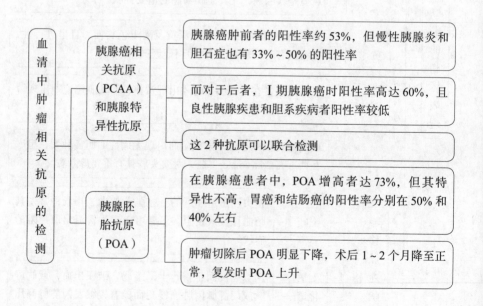

血清中肿瘤相关抗原的检测

- 胰腺癌相关抗原（PCAA）和胰腺特异性抗原
  - 胰腺癌肿前者的阳性率约 53%，但慢性胰腺炎和胆石症也有 33% ~ 50% 的阳性率
  - 而对于后者，Ⅰ期胰腺癌时阳性率高达 60%，且良性胰腺疾患和胆系疾病者阳性率较低
  - 这 2 种抗原可以联合检测
- 胰腺胚胎抗原（POA）
  - 在胰腺癌患者中，POA 增高者达 73%，但其特异性不高，胃癌和结肠癌的阳性率分别在 50% 和 40% 左右
  - 肿瘤切除后 POA 明显下降，术后 1 ~ 2 个月降至正常，复发时 POA 上升

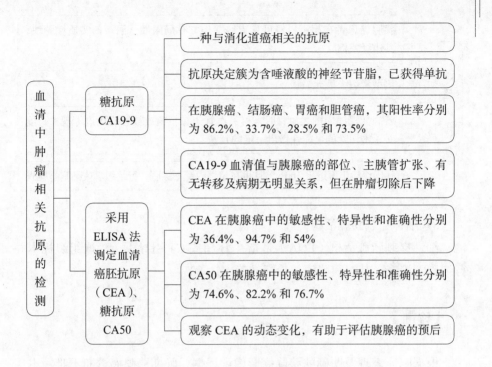

3．钡餐检查

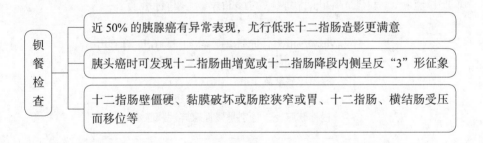

4．B超显像

胰腺癌的B超显像可显示胰腺肿大、形态不规则，或胰腺内出现肿块，诊断率达80%左右，但对2cm以下的肿瘤诊断不理想。

5．内镜超声检查

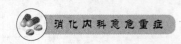

内镜超声检查

胰腺癌患者在超声胃镜可见胃后壁外方有局限性低回声的实质性肿块，其边缘粗糙

典型者边缘呈火焰状

若病变浸润周围大血管时，可见血管边缘粗糙或被肿瘤压迫等现象，能对手术切除的可能性做出一定的判断

胰腺癌检出率近乎 100%，且可在超声内镜下穿刺，行组织学或细胞学检查

6. 细针穿刺胰腺活检

细针穿刺胰腺活检（FNA）是指在 B 超或 CT 引导下，吸取组织标本并行细胞学检查，其对胰腺癌的诊断准确率达 80%。

【诊断】

根据临床表现及明确的胰腺癌影像学证据，晚期胰腺癌诊断不难。本病的早期诊断困难，因此，重视下列胰腺癌高危人群的随访，有针对性地进行筛查和监测，有望提高早期胰腺癌的诊断率。诊断标准有：

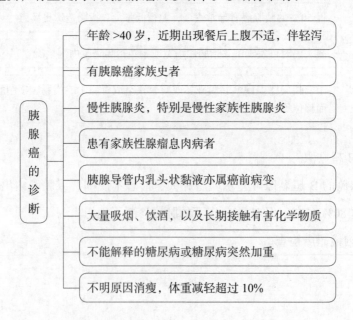

胰腺癌的诊断

年龄 >40 岁，近期出现餐后上腹不适，伴轻泻

有胰腺癌家族史者

慢性胰腺炎，特别是慢性家族性胰腺炎

患有家族性腺瘤息肉病者

胰腺导管内乳头状黏液亦属癌前病变

大量吸烟、饮酒，以及长期接触有害化学物质

不能解释的糖尿病或糖尿病突然加重

不明原因消瘦，体重减轻超过 10%

【鉴别诊断】

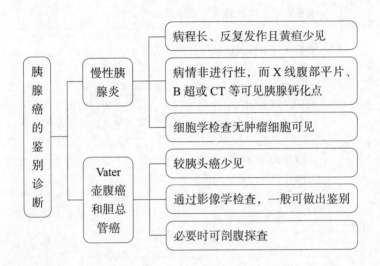

胰腺癌的鉴别诊断
- 慢性胰腺炎
  - 病程长、反复发作且黄疸少见
  - 病情非进行性，而 X 线腹部平片、B 超或 CT 等可见胰腺钙化点
  - 细胞学检查无肿瘤细胞可见
- Vater 壶腹癌和胆总管癌
  - 较胰头癌少见
  - 通过影像学检查，一般可做出鉴别
  - 必要时可剖腹探查

【治疗】

1. 手术治疗

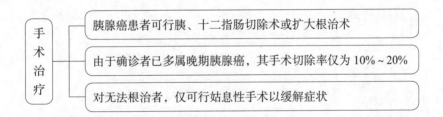

手术治疗
- 胰腺癌患者可行胰、十二指肠切除术或扩大根治术
- 由于确诊者已多属晚期胰腺癌，其手术切除率仅为 10%~20%
- 对无法根治者，仅可行姑息性手术以缓解症状

2. 内镜治疗

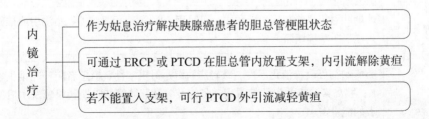

内镜治疗
- 作为姑息治疗解决胰腺癌患者的胆总管梗阻状态
- 可通过 ERCP 或 PTCD 在胆总管内放置支架，内引流解除黄疸
- 若不能置入支架，可行 PTCD 外引流减轻黄疸

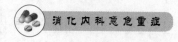

3. 化疗

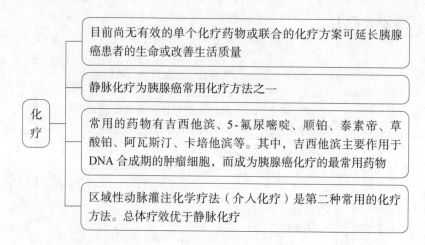

化疗

- 目前尚无有效的单个化疗药物或联合的化疗方案可延长胰腺癌患者的生命或改善生活质量

- 静脉化疗为胰腺癌常用化疗方法之一

- 常用的药物有吉西他滨、5-氟尿嘧啶、顺铂、泰素帝、草酸铂、阿瓦斯汀、卡培他滨等。其中，吉西他滨主要作用于DNA合成期的肿瘤细胞，而成为胰腺癌化疗的最常用药物

- 区域性动脉灌注化学疗法（介入化疗）是第二种常用的化疗方法。总体疗效优于静脉化疗

4. 放疗

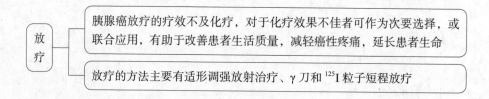

放疗

- 胰腺癌放疗的疗效不及化疗，对于化疗效果不佳者可作为次要选择，或联合应用，有助于改善患者生活质量，减轻癌性疼痛，延长患者生命

- 放疗的方法主要有适形调强放射治疗、γ刀和 ^{125}I 粒子短程放疗

5. 对症处理

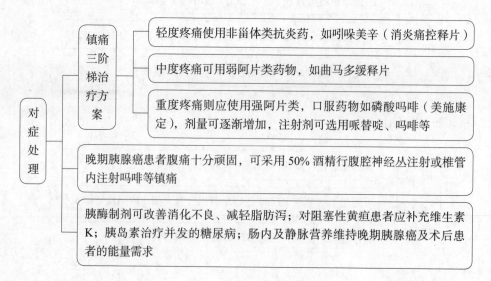

对症处理

镇痛三阶梯治疗方案

- 轻度疼痛使用非甾体类抗炎药，如吲哚美辛（消炎痛控释片）

- 中度疼痛可用弱阿片类药物，如曲马多缓释片

- 重度疼痛则应使用强阿片类，口服药物如磷酸吗啡（美施康定），剂量可逐渐增加，注射剂可选用哌替啶、吗啡等

- 晚期胰腺癌患者腹痛十分顽固，可采用50%酒精行腹腔神经丛注射或椎管内注射吗啡等镇痛

- 胰酶制剂可改善消化不良、减轻脂肪泻；对阻塞性黄疸患者应补充维生素K；胰岛素治疗并发的糖尿病；肠内及静脉营养维持晚期胰腺癌及术后患者的能量需求

第八章 消化内镜在消化急危重症中的应用

第一节 消化道异物的急诊内镜处理

消化道异物可见于消化道任何部位，在临床上并不少见，以往处理此类急诊多需外科手术或五官科在麻醉下取出异物，随着内镜技术的进展和设备的普及，内镜下消化道异物取出术逐渐开展起来，其操作方法相对其他治疗手段简单易行，且成功率高并发症少，费用低，痛苦小，患者易于接受。目前内镜治疗消化道异物取出是首选治疗手段。

【内镜治疗的适应证与禁忌证】

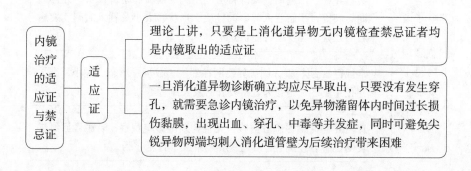

内镜治疗的适应证与禁忌证 — 适应证
- 理论上讲，只要是上消化道异物无内镜检查禁忌证者均是内镜取出的适应证
- 一旦消化道异物诊断确立均应尽早取出，只要没有发生穿孔，就需要急诊内镜治疗，以免异物潴留体内时间过长损伤黏膜，出现出血、穿孔、中毒等并发症，同时可避免尖锐异物两端均刺入消化道管壁为后续治疗带来困难

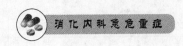

内镜治疗的适应证与禁忌证

适应证
- 若能确定异物为尖锐的异物（如牙签），即使异物已顺利到达结肠也建议内镜取出
- 由肛门塞入的异物多为低位异物，部分可自行排出，对于高位异物引起并发症的可能性远高于低位异物，宜紧急内镜下取出

禁忌证顺序ABCD
- A：合并心、脑、肺等重要脏器疾病，不能耐受内镜检查者；异物导致大量出血者；异物引起、消化道穿孔导致严重全身感染者，多需外科手术处理，不宜内镜下试取
- B：对于毒品携带者体内包装完整的毒品，在没有出现梗阻症状时建议密切观察，因为内镜治疗的过程中可导致包装破裂引起急性中毒，观察过程中一旦出现梗阻症状或包装破裂出现中毒症状则需立即手术治疗
- C：有严重食管静脉曲张、食管病理性狭窄、贲门失弛缓、贲门痉挛等疾病患者的食管异物，若预计在取异物的过程中可损伤食管，出现并发症，则属相对禁忌证
- D：若为巨大胃石不能通过贲门，可碎石后分次取出，而不宜让胃石碎片进入小肠，因有出现严重并发症的可能

【术前准备】

消化道异物的急诊内镜处理的术前准备
- 实施异物取出前需仔细准备可能用到的器械和附件设备，并详细询问病史，了解吞入异物的性质、形状、大小及吞入时间、发病后的处置情况及患者症状变化
- 常规行 X 线检查，明确异物所在部位、数量、形态、大小、有无穿孔并发症、是否邻近重要脏器及大血管等
- 胃内异物需确保患者空腹，无食物残渣影响观察，若患者已经进食则让患者左侧卧位，避免异物继续下行至小肠

消化道异物的急诊内镜处理的术前准备

- 术前稳定患者情绪，取得患者配合，并向其讲明治疗的意义、方法、步骤及过程，使患者能够较好地配合治疗

- 对过度紧张者可适量注射地西泮类镇静药物，并给予松弛平滑肌药物，咽喉部利多卡因局部喷雾麻醉；对无法配合的患者（如精神病患者、儿童）可由麻醉师施行丙泊酚静脉滴注麻醉后进行

- 另准备好氧气、输液用液体药物、肾上腺素、止血剂等急救药品，术中严密观察患者的生命体征

【操作技巧】

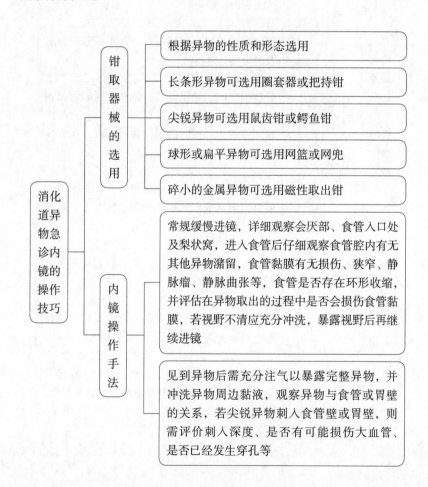

消化道异物急诊内镜的操作技巧

钳取器械的选用
- 根据异物的性质和形态选用
- 长条形异物可选用圈套器或把持钳
- 尖锐异物可选用鼠齿钳或鳄鱼钳
- 球形或扁平异物可选用网篮或网兜
- 碎小的金属异物可选用磁性取出钳

内镜操作手法
- 常规缓慢进镜，详细观察会厌部、食管入口处及梨状窝，进入食管后仔细观察食管腔内有无其他异物潴留，食管黏膜有无损伤、狭窄、静脉瘤、静脉曲张等，食管是否存在环形收缩，并评估在异物取出的过程中是否会损伤食管黏膜，若视野不清应充分冲洗，暴露视野后再继续进镜
- 见到异物后需充分注气以暴露完整异物，并冲洗异物周边黏液，观察异物与食管或胃壁的关系，若尖锐异物刺入食管壁或胃壁，则需评价刺入深度、是否有可能损伤大血管、是否已经发生穿孔等

假若异物进入体内的时间不能明确（如不能表达的儿童患者），建议内镜检查的同时做好手术前的准备，因为很可能异物已经进入体内很长时间，已经造成梗塞部位黏膜的透壁性炎症和穿孔

看到异物后，首先应仔细观察异物的形状、大小及其性质，如异物表面被食物等残渣覆盖，则应及时注水冲洗，使异物充分暴露，避免盲目牵拉，再进一步了解异物与心脏、大血管的位置关系

如选择的器械在使用过程中并不满意时，应及时更换其他器械

异物取出时，要保证其长轴和食管的管腔相平行，然后再将异物拉至内镜头端，再与内镜同步退出，同时需保持视野清晰，观察异物有无脱落

当异物通过咽部时，应将患者头后仰，使食管开口部与咽喉部形成钝角，以利于异物顺利通过

如遇有阻力，切勿强行退镜，以避免穿孔或咽部受损

异物取出后食管、胃黏膜无损伤及轻度擦伤的患者禁食两小时后可进食冷流质饮食

食管黏膜撕裂并出血及胃黏膜损伤、溃疡并出血的患者，局部喷洒凝血酶止血，并禁食、抑酸、补液及抗炎治疗

消化道异物急诊内镜的操作技巧 → 内镜操作手法

【不同类型异物取出方式】

1. 食物团的内镜下取出

食物团的内镜下取出
- 在将异物取出的过程中需注意保护患者的气道，以避免唾液、食管及胃内容物的误吸，更重要的是要防止异物在通过咽喉入口时进入气管，对于不能配合治疗的患者可考虑采用麻醉状态下气管插管的方式，避免误吸或异物进入气管
- 对于阻塞明显且食管腔内有唾液潴留的患者，应在实施治疗前吸尽食管腔内液体，以充分暴露视野并可避免误吸
- 进入食管的各种肉块可通过透明帽吸引的方式将其吸出，此方法相对安全有效
- 将食管腔内食物团推入胃腔是最近提倡的一种治疗方式，但不可暴力，谨防食管远端有良恶性狭窄，引起大出血、穿孔等并发症，在推入的过程中需保持清晰的视野和使用适当的推送工具，必要时可用导丝引导。对于可能存在食管蹼的患者应避免使用该治疗方式

2. 长条形异物的内镜下取出

如果异物长度超过6cm，其一般很难通过幽门进入十二指肠，此时往往需要将其取出。

长条形异物的内镜下取出
- 可用圈套器套住较光滑的一端，拉至镜头附近，随胃镜一起取出。对于内径较小的长条形异物，可用鼠齿钳或鳄鱼钳夹住其一端并使异物与镜身尽量在一条直线上；如果异物一端大而尖锐，另一端小而光滑，可夹持其光滑的一端，并需在胃腔内调整异物的方向，使光滑的一端在胃内近侧
- 长条形异物套取的关键是保证套取部位在异物一端1cm以内，这样异物即可尽量保持与镜身在一条直线上。有时可借助长套管的辅助，此时可将异物拉入套管后，连同套管内镜一起退出
- 便于对需要反复多次插管者，可应用食管套管方便异物的取出，并可保护气道，避免损伤食管黏膜

3. 尖锐或锋利异物的内镜下取出

尖锐异物若为长条形，大部分情况下可参照长条形异物的方法取出。

尖锐或锋利异物的内镜下取出

若尖锐异物形态不规则，如食管腔内鱼刺、鸡骨、假牙套、别针等，这些异物可能刺入食管壁，需根据异物刺入食管壁的方向确定治疗方法

如刺入部分在前端可夹持其尾部拔出异物，再随内镜一起取出。若刺入部位在尾部，则需先将异物向下推送，至异物拔出后将异物送入胃腔内调整方向，才可将异物取去

若异物两端均刺入食管壁，可用胃镜头端按压异物一端，若异物能够脱离则可顺利取出，若异物不能脱离可用气囊扩张的方法：使食管腔随气囊扩张而扩大，利用气囊压迫食管壁使异物一端脱落于腔内，可避免硬性钳拔造成食管壁的再损伤

若尖锐异物刺入主动脉弓处时，必须先行 CT 检查明确异物与主动脉弓的关系，即使没有发现异物已经刺入主动脉弓，在治疗前也需做好外科手术的准备，因为治疗过程中可能损伤主动脉弓

若尖锐异物一端有孔，可采用穿线法将其取出。对于锋利的刀片需夹持其一端中部陷处，轻轻回拉使刀片贴近内镜前端，然后缓慢退镜至贲门部，嘱患者平静呼吸，避免咳嗽，看清贲门及食管舒张时缓慢退镜，食管收缩时暂停退镜，以防刀片划伤食管壁，当退镜至咽部时，嘱患者头部稍后仰，即可顺利将镜连同刀片一起退出

可采用胃镜前端加装保护套的方法（将男用安全套自中段剪断，取其末端约 5cm 套入内镜前端，用透明胶带将安全套断端固定在镜头前端约 1 层面处），进镜后夹住刀片的一端中部凹陷处，退镜时安全套于贲门处反转将刀片包裹，并缓慢退镜将刀片顺利取出

4. 球形异物的内镜下取出

进入体内的球形异物取出时首选网篮或网兜，异物位于胃内时收紧网篮或网兜较容易。若异物位于食管时网篮不易打开，可将异物进一步推送至胃内后再套取异物将其取出。

5. 胃石及粪石的内镜下治疗

胃
石
及
粪
石
的
内
镜
下
治
疗

胃石及粪石可引起梗阻、溃疡等不同的临床表现，主要可分为毛发性胃石和非毛发性胃石两大类

毛发性胃石一旦破碎必须完全取出，否则进入肠道可能发生小肠梗阻

内镜治疗胃石的方法有多种，这些方法多先将胃石破碎再分次取出，破碎胃石的方法有鹅嘴钳钳碎法、圈套器高频电碎石法、胃石切开刀碎石法、胃石碎石器碎石法、激光引爆微爆破碎石法、激光碎石法等，一些小的胃石也可直接用网篮或圈套器取出

除将胃石取出外，还可在内镜下将溶石药物（木瓜蛋白酶、碳酸氢钠）注入结石内，以达到溶石的效果，但该方法只适用于非毛发性胃石

胃石治疗过程中随采用的治疗方法不同，所需器械、术前准备、术后处理及步骤均有差异

6. 胆道蛔虫的内镜下治疗

胆
道
蛔
虫
的
内
镜
下
治
疗

如发现蛔虫嵌闭于十二指肠乳头开口，可向暴露于肠腔内的虫体表面喷洒 33% 硫酸镁溶液 20~30ml，在内镜器械孔道置入鼠齿钳或圈套器，将虫体夹紧或套住，先向肠腔远端推送，待虫体完全退出乳头后，再与胃十二指肠镜一起经口退出体外

若乳头处未发现蛔虫仅见乳头开口有水肿或轻度充血，可将内镜继续深插向肠腔远端寻找虫体。若仍未见虫体，可在 X 线下用 30% 泛影葡胺作胆道造影，如证实蛔虫已完全钻入胆道而无其他并发症，可行乳头括约肌切开术，在 X 线监视下插入网篮将蛔虫套住抓紧后再将其经乳头取出胆道，经口与内镜一起退出体外

431

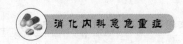

7. 下消化道异物的内镜下取出

下消化道异物的内镜下取出

- 小肠异物若没有引起明显梗阻症状可适当观察，一旦有引起梗阻的前兆则需立即外科手术

- 高位结肠的异物若可进入直肠多可自行排出，若观察超过 72 小时仍不能进入直肠则需内镜或手术干预

- 直肠异物的处理：直肠异物的处理过程中，首要的一点是评价是否出现并发症，一旦确定出现并发症，如穿孔、腹膜炎、出血、梗阻等，必须手术治疗。若没有出现相关并发症可考虑内镜治疗，即使异物自行排出后也需内镜检查，排除肠黏膜损伤

- 找到异物后若尖端已经刺入肠壁，则可抓住其游离端，沿适当的方向将其拽出，并在保持其尖端位于后面的情况下将其随内镜取出

- 外界塞入直肠的异物多为钝形异物，可内镜下通过适宜的器械取出

第二节　消化道出血的急诊内镜处理

消化道出血是消化系统最重要的急诊之一，根据出血部位可分为上消化道出血和下消化道出血，以上消化道出血多见，占消化道出血 90% 以上。随着内镜技术和器械的不断进步，内镜不仅可用于明确消化道出血的病因和部位，更重要的是可以进行内镜下的止血治疗，有些情况下内镜下的止血治疗已经完全取代了以往的外科手术，成为治疗的首选。需要急诊内镜处理的消化道出血多为活动性出血，对于一些自限性出血和慢性出血多不需急诊内镜干预。

一、消化道出血内镜治疗技术

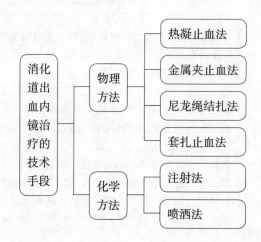

【热凝止血法】

1. 热凝止血法的分类

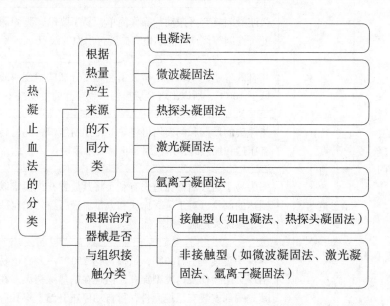

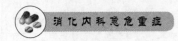

2. 电凝止血法

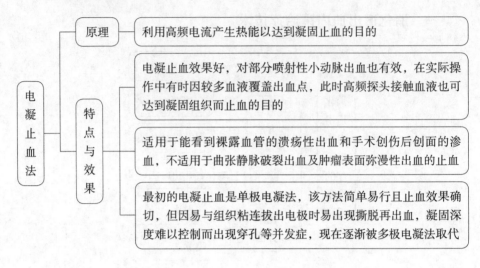

电凝止血法 ── 原理 ── 利用高频电流产生热能以达到凝固止血的目的

特点与效果:
- 电凝止血效果好，对部分喷射性小动脉出血也有效，在实际操作中有时因较多血液覆盖出血点，此时高频探头接触血液也可达到凝固组织而止血的目的
- 适用于能看到裸露血管的溃疡性出血和手术创伤后创面的渗血，不适用于曲张静脉破裂出血及肿瘤表面弥漫性出血的止血
- 最初的电凝止血是单极电凝法，该方法简单易行且止血效果确切，但因易与组织粘连拔出电极时易出现撕脱再出血，凝固深度难以控制而出现穿孔等并发症，现在逐渐被多极电凝法取代

3. 微波凝固法

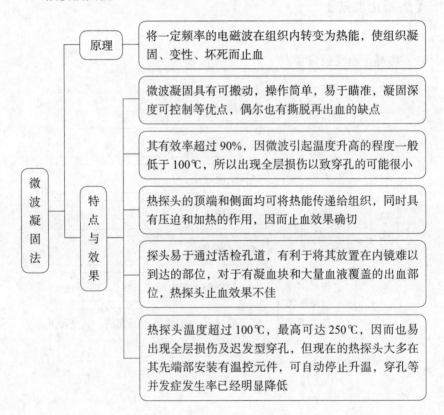

微波凝固法 ── 原理 ── 将一定频率的电磁波在组织内转变为热能，使组织凝固、变性、坏死而止血

特点与效果:
- 微波凝固具有可搬动，操作简单，易于瞄准，凝固深度可控制等优点，偶尔也有撕脱再出血的缺点
- 其有效率超过 90%，因微波引起温度升高的程度一般低于 100℃，所以出现全层损伤以致穿孔的可能很小
- 热探头的顶端和侧面均可将热能传递给组织，同时具有压迫和加热的作用，因而止血效果确切
- 探头易于通过活检孔道，有利于将其放置在内镜难以到达的部位，对于有凝血块和大量血液覆盖的出血部位，热探头止血效果不佳
- 热探头温度超过 100℃，最高可达 250℃，因而也易出现全层损伤及迟发型穿孔，但现在的热探头大多在其先端部安装有温控元件，可自动停止升温，穿孔等并发症发生率已经明显降低

4. 氩离子凝固法（APC）

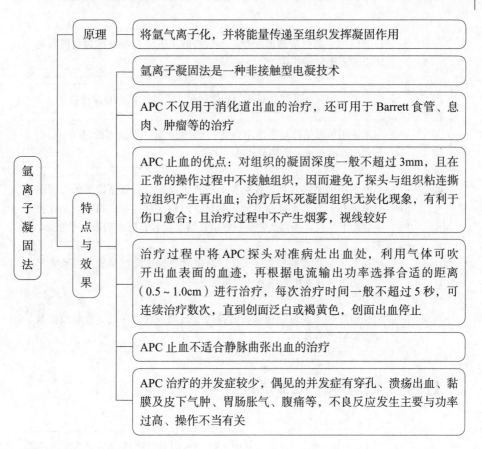

氩离子凝固法

原理 ── 将氩气离子化，并将能量传递至组织发挥凝固作用

特点与效果

氩离子凝固法是一种非接触型电凝技术

APC 不仅用于消化道出血的治疗，还可用于 Barrett 食管、息肉、肿瘤等的治疗

APC 止血的优点：对组织的凝固深度一般不超过 3mm，且在正常的操作过程中不接触组织，因而避免了探头与组织粘连撕拉组织产生再出血；治疗后坏死凝固组织无炭化现象，有利于伤口愈合；且治疗过程中不产生烟雾，视线较好

治疗过程中将 APC 探头对准病灶出血处，利用气体可吹开出血表面的血迹，再根据电流输出功率选择合适的距离（0.5～1.0cm）进行治疗，每次治疗时间一般不超过 5 秒，可连续治疗数次，直到创面泛白或褐黄色，创面出血停止

APC 止血不适合静脉曲张出血的治疗

APC 治疗的并发症较少，偶见的并发症有穿孔、溃疡出血、黏膜及皮下气肿、胃肠胀气、腹痛等，不良反应发生主要与功率过高、操作不当有关

【金属夹止血法】

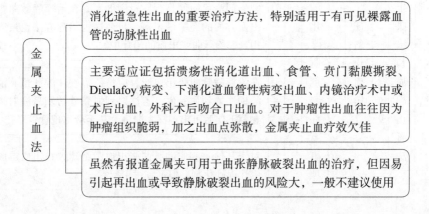

金属夹止血法

消化道急性出血的重要治疗方法，特别适用于有可见裸露血管的动脉性出血

主要适应证包括溃疡性消化道出血、食管、贲门黏膜撕裂、Dieulafoy 病变、下消化道血管性病变出血、内镜治疗术中或术后出血，外科术后吻合口出血。对于肿瘤性出血往往因为肿瘤组织脆弱，加之出血点弥散，金属夹止血疗效欠佳

虽然有报道金属夹可用于曲张静脉破裂出血的治疗，但因易引起再出血或导致静脉破裂出血的风险大，一般不建议使用

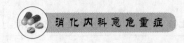

【内镜下橡皮圈套扎治疗法】

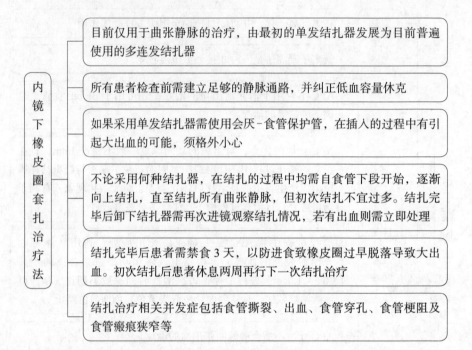

内镜下橡皮圈套扎治疗法

- 目前仅用于曲张静脉的治疗，由最初的单发结扎器发展为目前普遍使用的多连发结扎器
- 所有患者检查前需建立足够的静脉通路，并纠正低血容量休克
- 如果采用单发结扎器需使用会厌-食管保护管，在插入的过程中有引起大出血的可能，须格外小心
- 不论采用何种结扎器，在结扎的过程中均需自食管下段开始，逐渐向上结扎，直至结扎所有曲张静脉，但初次结扎不宜过多。结扎完毕后卸下结扎器需再次进镜观察结扎情况，若有出血则需立即处理
- 结扎完毕后患者需禁食3天，以防进食致橡皮圈过早脱落导致大出血。初次结扎后患者休息两周再行下一次结扎治疗
- 结扎治疗相关并发症包括食管撕裂、出血、食管穿孔、食管梗阻及食管瘢痕狭窄等

【注射止血法和喷洒止血法】

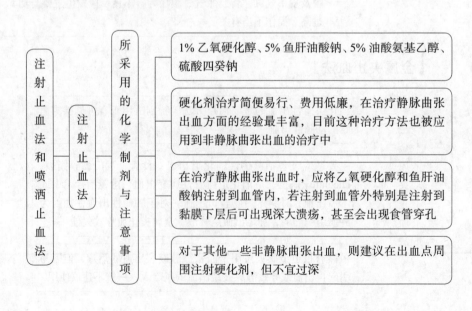

注射止血法和喷洒止血法 — 注射止血法 — 所采用的化学制剂与注意事项

- 1%乙氧硬化醇、5%鱼肝油酸钠、5%油酸氨基乙醇、硫酸四癸钠
- 硬化剂治疗简便易行、费用低廉，在治疗静脉曲张出血方面的经验最丰富，目前这种治疗方法也被应用到非静脉曲张出血的治疗中
- 在治疗静脉曲张出血时，应将乙氧硬化醇和鱼肝油酸钠注射到血管内，若注射到血管外特别是注射到黏膜下层后可出现深大溃疡，甚至会出现食管穿孔
- 对于其他一些非静脉曲张出血，则建议在出血点周围注射硬化剂，但不宜过深

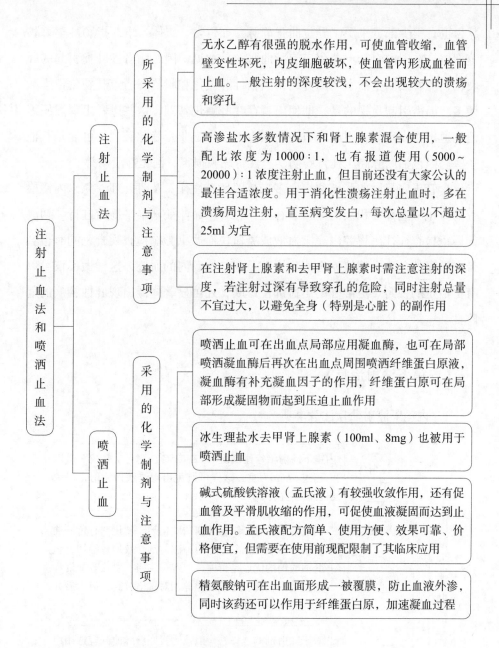

无水乙醇有很强的脱水作用，可使血管收缩，血管壁变性坏死，内皮细胞破坏，使血管内形成血栓而止血。一般注射的深度较浅，不会出现较大的溃疡和穿孔

高渗盐水多数情况下和肾上腺素混合使用，一般配比浓度为10000∶1，也有报道使用（5000～20000）∶1浓度注射止血，但目前还没有大家公认的最佳合适浓度。用于消化性溃疡注射止血时，多在溃疡周边注射，直至病变发白，每次总量以不超过25ml为宜

在注射肾上腺素和去甲肾上腺素时需注意注射的深度，若注射过深有导致穿孔的危险，同时注射总量不宜过大，以避免全身（特别是心脏）的副作用

喷洒止血可在出血点局部应用凝血酶，也可在局部喷洒凝血酶后再次在出血点周围喷洒纤维蛋白原液，凝血酶有补充凝血因子的作用，纤维蛋白原可在局部形成凝固物而起到压迫止血作用

冰生理盐水去甲肾上腺素（100ml、8mg）也被用于喷洒止血

碱式硫酸铁溶液（孟氏液）有较强收敛作用，还有促血管及平滑肌收缩的作用，可促使血液凝固而达到止血作用。孟氏液配方简单、使用方便、效果可靠、价格便宜，但需要在使用前现配限制了其临床应用

精氨酸钠可在出血面形成一被覆膜，防止血液外渗，同时该药还可以作用于纤维蛋白原，加速凝血过程

二、静脉曲张性上消化道出血急诊内镜处理

静脉曲张性上消化道出血多指出血来源于曲张的食管和（或）胃底静

脉，也有很少部分来源于异位曲张静脉，如胃窦、胃体、十二指肠甚至直肠等部位。在国内引起上消化道静脉曲张的最常见病因是病毒性肝炎引起的肝硬化，随着人们生活水平的提高，酒精性肝硬化和脂肪肝所致肝硬化正逐渐增多。但需引起重视的是，即使患者存在肝硬化基础，这些患者出现黑便等消化道出血表现时，引起出血的原因也不一定是曲张静脉破裂，可能是其他一些病因包括门脉高压性胃肠病、急性胃黏膜损害、消化性溃疡等。

食管胃底静脉曲张破裂出血多来势凶猛，往往需及时处理，急诊内镜检查的时机应选择在积极的输血、补液，患者生命体征基本平稳后进行。初次的胃镜检查往往因胃腔内充满血液或凝血块而严重影响检查视野，同时也会带来误吸的危险。建议完全清除胃腔及十二指肠内的血迹，这样做不仅可以有更清楚的视野、更准确的出血部位诊断，还可显著降低出现肝性脑病的危险性。

【内镜下注射治疗】

1. 内镜下注射治疗注意事项

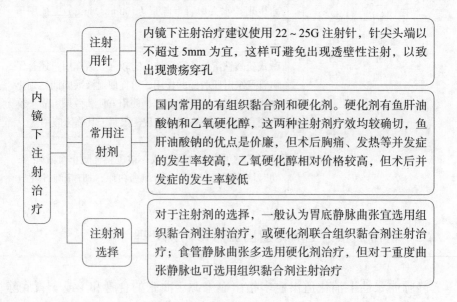

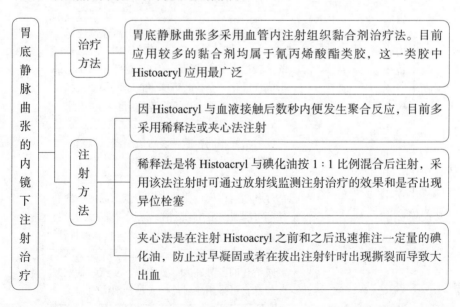

内镜下注射治疗

注射治疗方法

静脉旁注射，因会造成溃疡、穿孔、狭窄等晚期并发症，目前已不推荐

静脉内注射可引起强烈的血管炎，继而引起血管闭塞而止血，但有注射过程中的大出血和异位栓子的可能

联合三腔管注射法，先插入三腔两囊管，给胃囊注气而排空食管囊，拉紧三腔两囊管使之压迫贲门部，再行内镜下注射治疗。此法对于急性大出血有较高的止血率，但因压迫了贲门部，一些轻度曲张静脉不易被发现而漏诊，同时食管腔内血液不能进入胃腔，引起误吸的可能性增加

内镜镜身附带小气囊注射法，可阻止食管蠕动，使得注射部位更准确，同时气囊本身可压迫止血，有防止注射治疗过程中大出血的优点

负压套管法和开窗法均有注射准确的优点，但因需压迫食管患者较痛苦

2. 胃底静脉曲张的内镜下注射治疗

胃底静脉曲张的内镜下注射治疗

治疗方法

胃底静脉曲张多采用血管内注射组织黏合剂治疗法。目前应用较多的黏合剂均属于氰丙烯酸酯类胶，这一类胶中 Histoacryl 应用最广泛

注射方法

因 Histoacryl 与血液接触后数秒内便发生聚合反应，目前多采用稀释法或夹心法注射

稀释法是将 Histoacryl 与碘化油按 1∶1 比例混合后注射，采用该法注射时可通过放射线监测注射治疗的效果和是否出现异位栓塞

夹心法是在注射 Histoacryl 之前和之后迅速推注一定量的碘化油，防止过早凝固或者在拔出注射针时出现撕裂而导致大出血

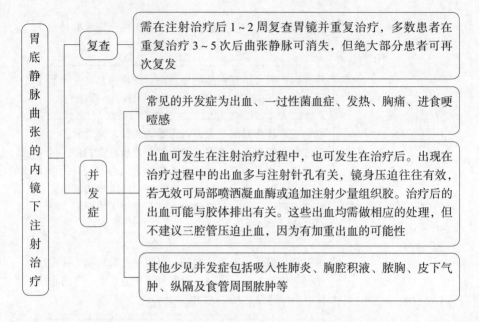

胃底静脉曲张的内镜下注射治疗

复查 —— 需在注射治疗后1~2周复查胃镜并重复治疗，多数患者在重复治疗3~5次后曲张静脉可消失，但绝大部分患者可再次复发

并发症 ——
- 常见的并发症为出血、一过性菌血症、发热、胸痛、进食哽噎感
- 出血可发生在注射治疗过程中，也可发生在治疗后。出现在治疗过程中的出血多与注射针孔有关，镜身压迫往往有效，若无效可局部喷洒凝血酶或追加注射少量组织胶。治疗后的出血可能与胶体排出有关。这些出血均需做相应的处理，但不建议三腔管压迫止血，因为有加重出血的可能性
- 其他少见并发症包括吸入性肺炎、胸腔积液、脓胸、皮下气肿、纵隔及食管周围脓肿等

【内镜下橡皮圈套扎治疗】

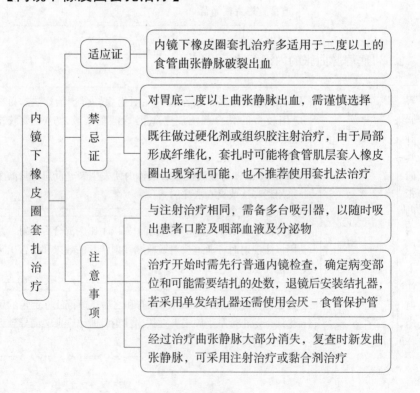

内镜下橡皮圈套扎治疗

适应证 —— 内镜下橡皮圈套扎治疗多适用于二度以上的食管曲张静脉破裂出血

禁忌证 ——
- 对胃底二度以上曲张静脉出血，需谨慎选择
- 既往做过硬化剂或组织胶注射治疗，由于局部形成纤维化，套扎时可能将食管肌层套入橡皮圈出现穿孔可能，也不推荐使用套扎法治疗

注意事项 ——
- 与注射治疗相同，需备多台吸引器，以随时吸出患者口腔及咽部血液及分泌物
- 治疗开始时需先行普通内镜检查，确定病变部位和可能需要结扎的处数，退镜后安装结扎器，若采用单发结扎器还需使用会厌-食管保护管
- 经过治疗曲张静脉大部分消失，复查时新发曲张静脉，可采用注射治疗或黏合剂治疗

【内镜下尼龙绳结扎治疗与金属夹治疗】

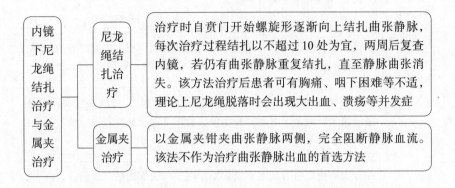

三、非静脉曲张性上消化道出血急诊内镜处理

非静脉曲张性上消化道出血的原因众多，但消化性溃疡出血所占比例超过 50%，其他原因所致出血，如急性胃黏膜病变、贲门黏膜撕裂、肿瘤、息肉、内镜治疗术后并发出血、杜氏病变等相对少见，但随着内镜下治疗越来越普及，内镜下治疗术后并发出血越来越多。以下为各种不同原因出血的急诊内镜诊断和治疗程序。

【消化性溃疡并出血的急诊内镜处理】

1. 寻找出血灶

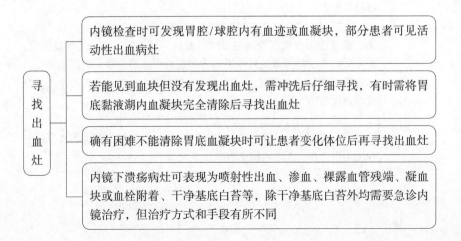

2. 喷射性出血的急诊内镜处理

喷射性出血的急诊内镜处理

内镜进入胃腔后可见大量较新鲜的血液潴留于胃腔内，此时内镜下视野往往不清楚，需在充分吸引胃腔内积血暴露视野后才开始治疗

如果喷血病灶周围的黏膜组织无明显充血糜烂，金属夹止血为首选。第一枚金属夹至关重要，若部位准确可立即止血，若第一枚金属夹止血失败，可考虑继续使用金属夹止血

在金属夹止血后为巩固止血效果，可于病变周边行注射治疗，注射的硬化剂或无水乙醇等可使出血血管闭塞，避免金属夹脱落时再次出血

如果病变周围的黏膜组织糜烂明显，估计金属夹夹持病变血管有困难时，可考虑使用热凝止血或注射止血，但疗效不及金属夹止血确切

若为小点状渗血首选金属夹止血，若渗血面积较大可选择热凝止血或注射止血，在选择热凝止血时最好选择非接触型探头，以避免向外退出探头时热凝坏死组织牵拉导致更凶猛的出血

裸露的血管残端是引起再出血的重要危险因素，一旦发现必须处理

金属夹夹闭残端或热凝止血效果确切，也可注射止血

出血量较多时胃腔内可有大量凝血块，仔细寻找凝血块下的出血灶显得格外重要

先在最可能出血的部位冲洗去除凝血块，冲洗时逐渐加大冲洗力度，部分病灶在去除凝血块后可表现为喷射性出血或渗血，确定出血灶后再给予相应的止血措施。有时可同时存在多个出血点，需逐个去除凝血块避免漏诊

内镜下若表现为基底干净白苔的溃疡，强力的抑酸治疗多可使溃疡愈合避免再出血，无需内镜下治疗

【应激性溃疡的急诊内镜处理】

应激性溃疡的急诊内镜处理

- 应激性溃疡常由生理性应激和非甾体类抗炎药（NSAIDs）引起
- 临床多表现为突发的急性上消化道出血，几乎不发生消化道穿孔
- 内镜下多表现为浅表的、弥漫性胃黏膜损害，可以是炎症、糜烂，也可表现为浅表溃疡，病变一般不穿透黏膜肌层，损伤主要位于胃体和胃底部，也可扩展至胃窦部
- 内镜在急性胃黏膜病变中的作用主要在于，排除其他病变引起的出血和确定诊断
- 在内镜治疗方面，多种方法可用于急性胃黏膜病变，如金属夹法、热凝法、注射法和喷洒法等，但因急性胃黏膜病变为多发、弥漫性损害，内镜治疗多难以奏效，积极的预防措施和药物治疗至关重要

【马洛里－魏斯综合征（Mallory-Weiss 综合征）的急诊内镜处理】

马洛里－魏斯综合征的急诊内镜处理

- 常由剧烈呕吐或腹腔内压突然升高致贲门及食管远端黏膜撕裂所致，这种撕裂多局限于黏膜层或黏膜肌层，若穿透固有肌层则发生食管穿孔或破裂
- 发生贲门黏膜撕裂后部分患者可表现为呕大量鲜血，而有些患者仅表现为黑便
- 内镜下可表现为长短不一的纵形撕裂伤口，部分患者可见新鲜出血
- 若出血 48 小时后才行内镜检查可见撕裂伤口处黏膜水肿、糜烂、凝血块或有黄白苔附着
- 贲门黏膜撕裂一般不会导致大出血，但若出现大出血或内镜下若见到撕裂处有动脉性出血，则宜选择金属夹止血，多沿撕裂口方向自下而上依次夹闭创面，处理完毕后再予冰水冲洗，确认无出血后即可结束治疗；术后强力的质子泵抑制剂抑酸治疗可促使创面愈合

马洛里－魏斯综合征的急诊内镜处理

- 内镜下若发现撕裂处创面为渗血，可局部注射治疗或喷洒止血药。若内镜下发现黏膜撕裂但已经无活动性出血，可不做特殊处理

- 内镜治疗后仍需积极控制原发病，若导致患者贲门黏膜撕裂的原发病持续存在，内镜下治疗的效果有限

【肿瘤性出血的急诊内镜处理】

肿瘤性出血的急诊内镜处理

- 引起出血的上消化道肿瘤包括食管癌、胃癌、十二指肠乳头癌及其他一些少见肿瘤，这些肿瘤引起的出血可表现为粪便潜血，也可表现为难以控制的大出血

- 一些患者以出血为首发临床表现，另一些患者则在行内镜检查时发现肿瘤并发出血，还有一些患者在术后或放化疗过程中出现出血

- 肿瘤性出血内镜下治疗的效果一般不佳，因肿瘤病变出现呕血、黑便等明显出血表现时多侵及血管，周边组织糜烂明显，金属夹无法夹持周边组织，行注射治疗时难以形成有效压迫并硬化血管

- 若病变未明显侵及血管，出血则多由糜烂组织渗血所致，对这种渗血内镜下注射和喷洒止血效果也不佳。若初次发现肿瘤并出血，内镜下止血失败后可选择外科手术，既可切除肿瘤又达到止血目的

- 出现在术后的出血，可以是吻合口溃疡的出血，也可以是肿瘤复发导致的出血，还有可能与术中吻合器使用有关。因吻合口部位的血管结构紊乱，出血往往较凶猛

- 吻合口溃疡出现出血时，若溃疡面朝向切除近端则止血相对容易；若溃疡或出血面背离切除近端，有时只能见到血流出而看不到出血点，行内镜下止血治疗也很困难

- 肿瘤复发导致出血的治疗措施同初次发现肿瘤出血类似，与吻合器使用相关的出血近年来有增加的趋势

肿瘤性出血的急诊内镜处理

> 食管癌术后吻合口主动脉瘘是致死性上消化道大出血，一旦出血内镜往往只能确定诊断，对治疗的意义不大

> 十二指肠乳头癌导致的出血也多在侧视镜下行止血治疗

【息肉出血的急诊内镜处理】

息肉出血的急诊内镜处理

> 上消化道息肉出血前多无先兆，可以是息肉顶端坏死糜烂导致的出血，也可以是带蒂息肉脱落出现出血（此时可能仅能发现出血灶而不能发现已脱落的息肉）

> 较大的无蒂或亚蒂息肉出现出血时多为顶端糜烂坏死出血，内镜下治疗时可用金属夹选择性地夹闭出血面，也可在出血部位行注射止血

> 若是带蒂息肉出现出血，可在息肉基底部行尼龙绳圈套结扎止血，也可以金属夹夹住息肉蒂部止血

> 需注意的是尼龙绳结扎后息肉坏死脱落时有再次出血的可能，为减少再出血的风险可在结扎后再以金属夹夹住息肉蒂部，这样即使息肉脱落尼龙绳也不至于随息肉一起脱落而出血

> 止血治疗后应在短期内复查，确认止血疗效的同时也可活检或行超声检查明确病变性质

> 在病变性质不明时不建议行急诊息肉切除术以达到止血目的，因内镜下息肉样表现的病变也可以是间质瘤、血管瘤、异位胰腺等病变

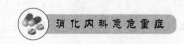

【内镜下治疗术后并发出血的急诊内镜处理】

内镜下治疗术后并发出血的急诊内镜处理

随着内镜下治疗的逐渐增多，内镜治疗术后出血也越来越多，这种出血可以是治疗术后很早期的出血，也可以是术后三天甚至一周后出血

术后出血的治疗同术中出血的治疗措施一样，可采用金属夹、注射、热凝等不同的方法

与术中止血不同的是，术后发现出血时胃腔或食管、十二指肠腔内往往有较多凝血块，创面多有凝血块附着，视野往往不清楚，止血治疗较困难

充分吸引积血并清除凝血块是止血成功的第一步，在清除凝血块的过程中有时候需使用网篮、圈套等附件

对于能见到的搏动性出血宜选用金属夹止血，若为渗血可采用注射、喷洒或热凝止血

若是 ERCP 术后乳头切开部出血，多以注射止血为主，也可采用金属夹止血，但不论采用何种止血方法均需避免胰腺开口部，以免导致胰管阻塞出现胰腺炎

若在切开乳头过程中突然出现大出血视野很快消失，则很可能损伤到十二指肠后动脉，这种情况下内镜止血多无效，宜及时转外科手术治疗

四、急性下消化道出血急诊内镜处理

下消化道出血占整个消化道出血的 20%，国外文献报道结肠憩室是最常见的病因，其次为缺血性肠炎、血管畸形、痔疮和肿瘤等。下消化道出血的患病率虽不及上消化道出血高，但临床亦常发生。其中，小肠出血比大肠出血少见，但诊断较为困难。近年来由于检查手段增多及治疗技术的提高，下消化道出血的病因诊断率有了明显提高，急性大出血病死率亦有所下降。

【诊断及治疗】

1. 急性下消化道出血的诊断

急性下消化道出血的诊断

- 多数下消化道出血有明显血便，结合临床及必要实验室检查，通过结肠镜全结肠检查，必要时配合 X 线小肠钡剂造影检查，确诊一般并不困难

- 粪便潜血阳性或黑便的患者，如胃镜检查未发现病变，应考虑行结肠镜检查

- 间断的暗红色血便是下消化道出血最常见的症状，多来源于直肠或远端结肠，因此应首选乙状结肠镜或肛肠镜，如未发现病变，再行全结肠镜检查

- 对急性下消化道出血的患者，应首先评价患者的一般情况，并推荐早期进行结肠镜检查，同时给予内镜下止血治疗

- 不明原因消化道出血是指常规消化道内镜检查（包括检查食管至十二指肠降段的胃镜及肛直肠至回肠末段的结肠镜检查）不能确定出血来源的持续或反复消化道出血

- 小肠出血虽然不多见，但却是消化道出血诊断的难点。在出血停止期，先行小肠钡剂检查；在出血活动期，应及时做放射性核素扫描和（或）选择性腹腔动脉造影；若上述检查结果阴性则选择胶囊内镜和（或）双气囊小肠镜检查；出血不止危及生命者行手术探查，探查时可辅以术中内镜检查

- 医患关系较为紧张的形势下，对急性下消化道患者，特别是病情危重的患者，应取得患者和家属同意和理解，慎行急诊结肠镜检查

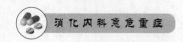

2. 下消化道出血的治疗

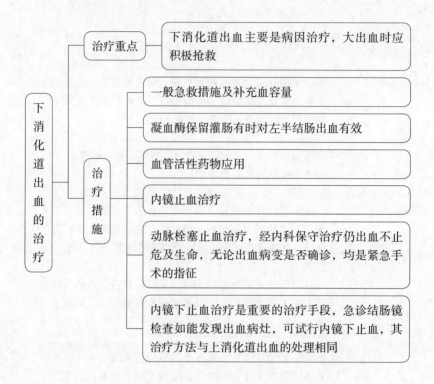

第三节 急诊内镜逆行胰胆管造影术

经内镜逆行胰胆管造影术（ERCP）是目前胆系和胰腺疾病诊断和治疗的基本技术之一。ERCP 技术与其他内镜技术相比是一项复杂且难度较大的内镜技术，具有一定的危险性，为保证操作成功及患者的安全，需要对进行ERCP 操作的医师进行严格培训。

【适应证】

内镜逆行胰胆管造影术的适应证

- 各种原因引起的梗阻性黄疸
- 临床、实验室或影像学检查支持胰腺或胆道疾病
- 症状或表现提示胰腺恶性肿瘤而直接的影像学结果模棱两可或正常
- 胆源性胰腺炎及其他原因不明的胰腺炎
- 慢性胰腺炎、胰管结石或胰腺假囊肿的术前评价
- Oddi 括约肌测压
- 由于胆总管结石、乳头狭窄、Oddi 括约肌功能不全、Sump 综合征、胆总管囊肿，以及有手术禁忌的壶腹癌需行内镜下乳头括约肌切开术或胆管引流
- 良恶性狭窄、瘘管、术后胆瘘或大的胆总管结石的支架治疗
- 胆管狭窄的气囊扩张鼻胆引流管放置
- 胰腺假性囊肿引流
- 胰管或胆管组织活检

【禁忌证】

内镜逆行胰胆管造影术的禁忌证

- 有上消化道狭窄、梗阻，估计不可能抵达十二指肠降段者
- 有心肺功能不全等其他内镜检查禁忌者
- 非结石嵌顿性急性胰腺炎或慢性胰腺炎急性发作期
- 有胆管狭窄或梗阻，而不具备胆管引流技术者

【术前准备】

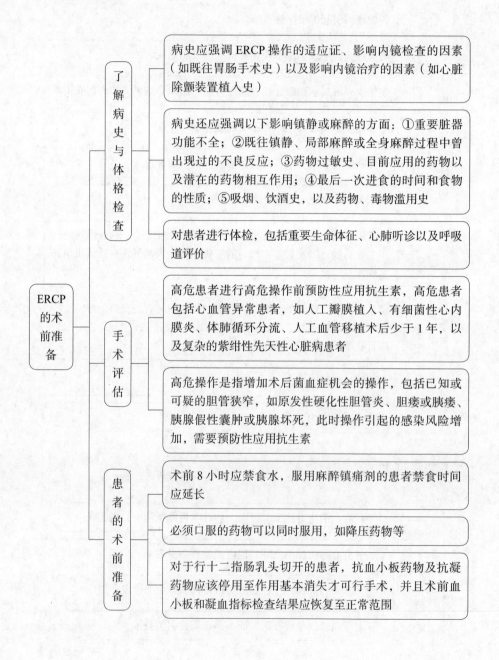

ERCP 的术前准备
- 了解病史与体格检查
  - 病史应强调 ERCP 操作的适应证、影响内镜检查的因素（如既往胃肠手术史）以及影响内镜治疗的因素（如心脏除颤装置植入史）
  - 病史还应强调以下影响镇静或麻醉的方面：①重要脏器功能不全；②既往镇静、局部麻醉或全身麻醉过程中曾出现过的不良反应；③药物过敏史、目前应用的药物以及潜在的药物相互作用；④最后一次进食的时间和食物的性质；⑤吸烟、饮酒史，以及药物、毒物滥用史
  - 对患者进行体检，包括重要生命体征、心肺听诊以及呼吸道评价
- 手术评估
  - 高危患者进行高危操作前预防性应用抗生素，高危患者包括心血管异常患者，如人工瓣膜植入、有细菌性心内膜炎、体肺循环分流、人工血管移植术后少于 1 年，以及复杂的紫绀性先天性心脏病患者
  - 高危操作是指增加术后菌血症机会的操作，包括已知或可疑的胆管狭窄，如原发性硬化性胆管炎、胆瘘或胰瘘、胰腺假性囊肿或胰腺坏死，此时操作引起的感染风险增加，需要预防性应用抗生素
- 患者的术前准备
  - 术前 8 小时应禁食水，服用麻醉镇痛剂的患者禁食时间应延长
  - 必须口服的药物可以同时服用，如降压药物等
  - 对于行十二指肠乳头切开的患者，抗血小板药物及抗凝药物应该停用至作用基本消失才可行手术，并且术前血小板和凝血指标检查结果应恢复至正常范围

【胆管炎的急诊 ERCP 治疗】

需急诊 ERCP 处理的胆管炎多为重症急性胆管炎，也称急性梗阻性化脓性胆管炎。多由胆道结石、寄生虫、肿瘤、狭窄等原因导致胆道梗阻，继发胆管化脓性感染，使胆管内压力升高，当该压力大于胆管分泌压时可出现胆管静脉反流，出现全身脓毒血症，还可因脓性分泌物进入肝脏出现肝脓肿，部分患者还可出现弥散性血管内凝血（DIC）。重症急性胆管炎典型的临床表现为查科三联征（腹痛、黄疸、寒战高热），部分患者可出现五联征（精神症状及休克）。以往该病多由外科医生处理，但手术创伤大，病情复杂，患者死亡率较高。随着内镜技术的进步，急诊 ERCP 胆道引流的成功率高达95%，目前已经成为治疗该病的标准方法。

胆管炎的急诊ERCP治疗
- 对于单纯胆总管结石或壶腹部嵌顿结石所致的重症急性胆管炎，应首选鼻胆管引流治疗
- 若患者一般状况允许，可在 Oddi 括约肌切开（EST）后行碎石及取石治疗，彻底解除胆道梗阻；若取石不彻底或考虑切开的乳头水肿有可能再次导致引流不畅时，应放置鼻胆管引流，以保持胆汁及脓液顺利排出
- 如果患者一般情况较差，不允许做过多的操作，可在 EST 后植入鼻胆管引流，部分患者可不切开括约肌直接行鼻胆管引流，待患者一般状况好转后再做进一步手术或内镜治疗
- 若梗阻由乳头部或胆总管下段良性狭窄引起，可在狭窄部位做切开或用扩张器扩张狭窄部位后植入鼻胆管，待患者一般情况好转可考虑植入支架缓解狭窄，避免再次发作重症急性胆管炎
- 若梗阻由恶性肿瘤引起，患者多表现为黄疸、发热，可在内镜下用导丝通过狭窄部位后植入支架或鼻胆管，达到引流胆汁的目的

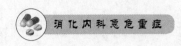

【急性胰腺炎的急诊 ERCP 治疗】

目前急诊内镜治疗急性胰腺炎仅限于胆源性胰腺炎（ABP）的患者。

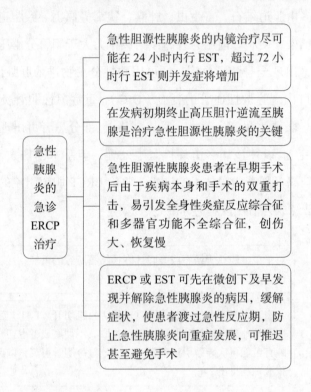

急性胰腺炎的急诊 ERCP 治疗

- 急性胆源性胰腺炎的内镜治疗尽可能在 24 小时内行 EST，超过 72 小时行 EST 则并发症将增加
- 在发病初期终止高压胆汁逆流至胰腺是治疗急性胆源性胰腺炎的关键
- 急性胆源性胰腺炎患者在早期手术后由于疾病本身和手术的双重打击，易引发全身性炎症反应综合征和多器官功能不全综合征，创伤大、恢复慢
- ERCP 或 EST 可先在微创下及早发现并解除急性胰腺炎的病因，缓解症状，使患者渡过急性反应期，防止急性胰腺炎向重症发展，可推迟甚至避免手术

【急诊 ERCP 的并发症】

因技术本身的原因，ERCP 操作的过程中仍不可避免的出现一些并发症，这在急诊 ERCP 过程中更容易出现。因为所有这些需急诊 ERCP 的患者，一般状况多较差，且存在严重感染、血容量不足、乳头水肿、凝血功能差等危险因素。

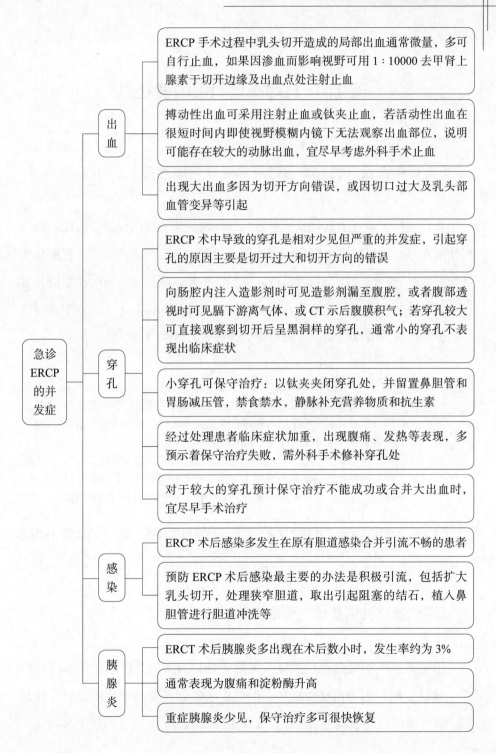

急诊ERCP的并发症

出血

ERCP手术过程中乳头切开造成的局部出血通常微量，多可自行止血，如果因渗血而影响视野可用1∶10000去甲肾上腺素于切开边缘及出血点处注射止血

搏动性出血可采用注射止血或钛夹止血，若活动性出血在很短时间内即使视野模糊内镜下无法观察出血部位，说明可能存在较大的动脉出血，宜尽早考虑外科手术止血

出现大出血多因为切开方向错误，或因切口过大及乳头部血管变异等引起

穿孔

ERCP术中导致的穿孔是相对少见但严重的并发症，引起穿孔的原因主要是切开过大和切开方向的错误

向肠腔内注入造影剂时可见造影剂漏至腹腔，或者腹部透视时可见膈下游离气体，或CT示后腹膜积气；若穿孔较大可直接观察到切开后呈黑洞样的穿孔，通常小的穿孔不表现出临床症状

小穿孔可保守治疗：以钛夹夹闭穿孔处，并留置鼻胆管和胃肠减压管，禁食禁水，静脉补充营养物质和抗生素

经过处理患者临床症状加重，出现腹痛、发热等表现，多预示着保守治疗失败，需外科手术修补穿孔处

对于较大的穿孔预计保守治疗不能成功或合并大出血时，宜尽早手术治疗

感染

ERCP术后感染多发生在原有胆道感染合并引流不畅的患者

预防ERCP术后感染最主要的办法是积极引流，包括扩大乳头切开，处理狭窄胆道，取出引起阻塞的结石，植入鼻胆管进行胆道冲洗等

胰腺炎

ERCT术后胰腺炎多出现在术后数小时，发生率约为3%

通常表现为腹痛和淀粉酶升高

重症胰腺炎少见，保守治疗多可很快恢复

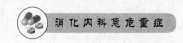

第四节　其他急诊消化内镜处理

【食管穿孔及自发性食管破裂的急诊内镜治疗】

食管不同于消化道其他空腔脏器，其外缺乏浆膜层的保护，因此一旦有损伤因素存在就极易发生穿孔或者破裂。口腔内含有细菌的唾液、胃酸及其消化酶等在胸腔的负压下很容易进入纵隔，引起纵隔感染；同时在唾液及胃液中消化酶的作用下，又很容易穿破纵隔进入胸腔。因此，一旦发生食管穿孔和破裂往往需要及时处理，否则会引起致命的纵隔及胸腔感染。

食管穿孔及自发性食管破裂的急诊内镜治疗

- 不论是食管穿孔还是食管自发性破裂，外科手术治疗是最佳选择，但一部分患者可在内镜下植入覆膜食管支架，这样既可作为保守治疗以观察病情演变，也可作为外科手术的术前准备

- 较大的穿孔或者破裂不宜植入支架，支架有引起食管扩张致裂口增大的缺点，加之支架有脱落的风险，多数情况下支架的植入为临时性

- 建议选用稳定性和生物兼容性较好的可回收覆膜支架，不建议使用记忆性合金支架，这种支架植入后可刺激肉芽组织生长，导致支架不能取出

【消化道穿孔的急诊内镜治疗】

消化道急性穿孔是消化系统常见的急症，通常以急诊外科手术修补治疗，其最常见原因为消化性溃疡，但近年来随着各项内镜下治疗的广泛开展，各种医源性并发症包括消化道穿孔也随之增多。目前，内镜下金属钛夹

闭合消化道穿孔部位技术得到越来越广泛的应用，并取得了很好的效果。

在金属钛夹钳夹操作过程中应注意下列事项：

金属钛夹钳夹操作注意事项

- 金属钛夹一定要有较完整的组织支撑，不能直接钳夹在创面，否则会引起出血和穿孔

- 钛夹治疗需要资深医师与护士默契配合，护士负责熟练快速地安装钛夹，送达部位后旋转推送器使 2 个夹臂以适当方向与靶组织紧密接触，然后释放钛夹

- 在封闭穿孔治疗中应使用适合的钛夹型号

- 术后应胃肠减压并预防感染，严密观察病情变化，一旦内镜钛夹治疗失败，应立即实施外科手术治疗，以免延误病情

- 如病灶因位置关系使钛夹不能与病灶垂直接触，直视胃镜操作困难时，可改用侧视十二指肠镜操作，尤其十二指肠乳头旁穿孔，更应掌握侧视镜钛夹放置技巧

- 通过钳道前端时应充分放低抬钳器，使钛夹容易通过内镜先端部，露出钛夹后操作者需将抬钳器放抬结合，看清钛夹张口大小、方向，应避免收力过大而使钛夹闭合，同时应判断受力情况，以避免收紧时钛夹出现大的移位

- 选择目标部位后，使钛夹充分张大，通过上抬抬钳器，内镜向上方向调节钮或适当拉退镜的方法，以使钛夹垂直靠近目标，然后适当放松抬钳器，助手迅速用力收紧操纵器，闭合并释放钛夹

【胃扭转的急诊内镜治疗】

急性胃扭转多需外科急诊手术处理，慢性胃扭转因症状变化较大，病因各不相同，多无需外科手术治疗，内镜治疗是近年来报道较多的非手术治疗胃扭转的方法之一。

胃扭转的急诊内镜治疗

- 开始治疗前可先给患者注射解痉药，使患者平滑肌松弛便于操作

- 常规进镜至贲门部后观察齿状线扭曲方向，向胃腔内反复注气吸气，使胃黏膜皱襞扭转的角度变钝

- 胃镜进入胃腔后继续寻腔进镜，边进镜边观察，若胃腔突然变大同时镜身有震动感，则表明扭转已经自行解除

- 若通过反复注气吸气法不能复位，则可将内镜推进到胃窦部，然后吸尽胃腔内气体，使胃壁和镜身相贴，弯曲镜头适当注气，按胃扭转相反的方向转动镜身并不断拉直镜身，从而可使扭转复位

- 若仍不能复位，可重复之前操作步骤

- 若胃镜在扭转部位充气后不能进镜至胃窦部，则可弯曲镜头，顶住闭塞处的胃小弯，然后边充气边向扭转方向的反方向旋转镜身，并缓慢向胃窦方向推进镜身，到达幽门后多复位已经成功，此时退镜观察即可见到正常的胃腔结构

- 复位过程中需轻柔操作，严格寻腔进镜。复位完成后患者胃黏膜可能仍存在缺血、糜烂、溃疡的病变，可适当禁食，并给予黏膜保护剂等治疗

【肠扭转的急诊内镜治疗】

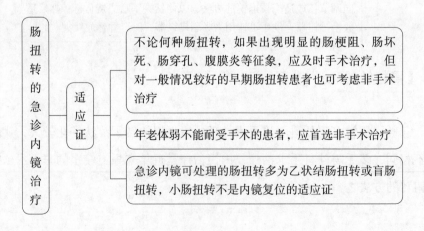

肠扭转的急诊内镜治疗

适应证

- 不论何种肠扭转，如果出现明显的肠梗阻、肠坏死、肠穿孔、腹膜炎等征象，应及时手术治疗，但对一般情况较好的早期肠扭转患者也可考虑非手术治疗

- 年老体弱不能耐受手术的患者，应首选非手术治疗

- 急诊内镜可处理的肠扭转多为乙状结肠扭转或盲肠扭转，小肠扭转不是内镜复位的适应证

肠扭转的急诊内镜治疗 —— 处理方法

- 结肠镜在处理乙状结肠扭转时需先确认没有发生肠坏死

- 用生理盐水清洁肠道后，常规进镜并反复注气、吸气，寻腔进镜到一定距离后（多在距肛门约25cm内）就可见闭锁的肠腔

- 黏膜皱襞呈扭曲的放射状或鱼嘴状，病变处黏膜充血水肿，内镜在此处反复充气、吸气，在肠管稍松动后可调整镜头沿肠腔扭曲的方向进镜

- 若能够找到肠腔缝隙则沿缝隙向前挤进，到一定程度后勾拉复位；若不能见到肠腔缝隙则可勾住肠壁拉直镜身，多数情况下如此反复几次便可复位成功

- 进镜过程中动作需缓慢、柔和，不可盲目滑进操作，在旋转内镜时角度宜由小至大

- 若进镜后发现肠壁有明显的溃疡、出血、坏死，则提示扭转肠道出现继发于扭转的绞窄性梗阻，此时不宜继续进行内镜下复位，应以外科手术治疗为佳

- 复位成功的标志是肠腔内出现大量稀便和大量气体涌出，同时患者腹痛顿时缓解

- 复位成功后若患者可以耐受应进行全结肠检查，以便发现引起扭转的病因，退镜时则需抽净肠腔内气体，避免再次发生乙状结肠扭转，也可暂时留置肛管避免扭转复发

- 即使内镜复位成功后也需密切观察患者有无腹膜炎、肠坏死、穿孔等表现，若有这些表现仍需外科手术处理

- 盲肠扭转也可尝试内镜复位，但效果较乙状结肠扭转复位差，风险性也较大，需谨慎实施

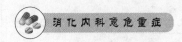

第五节　消化内镜诊治的并发症及处理

一、胃肠镜的并发症及处理

有创侵入性胃肠镜检查作为消化道疾病诊治的重要手段之一，在我国已普遍开展，由此导致的各种并发症也时有报道。充分认识和重视胃肠镜检查的各种并发症是保证医疗安全、有效地开展内镜工作的重要前提。

【电子胃镜检查并发症及处理】

胃镜检查的各种并发症及防范措施见表 8-1。

表 8-1　胃镜检查的各种并发症及防范措施

并发症	产生原因	防范措施
口咽部损伤	暴力操作	操作轻柔
义齿脱落	活动义齿未取出	胃镜检查前取出义齿
声门气管损伤	暴力操作，误入气道	操作轻柔，熟悉解剖，循腔进镜
窒息	胃镜误入气管或较大块胃内容物反入气管	术前 6～8 小时禁食；检查过程中及时清理胃内容物；注意患者呼吸变化；误入气道及时撤出
吸入性肺炎	胃肠液反流；胃镜于会厌、声门部及气管内送气送水	及时吸引胃肠液；避免在会厌部、声门部送气送水
食管穿孔	误入食管憩室；暴力操作	进镜轻柔，循腔进镜，识别憩室，始终保持良好的内镜视野

并发症	产生原因	防范措施
贲门黏膜撕裂损伤	患者耐受性差，剧烈呕吐；暴力操作	操作轻柔；反应过重患者术前给予镇静、止吐处理或改无痛检查；术前、术中告诉患者应如何配合检查
急性胃扩张	过度注气、注水	注气、注水适度，检查完毕吸引胃内的水、气
十二指肠穿孔	盲目进镜，暴力操作	看清视野，注意憩室、溃疡等病变，手法轻柔，循腔进镜
上消化道出血	胃镜擦伤黏膜、血管瘤或曲张静脉	操作轻柔，谨慎；熟悉静脉瘤、静脉曲张的内镜表现，能与正常食管、胃底黏膜相区别；辨识不清时勿盲目活检
上消化道感染性疾病	胃镜消毒不严，交叉感染	严格进行胃镜及配件的消毒，定期监测、检验。对乙肝、艾滋病等患者最好用专门的胃镜检查
心跳呼吸骤停；急性呼吸衰竭、心力衰竭等	患者多有严重心、肺疾患史，一般状况差	高危患者注意术中心肺功能监测；极高危患者禁忌检查。术前告知患者家属操作风险，签署检查同意书
其他：如胃镜嵌顿等罕见情况	存在一定偶然因素	规范、谨慎操作；胃镜检查前签署检查同意书，告知患者检查存在的不可预知性风险

【结肠镜检查并发症及处理】

结肠镜检查并发症及处理见表8-2。

表8-2　结肠镜检查并发症及处理

并发症	产生原因	防范措施
肠穿孔、肠破裂	肠腔走向不明情况下盲目进镜；误把憩室当成肠腔；不恰当地运用滑镜技术；过度充气，暴力操作	始终坚持循腔进镜原则；始终明确肠腔走向和进镜方向；谨慎运用滑镜技术，避免长距离滑镜，初学者慎用此技术；尽量少充气，避免过度充气；操作轻柔
肠系膜撕裂	操作暴力，过度牵拉、扭转肠管；镜身打袢进镜困难时仍强行进镜	拉直镜身，保持镜身进出活动的自由状态；成袢时应设法解袢后再行进镜；确需带袢进镜时应掌握力度，不可勉强

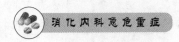

并发症	产生原因	防范措施
肠扭转	操作暴力，过度牵拉、扭转肠管	进镜轻柔，拉直镜身，保持镜身自由状态
肠黏膜损伤、出血	多为进镜时擦伤	可不作处理。坚持正确进镜方法多可避免
肠道感染性疾病	结肠镜消毒不严，交叉感染	严格进行结肠镜及配件的消毒，定期监测、检验。对乙肝、艾滋病等患者最好用专门的结肠镜检查
心跳呼吸骤停；急性呼吸衰竭、心力衰竭等	患者多有严重心、肺疾患史，一般状况差	高危患者注意术中心肺功能监测；极高危患者禁忌检查。术前告知患者家属操作风险，签署同意书
其他，如结肠镜嵌顿、肠套叠等罕见情况	存在一定偶然因素	规范、谨慎操作；结肠镜检查前签署检查同意书，告知患者检查存在的不可预知性风险

二、内镜下逆行胰胆管造影（ERCP）的并发症及处理

目前 ERCP 成为当今胰胆疾病重要的诊断治疗手段，其安全性、有效性不断获得认可，甚至对老年人、儿童和孕妇患者也是安全的。但是 ERCP 作为一种侵袭性操作仍存在一定的风险，术后并发症是临床工作中不可忽视的问题。目前，文献报道 ERCP 并发症发生率为 5% ~ 10%，包括急性胰腺炎、出血、穿孔、急性胆管炎等，其中急性胰腺炎是最常见、最严重的并发症。深入认识 ERCP 并发症及其防治，对于提高 ERCP 操作的安全性具有重要意义。

【ERCP 并发症判定标准】

并发症严重程度判定的主要依据：并发症使住院时间延长天数；针对并发症的处理措施。目前比较公认的 ERCP 并发症判定标准是由 Cotton 等在 1991 年制定的（表 8-3）。

表 8-3　ERCP 并发症判定标准

	轻 度	中 度	重 度
急性胰腺炎	术后 24 小时血清淀粉酶升高 >3 倍正常值，需住院治疗或住院天数比预期延长 2～3 天	住院天数比预期延长 4～10 天	住院天数比预期延长 >10 天，或需采用经皮穿刺引流或手术等介入治疗
出血	消化道出血的临床表现，血红蛋白水平下降 <30g/L，不需要输血	输血量 <4U，未手术或血管造影止血	输血量 >5U，需手术或血管造影止血
穿孔	可疑穿孔，微小穿孔经胃肠减压等保守治疗 3 天内痊愈	明确的穿孔，保守治疗 4～10 天痊愈	保守治疗 10 天以上痊愈，或需手术、介入治疗
感染（胆管炎）	发热 >38 ℃ 且持续时间 >24～48 小时	因发热、化脓性感染需住院治疗 >3 天，或需经皮穿刺引流	感染性休克，或需要手术治疗

注：任何术后进入 ICU 监护的并发症均定义为重度并发症；其余少见并发症按照住院治疗时间进行判定

【急性胰腺炎】

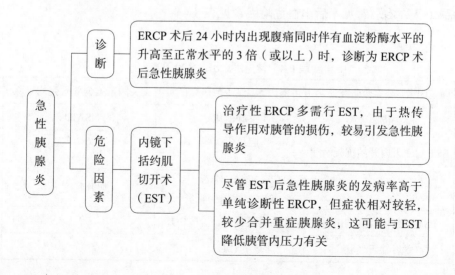

诊断：ERCP 术后 24 小时内出现腹痛同时伴有血淀粉酶水平的升高至正常水平的 3 倍（或以上）时，诊断为 ERCP 术后急性胰腺炎

急性胰腺炎 — 危险因素 — 内镜下括约肌切开术（EST）：
- 治疗性 ERCP 多需行 EST，由于热传导作用对胰管的损伤，较易引发急性胰腺炎
- 尽管 EST 后急性胰腺炎的发病率高于单纯诊断性 ERCP，但症状相对较轻，较少合并重症胰腺炎，这可能与 EST 降低胰管内压力有关

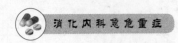

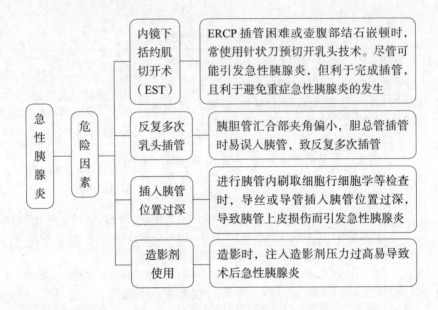

【出血】

出血大都发生于乳头括约肌切开术后。临床上出现黑便、呕血的症状或者需内镜止血及输血治疗的患者较少，注意部分患者出血可发生在 ERCP 术后 10 天左右。常见术后出血危险因素见表 8-4。

表 8-4 常见术后出血危险因素

确定因素（经多数研究证实）	可能因素（仅少数研究证实）	无关因素（全部研究均排除）
凝血机制障碍	肝硬化	NSAIDs
EST 后 3 天内开始抗凝治疗	胆总管扩张 乳头肿瘤	
	胆总管结石 ERCP 术前胆管炎	切开程度大
EST 时任何程度的出血	乳头周围憩室、再次切开	
术者缺乏经验	预切开	

新型 ERBE 电流发生器可以减少 EST 切开时的内镜下出血，但对术后出血无预防作用；局部喷洒或注射 1∶10000 肾上腺素溶液或其他药物可能会减少术后出血。目前主张的处理原则是：

出血处理原则	如在操作中发生轻度渗血，停止操作 3 分钟，一般出血可自行止住。如果未再出血，内镜医师可继续操作。如果 3 分钟后仍出血，则向乳头括约肌切开处喷洒 1∶10000 肾上腺素溶液。尽量避免使用创伤较大的方法止血，如电凝、金属夹、激光、氩离子凝固等，盲目使用这些方法会增加并发症的发生
	如操作过程出现中等程度的出血，应先完成乳头肌切开术，大多数患者出血仍可自行止住。若有必要，首选 1∶10000 肾上腺素溶液注射止血，但注射部位应是乳头切开的左上缘或右上缘，远离胰管开口
	如发生大出血，内镜视野不清，不要移出乳头切开刀，可用 ERBE 凝固电流止血，但最好拔出留置在胆管内导丝。也可用球囊压迫止血或置入金属胆管支架压迫止血，或单极电凝止血，或注射 1∶10000 肾上腺素溶液止血。疑似动脉出血可用金属夹止血，但十二指肠侧视镜下采用金属夹止血较困难
	ERCP 术后出血，出现黑便、呕血的临床症状，应尽快给患者静脉补液扩容、交叉配血、补充血容量。大部分患者出血可通过内镜治疗止血成功。必要时，还可行紧急血管造影、栓塞治疗，需外科手术治疗者极少

【穿孔】

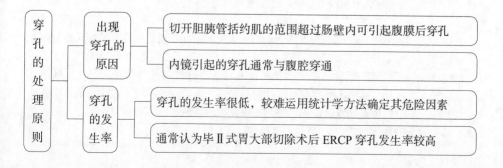

穿孔的处理原则	出现穿孔的原因	切开胆胰管括约肌的范围超过肠壁内可引起腹膜后穿孔
		内镜引起的穿孔通常与腹腔穿通
	穿孔的发生率	穿孔的发生率很低，较难运用统计学方法确定其危险因素
		通常认为毕 Ⅱ 式胃大部切除术后 ERCP 穿孔发生率较高

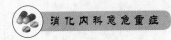

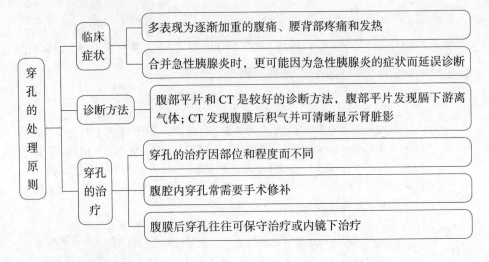

多表现为逐渐加重的腹痛、腰背部疼痛和发热

合并急性胰腺炎时，更可能因为急性胰腺炎的症状而延误诊断

腹部平片和 CT 是较好的诊断方法，腹部平片发现膈下游离气体；CT 发现腹膜后积气并可清晰显示肾脏影

穿孔的治疗因部位和程度而不同

腹腔内穿孔常需要手术修补

腹膜后穿孔往往可保守治疗或内镜下治疗

【急性胆管炎】

1. EPT 术后的危险因素

EPT 术后可能会出现胆道和胆囊的化脓性感染，其危险因素包括：

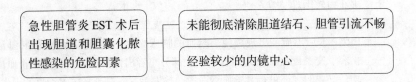

急性胆管炎 EST 术后出现胆道和胆囊化脓性感染的危险因素

未能彻底清除胆道结石、胆管引流不畅

经验较少的内镜中心

2. EST 术后的防治

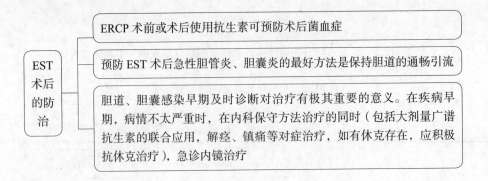

EST 术后的防治

ERCP 术前或术后使用抗生素可预防术后菌血症

预防 EST 术后急性胆管炎、胆囊炎的最好方法是保持胆道的通畅引流

胆道、胆囊感染早期及时诊断对治疗有极其重要的意义。在疾病早期，病情不太严重时，在内科保守方法治疗的同时（包括大剂量广谱抗生素的联合应用，解痉、镇痛等对症治疗，如有休克存在，应积极抗休克治疗），急诊内镜治疗

三、双气囊小肠镜的并发症及处理

气囊辅助小肠镜包括双气囊小肠镜和单气囊小肠镜，是目前临床上诊治小肠疾病的重要手段。在某些情况下，气囊辅助小肠镜也被用于上消化道、结肠或胆胰疾病的诊治。

气囊辅助小肠镜的诊治操作方法和传统的上、下消化道内镜操作方法大体相似，根据临床检查治疗目的的不同，可采用经口或经肛进镜两种方式，这时就有可能发生和胃镜操作或结肠镜操作类似的并发症。

由于小肠镜主要用于观察或治疗小肠病变，检查指征不同，操作难度相对较大，操作中外套管的应用，操作费时较长，加之小肠迂曲冗长、小肠壁相对较薄等特点，因此，气囊辅助小肠镜的诊治操作也有其与其他内镜操作不同的并发症。下面介绍气囊辅助小肠镜相关的并发症及其处理。

【咽喉部损伤和食管贲门黏膜撕裂】

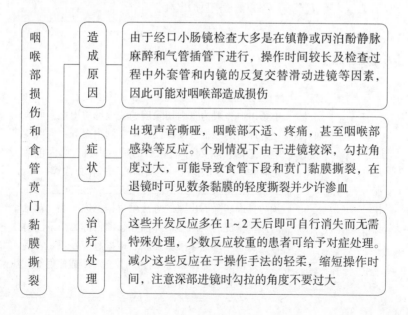

咽喉部损伤和食管贲门黏膜撕裂	造成原因	由于经口小肠镜检查大多是在镇静或丙泊酚静脉麻醉和气管插管下进行，操作时间较长及检查过程中外套管和内镜的反复交替滑动进镜等因素，因此可能对咽喉部造成损伤
	症状	出现声音嘶哑，咽喉部不适、疼痛，甚至咽喉部感染等反应。个别情况下由于进镜较深，勾拉角度过大，可能导致食管下段和贲门黏膜撕裂，在退镜时可见数条黏膜的轻度撕裂并少许渗血
	治疗处理	这些并发反应多在1~2天后即可自行消失而无需特殊处理，少数反应较重的患者可给予对症处理。减少这些反应在于操作手法的轻柔，缩短操作时间，注意深部进镜时勾拉的角度不要过大

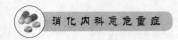

【小肠黏膜损伤】

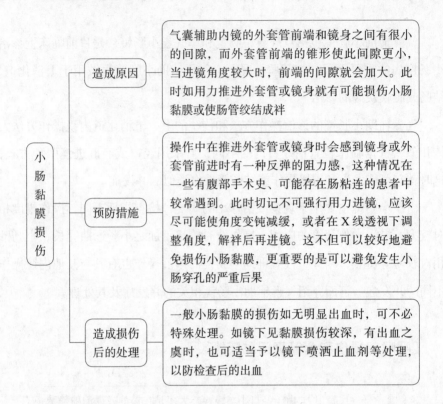

小肠黏膜损伤

造成原因
气囊辅助内镜的外套管前端和镜身之间有很小的间隙，而外套管前端的锥形使此间隙更小，当进镜角度较大时，前端的间隙就会加大。此时如用力推进外套管或镜身就有可能损伤小肠黏膜或使肠管绞结成袢

预防措施
操作中在推进外套管或镜身时会感到镜身或外套管前进时有一种反弹的阻力感，这种情况在一些有腹部手术史、可能存在肠粘连的患者中较常遇到。此时切记不可强行用力进镜，应该尽可能使角度变钝减缓，或者在X线透视下调整角度，解袢后再进镜。这不但可以较好地避免损伤小肠黏膜，更重要的是可以避免发生小肠穿孔的严重后果

造成损伤后的处理
一般小肠黏膜的损伤如无明显出血时，可不必特殊处理。如镜下见黏膜损伤较深，有出血之虞时，也可适当予以镜下喷洒止血剂等处理，以防检查后的出血

【小肠出血】

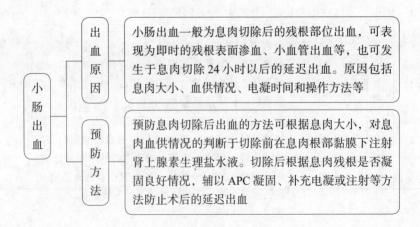

小肠出血

出血原因
小肠出血一般为息肉切除后的残根部位出血，可表现为即时的残根表面渗血、小血管出血等，也可发生于息肉切除24小时以后的延迟出血。原因包括息肉大小、血供情况、电凝时间和操作方法等

预防方法
预防息肉切除后出血的方法可根据息肉大小，对息肉血供情况的判断于切除前在息肉根部黏膜下注射肾上腺素生理盐水液。切除后根据息肉残根是否凝固良好情况，辅以APC凝固、补充电凝或注射等方法防止术后的延迟出血

【小肠穿孔】

小肠穿孔

造成原因
由于小肠壁薄，操作时间长往往会不自觉过多注气，使肠壁更加变薄，因此在注射止血、注射标记时如注射穿刺过深有可能穿透肠壁导致穿孔

预防方法
- 预防小肠穿孔的关键是操作手法的熟练和轻柔，尤其要注意在遇进镜阻力时不可强行推进，可通过体位变换、调整镜端和镜身角度解除形成的肠袢、改变外套管位置及适当减小气囊压力等方法以减小进镜阻力，如此不但可减少肠穿孔的发生，还有助于提高进镜的深度

- 遇有困难的病例也可用 X 线透视辅助调整进镜角度和方向

- 在镜下治疗操作时，要保证镜下视野清晰，注意圈套息肉时不能太贴近肠壁，通电时间和通电量根据息肉具体情况进行相应的调整，尽量避免高频电流对肠壁的烧灼引起肠壁穿孔

- 对 >2cm 或广基息肉可采用分部圈套切除的方法，要注意基底部与肠壁要留有一定距离。由于小肠壁较薄，在用高频电流圈套或电凝治疗息肉时还要注意延迟穿孔的发生

- 为避免注射时造成的穿孔，可在注射针刺入肠壁后先注入少许气体，如不见黏膜抬起，表明注射针可能刺入腹腔，此时要退针更换位置，不可注射药物或标记染料

- 在对小肠良性狭窄病变进行镜下扩张时应注意扩张的幅度，避免肠穿孔

小肠穿孔的治疗
- 对于息肉切除时所致的肠穿孔一般直径都较大，因此一旦确诊为穿孔，尽早手术治疗预后良好

- 手术结束后要密切观察 2～3 天，适当禁食，如出现明显穿孔的症状体征时，应视病情予以及时处理

参考文献

[1] 姚礼庆, 周平红, 钟芸诗. 消化内镜手术及常见并发症防治策略 [M]. 北京: 人民卫生出版社, 2015.

[2] 施瑞华. 消化内科临床随身查 [M]. 南京: 江苏科学技术出版社, 2013.

[3] 李德爱. 消化内科治疗药物的安全应用 [M]. 北京: 人民卫生出版社, 2013.

[4] 霍晓辉, 范红云, 王竞. 消化内科急症与重症诊疗学 [M]. 北京: 科学技术文献出版社, 2013.

[5] 谢灿茂. 内科急症治疗学 [M]. 上海: 上海科学技术出版社, 2009.

[6] 杨云生, 刘庆森. 实用消化内镜新技术 [M]. 北京: 人民军医出版社, 2007.

[7] 钱家鸣. 消化内科疾病临床诊疗思维 [M]. 北京: 人民卫生出版社, 2012.

[8] 周平红, 姚礼庆. 消化内镜切除术 [M]. 上海: 复旦大学出版社, 2012.